"十三五"江苏省高等学校重点教材（编号2016-1-061）

新编21世纪
高等职业教育精品教材
旅游大类

食品营养与配餐

（第三版）

主　编　林玉桓

副主编　史守纪　高敏国　谢　亮

参　编　赵佳佳　孙艺飞　朱翠玲　贾亚娟

主　审　王立梅　李　晶

U0386261

中国人民大学出版社
·北京·

《食品营养与配餐》编委

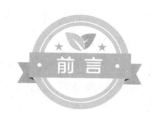

　　本书以党的二十大精神为引领，全面贯彻党的教育方针，落实立德树人根本任务，推进习近平新时代中国特色社会主义思想进教材、进课堂、进头脑，力求成为培根铸魂、启智增慧、适应时代要求的精品教材。全书是以《"健康中国2030"规划纲要》为引领，以《国民营养计划（2017—2030年）》《健康中国行动（2019—2030年）》为指导，以《中国居民膳食指南（2022）》《中国公民健康素养——基本知识与技能（2015年版）》等国家政策文件为基础，结合《公共营养师国家职业技能标准（2021年版）》的基本工作要求编写而成，旨在普及营养健康、平衡膳食、科学烹调知识，培养学生营养健康素养，提升膳食指导、科学配餐职业能力，解决餐饮或食品生产工作中面临的营养健康问题，为加快推进健康中国建设服务。

　　为贯彻落实"立德树人"根本任务，深化"三教"改革，打造课堂"金课"，适应"课岗赛证"需求，体现餐饮产业发展的新知识、新标准、新规范，全面提高人才培养质量，我们紧贴餐饮职业岗位的任职要求，对本书的内容进行了更新，以满足院校相关课程建设与改革的需要。

　　本书以项目为载体，共设七个单元：基础营养认知、食物的营养价值及合理利用、膳食指南与合理烹饪、膳食调查与评价、普通人群食谱设计、慢性疾病人群食谱设计及特殊营养食谱设计。此外，本书还设置了综合实训，以提高学习者的实操能力。本书主要特点如下：

　　1. 融入思政元素。充分发挥本书营养健康知识特色，深入挖掘课程思政元素。如通过对"空壳奶粉事件"案例的深刻剖析，将知识传授与价值引领有机融合，培养学生遵纪守法、诚实可信、爱岗敬业的职业精神，激发社会责任担当。

　　2. 更新政策标准。教材体现知识的前沿性、科学性、权威性，及时引用最新的知识、政策、标准等。如引用《中国居民膳食指南（2022）》相关内容。

　　3. 推动书证融通。教材内容与公共营养师职业技能鉴定标准对接，促进"1+X"证书制度建设。如引用《公共营养师职业技能标准（2021年版）》相关内容。

4. 打造信息化教材。探索纸质教材的信息化改造，让教材可听、可视、可学。以二维码扫描阅读的方式呈现各知识点紧密关联的政策文件、标准规范、微课视频等，进一步丰富教材内容，拓展知识学习空间。

5. 突显案例教学。将案例导入教学，通过典型案例创设情境，提出问题、激发学生思考，突出重点和难点，培养学生创新性思维。

本书可作为高等职业教育餐饮类专业营养课程的教材，亦适合旅游类或食品类部分专业的教学使用，还可作为餐饮或食品企业相关人员的培训用书。

本书在编写过程中，得到中国人民大学出版社的大力支持，借此表示衷心感谢。限于编者的水平，书中难免有不妥之处，恳请读者批评指正。

编　者

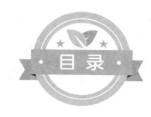

绪　论

民以食为天。人类只有每天以膳食的形式从外界摄取食物，从中获取各种各样的营养物质，才能维持人体正常生理需要和保持身体健康。随着生活水平的不断提高，人们不再只是要求吃饱、吃好，而是需要吃得营养、吃得健康，即做到合理营养、科学饮食。合理营养与科学饮食是人类健康发展必须关注的问题。

一、食品营养概述

（一）食品营养概念

从字义上讲，"营"的含义为"谋求"的意思，"养"的含义为"养身"或"养生"，因此，"营养"的含义应是谋求养身。用现代科学的语言具体描述，营养即为机体摄取食物，经过消化、吸收、代谢和排泄，利用食物中的营养素和其他对身体有益的成分构建组织器官、调节各种生理功能，维持正常生长、发育和防病保健的过程。

营养素是机体为了维持生存、生长发育、体力活动和健康以食物的形式摄入的一些需要的物质。已知人体必需的营养素有40余种，传统上分为六大类，即蛋白质、脂肪、糖类、矿物质（无机盐）、维生素和水。其中，糖类主要指可消化利用的碳水化合物（单糖、双糖、淀粉等）。另外，还有人称膳食纤维为第七类营养素，植物性化学物质虽是非营养素，但对人体健康有重要作用。糖类、脂肪和蛋白质因为需要量大，在膳食中所占的比重大，被称为"宏量营养素"；又由于它们在体内经过代谢产生人体所需要的能量，因此，这三种营养素又称为能量营养素。而矿物质和维生素因需要的相对较少，在膳食中所占比重也较小，称为"微量营养素"。

《中华人民共和国食品安全法》将食品定义为：各种供人食用或者饮用的成品和原料以及按照传统既是食品又是中药材的物品，但是不包括以治疗为目的的物品。凡是食品，必须含有上述营养成分，即食品是营养素的载体。

（二）营养学概念

营养学是研究食物营养与人体健康关系的一门科学。从应用方面来看，它可以指导个体和群体合理地安排饮食，防病保健，指导国家的食物生产、加工，达到改善国民体质、促进社会经济发展的目的。营养学可分为人类（基础）营养学、临床（医学）营养学、食品营养学、分子营养学、公共营养学、烹饪营养学等。食品营养学主要研究食物、营养与人体生长发育及健康的关系，提高食品营养价值的方法以及食物资源的开发。烹饪营养学主要研究食物烹饪工艺过程中营养素的变化，并指导人们合理选择食物、科学加工烹调食物，以及合理编制食谱等方面的知识。

（三）营养素的生理功能

人体对食物营养有共同的需求，为了满足生理活动和从事工作学习需要摄入能量；构成细胞组织、组织修复、促进生长发育和调节生理功能需要摄入营养素。营养素类别及其生理功能如图0-1所示。

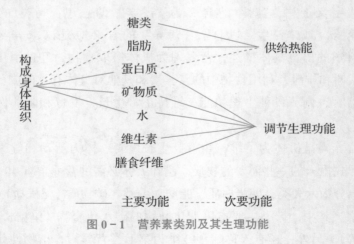

图0-1　营养素类别及其生理功能

二、健康概述

（一）健康基本概念

世界卫生组织提出：健康是指一个人在身体、精神和社会等方面都处于良好的状态，构筑健康的四大基石为"合理膳食、适量运动、戒烟限酒、心理平衡"。其中合理膳食对营养健康有重要影响。

健康是促进人的全面发展的必然要求，是经济社会发展的基础条件。实现国民健康长寿，是国家富强、民族振兴的重要标志，也是全国各族人民的共同愿望。为推进健康中国建设，提高人民健康水平，2016 年 10 月，我国发布了《"健康中国 2030"规划纲要》（以下简称《纲要》），将推进健康中国建设提高到国家战略的高度。

《"健康中国 2030"
规划纲要》

（二）营养与健康的关系

营养是人类维持生命、生长发育和健康的重要物质基础，国民营养事关国民素质提高和经济社会发展。营养不良会给健康带来不同程度的危害，如营养过剩或不均衡可导致肥胖病、糖尿病、高血压及心血管等疾病，而营养缺乏会影响优生优育、免疫功能、预期寿命等方面。近年来，我国居民营养健康状况明显改善，但仍面临居民营养不足与过剩并存、营养相关疾病多发、营养健康生活方式尚未普及等问题。为贯彻落实《纲要》，提高国民营养健康水平，防治与膳食营养相关的各种慢性疾病，2017 年 6 月，我国发布了《国民营养计划（2017—2030 年）》，扎实推进健康中国建设，提高人民健康水平。

《国民营养计划
（2017—2030 年）》

（三）健康素养

提升我国居民健康素养水平是《纲要》的主要指标之一。2019 年，健康中国行动推进委员会印发《健康中国行动（2019—2030 年）》（以下简称《健康中国行动》），这是进一步落实《纲要》的又一重要举措。《健康中国行动》指出：健康素养是指个人获取和理解基本健康信息和服务，并运用这些信息和服务做出正确决策，以维护和促进自身健康的能力。健康素养水平是指具备健康素养的人在监测总人群中所占的比例。居民健康素养包括三个方面内容：基本知识和理念、健康生活方式与行为、基本技能。《健康中国行动》明确，到 2030 年，全民健康素养水平大幅提升，健康生活方式基本普及，居民主要健康影响因素得到有效控制。

《健康中国行动
（2019—2030 年）》

为界定我国居民健康素养的基本内容，普及现阶段我国城乡居民健康生活方式和行为应具备的基本知识和技能，国家卫计委印发了《中国公民健康素养——基本知识与技能（2015 年版）》，这是向公众进行健康教育和开展健康传播的重要依据，也是评价我国居民健康素养水平的重要依据。

《中国公民健康素
养——基本知识与
技能（2015 年版）》

三、营养配餐概述

（一）营养配餐的概念

食谱是指按照人体的需要，依据食物中所含的各种营养素，科学地选择和调配食物以达到平衡膳食，满足合理营养需求而制订的膳食计划。食谱的种类很多，按照不同的标准有不同的分类。食谱按使用周期可分为：一餐食谱、一日食谱、周食谱和月食谱等；按照不同的人群需求可分为：儿童食谱、学生食谱、孕妇食谱、老年人食谱等；按照食谱的功能可分为：减肥食谱、滋补食谱、疾病食谱、美容食谱等。

营养配餐是设计营养食谱的过程。营养配餐即按配餐对象的营养需求标准或消费水准来设计其一餐、一日、一周乃至一个月的食谱，使其饮食中的营养素种类齐全、数量适宜、比例恰当，既能满足配餐对象的营养需求，又不致营养过剩。营养配餐的核心就是做到营养素与人体需求相平衡，使各营养素之间比例平衡。

（二）营养配餐的目的

1. 计划膳食

可以将各类人群的膳食营养素参考摄入量具体落实到配餐对象的每日膳食中，使他们能按照身体需要摄入能量和各种营养素，防止能量、营养素过量摄入或摄入不足，避免因营养不良引起的各类疾病。

2. 平衡膳食

可根据配餐对象对各种营养素的需要，结合当地食物的品种、生产季节、经济条件和厨房烹调水平，合理选择各类食物，以达到平衡膳食的目的。

3. 管理膳食

通过编制营养食谱，可指导供餐企业管理人员或家庭有计划地管理膳食，并且有利于成本核算。

四、主要学习内容

学会运用营养学的基础知识和原理，结合营养学在餐饮业中应用的最新进展，能合理烹调、平衡膳食，能完成营养菜点的设计。

学会运用膳食调查的基本方法，了解不同人群或某个人膳食所摄取的能量和营养素的数量及质量，借此评定正常营养需要得到满足的程度，进而对被评估者做出的营养状况判断。

学习普通人群在不同生理条件下的营养需求，并能对不同生理条件下的普通人群进行合理营养指导和营养配餐；学习常见慢性疾病人群的营养需求，并能根据常见慢性疾病人群的营养配餐原则设计营养配餐。

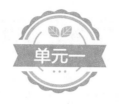

单元一

基础营养认知

知识目标

◉ 了解中国居民膳食营养素参考摄入量（DRIs）的基本概念；了解食物的消化与吸收过程。

◉ 理解能量及各营养素与人体健康的关系，了解营养素与营养缺乏症的关系。

◉ 理解蛋白质、脂肪及碳水化合物营养价值的评价方法。

◉ 理解各营养素的主要食物来源。

能力目标

◉ 能够确定健康成年人的营养需要量。

◉ 能够选择富含某种营养素的食物，指导预防营养缺乏病。

◉ 能够计算混合膳食血糖生成指数（GI），并能应用 GI 为特殊人群选择合适的食物。

◉ 能够运用蛋白质营养价值的评价方法指导膳食中食物的合理选择与搭配。

◉ 能够根据动植物油脂的不同营养价值，在烹饪中合理使用各种油脂。

◉ 能够坚持科学合理地饮用水。

项目一　营养生理

一、膳食营养素参考摄入量（DRIs）

人体只有每天从膳食中获得一定量的营养素，才能满足机体的正常营养需求。如果人体长期摄入某种营养素不足或过多，就会发生该营养素缺乏症或产生毒副作用的危险。中国营养学会于 2000 年制定了《中国居民膳食营养素参考摄入量（2000 版）》，为指导居民合理摄入营养素、预防营养缺乏和过量提供了重要参考。

2013 年，中国营养学会根据国内外营养学界获得的新研究成果，考虑到中国居民的生活环境、生活方式及膳食结构在不断发生变化，人们对于某些营养素的需求量发生了改变，发布了《中国居民膳食营养素参考摄入量（2013 版）》。2013 年版较上一版增加了与非传染性慢性病有关的三个参数：宏量营养素可接受范围（AMDR）、预防非传染性慢性病的建议摄入量（PI-NCD）和某些膳食成分的特定建议值（SPL）。

（一）平均需要量（EAR）

EAR 是指某一特定性别、年龄及生理状况的群体对某营养素需要的平均数。摄入量达到 EAR 水平时，可以满足群体中半数个体的需要，而不能满足另外半数个体对该营养素的需要。

（二）推荐摄入量（RNI）

RNI 是指满足某一特定性别、年龄及生理状况群体中的绝大多数（97%～98%）个体需要的摄入水平。长期摄入 RNI 水平，可以维持组织中适当的储备。RNI 是以 EAR 为基础制定的。RNI 的主要用途是作为个体膳食营养素摄入量的目标值。

（三）能量需要量（EER）

能量需要量（EER）是指能长期保持良好的健康状态、维持良好的体型、机体构成以及理想活动水平的个体或群体，达到能量平衡时所需要的膳食能量摄入量。EER 的制定须考虑性别、年龄、体重、身高和体力活动的不同。如成人的 EER 是指一定年龄、性别、体重、身高和身体活动水平的健康群体的个体，维持能量平衡所需要摄入的膳食能量。

（四）适宜摄入量（AI）

适宜摄入量（AI）是通过观察或实验获得的健康人群某种营养素的摄入量，亦可用作个体摄入量的目标。例如纯母乳喂养的足月产健康婴儿，从出生到 4～6 个月，他们的营养素全部来自母乳，母乳中供给的各种营养素量就是他们的 AI 值。

　　AI 与 RNI 的共同点是都可用作个体摄入量的目标，能够满足目标人群中几乎所有个体的需要。二者的区别在于 AI 的准确性远不如 RNI，可能明显地高于 RNI。

（五）可耐受最高摄入量（UL）

　　可耐受最高摄入量（UL）是平均每日可以摄入某营养素的最高量，这一摄入水平对一般人群中的几乎所有个体都不至于损害健康，但并不表示是有益的。UL 并不是一个建议的摄入水平。当摄入量超过 UL 而进一步增加时，损害健康的危险性随之增大。

　　可见，营养素发挥的作用与其剂量是有关系的。图 1-1 表示营养素摄入不足和过多的危险性大小。

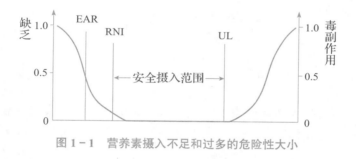

图 1-1　营养素摄入不足和过多的危险性大小

（六）宏量营养素可接受范围（AMDR）

　　AMDR 指蛋白质、脂肪和碳水化合物理想的摄入量范围，该范围可以提供这些必需营养素的需要，并且有利于降低发生 NCD（非传染性慢性疾病）的危险，常用某种营养素供能占摄入总能量的百分比（%E）表示。AMDR 显著的特点之一是具有上限和下限，如果个体的摄入量高于或低于推荐范围，可能引起必需营养素缺乏或患 NCD 的风险增加。

（七）预防非传染性慢性病的建议摄入量（PI-NCD，简称建议摄入量，PI）

　　膳食营养素摄入量过高导致的 NCD 一般涉及肥胖、高血压、血脂异常、中风、心肌梗死以及某些癌症。PI-NCD 是以 NCD 的一级预防为目标，提出的必需营养素的每日摄入量。当 NCD 易感人群某些营养素的摄入量达到 PI 时，可以降低发生 NCD 的风险。

（八）特定建议值（SPL）

　　传统营养素以外的某些膳食成分，主要为植物化合物，具有改善人体生理功能、预防 NCD 的生物学作用。SPL 是指膳食中这些成分的摄入量达到建议水平时的值，这时有利于维护人体健康。

二、食物消化与吸收

> **案例 1-1　多酶片**
>
> 批准文号：国药准字 H5102××××
>
> 中文名称：多酶片
>
> 生产企业：×××制药有限公司
>
> 功效主治：用于消化不良、食欲缺乏。
>
> 化学成分：本品为复方制剂，每片含胰酶 300 毫克、胃蛋白酶 13 毫克。
>
> 药理作用：胰酶中含有胰脂肪酶、胰淀粉酶、胰蛋白酶……
>
> **问题：** 多酶片药理作用与人体消化机理相似，人体消化系统含有哪些消化酶？消化机理是怎样的？

（一）人体消化系统

1. 消化与吸收的概念

人体所摄取的食物天然营养素中，只有水、无机盐、维生素、单糖、氨基酸等小分子物质能够直接被人体吸收，而食物中的蛋白质、脂肪、多糖类等大分子物质不能被人体直接吸收，必须先在消化道内分解，变成小分子物质（如葡萄糖、甘油、脂肪酸、氨基酸等），才能被人体吸收利用。食物在消化道内分解成能被生物体吸收利用的小分子物质的过程称为消化。消化有两种方式：一种是物理性消化，是指消化道对食物的机械作用，包括依靠咀嚼、吞咽和各种形式的蠕动来磨碎食物，使消化液与食物充分混合，并推动食团或食糜下移等；另一种是化学性消化，是指依靠消化腺分泌的消化液（唾液、胃液、胰液和肠液）中各种酶对食物进行催化水解，把大分子变成小分子。

消化后的小分子物质透过消化道黏膜进入血液或淋巴液循环的过程称为吸收。消化和吸收是两个紧密联系的过程，不能被吸收的食物残渣则由消化道末端排出体外。

2. 消化系统的组成

人体的消化系统组成

消化系统由消化道和消化腺两大部分组成，如图 1-2 所示。消化道是一条自口腔延至肛门很长的管道，包括口腔、咽、食管、胃、小肠（十二指肠、空肠、回肠）、大肠（盲肠、结肠、直肠）和肛门，全长 8m～10m，是食物被消化吸收的场所。消化腺是分泌消化液的器官，主要包括三对唾液腺（腮腺、下颌下腺、舌下腺）、肝和胰，它们均借导管将分泌物排入消化管内。

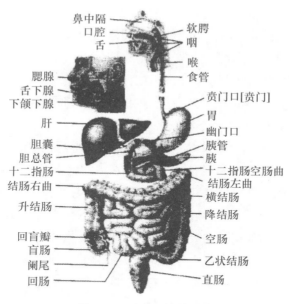

图 1 - 2　消化系统的组成

（二）食物的消化、吸收过程

1. 口腔消化

口腔是消化道的起始部位，与咽连通。人的口腔内有三对大的唾液腺（腮腺、舌下腺、下颌下腺），还有无数散在的小唾液腺。食物进入口腔后，首先刺激唾液腺的分泌，在牙的切割、咀嚼和舌的搅拌下，唾液与食物一起混合成食团，唾液中的淀粉酶对淀粉进行简单的分解。食物在口腔内主要进行物理性消化，伴随少量的化学性消化，且能反射性地引起胃、肠、胰、肝、胆囊等器官的活动，为以后的消化做准备。

2. 胃内的消化吸收

胃是消化道最膨大的部分，胃上端与食道相连的入口处称为贲门，胃下端与十二指肠相连的出口处称为幽门。胃的主要作用之一是暂时储存食物，使人体具有饱腹感，成年人的胃一般可容纳 1L ～ 2L 的食物。其另一种作用是消化食物，进行物理性消化和化学性消化。当食物进入胃时，胃壁肌肉通过蠕动作用将食物搅动，使其和胃液充分混合，成为粥状食糜，胃的蠕动还能把食糜推送到十二指肠。胃黏膜内胃腺分泌的胃液中的重要成分有盐酸（胃酸）、胃蛋白酶原、黏液和"内因子"（与维生素 B_{12} 吸收有关）。其中胃蛋白酶原被胃酸激活后，可以对食物中的蛋白质进行初步分解。

胃酸主要有以下功能：

（1）使蛋白酶原转变为有活性的蛋白酶，并为蛋白酶的消化作用提供适宜的酸性环境。

（2）胃酸造成的酸性环境，使钙、铁等矿物质处于游离状态，有助于小肠对铁和钙的吸收。

（3）胃酸可以杀灭随食物进入胃内的细菌和微生物。

（4）使食物蛋白质发生变性，更易于被消化酶分解。

（5）胃酸可以促进胰液、胆汁和小肠液的分泌。

胃的吸收功能很弱，正常情况下仅吸收少量的水分和酒精。

3. 小肠内的消化吸收

小肠上端起自胃的幽门，下端与盲肠相连，成人小肠长 5m～7m，从上到下分为十二指肠、空肠和回肠。十二指肠长约 25cm，在中间偏下处有胆总管的开口，胰液及胆汁经此开口进入小肠，开口处有环状平滑肌环绕，起括约肌的作用，防止肠内容物返流入胆管。食糜进入小肠后，在胰液、胆汁、小肠液的化学性消化以及小肠运动的机械性消化下，基本完成食物的消化和吸收过程。小肠是食物消化的主要场所。

（1）胰液的分泌消化。胰脏是人体的第二大消化腺，胰液是由胰腺的外分泌腺分泌的，pH 值为 7.8～8.4，日分泌量为 1L～2L。胰液进入胰管，流经胰管与胆管合并而成的胆总管，进入十二指肠。胰腺分泌消化三大营养物质的消化酶，即胰淀粉酶、胰脂肪酶、胰蛋白酶原和糜蛋白酶原。胰淀粉酶可将淀粉水解为麦芽糖及葡萄糖等。胰脂肪酶可水解甘油三酯为脂肪酸、甘油一酯和甘油。蛋白酶原不具有活性，只有当胰液进入十二指肠后，胰蛋白酶原被肠液中的肠致活酶激活成为具有活性的胰蛋白酶，而糜蛋白酶原则由胰蛋白酶激活为糜蛋白酶。胰蛋白酶和糜蛋白酶都可使蛋白质水解为更小分子的多肽和氨基酸。胰液中重要的无机成分是碳酸氢盐，其主要作用是中和来自胃部的酸性食糜，使肠黏膜免受胃酸的侵蚀，并为小肠内多种消化酶的活动提供最适宜的 pH 环境（pH 值为 7～8）。

（2）胆汁的分泌消化。肝脏是人体最大的消化腺，胆囊位于肝脏下面，是储存和浓缩肝脏分泌的胆汁的囊状器官。胆汁是金黄色或深绿色、味苦的碱性液体。它平时储存在胆囊中，当食物进入小肠后，引起胆囊收缩，胆汁就排入十二指肠中，成年人每天分泌胆汁 1L～1.5L。胆汁中的最重要的成分是胆盐，它是胆汁酸与甘氨酸或牛磺酸结合的钠盐或钾盐。胆盐的主要作用是使脂肪乳化成许多微滴，从而增加胰脂肪酶的作用面积，有利于脂肪的水解。

（3）小肠液的分泌消化。小肠液是由小肠黏膜中的小肠腺分泌的，呈弱碱性，pH 值约为 7.6，成人每天分泌量为 1L～3L。小肠液中的消化酶为肠激酶，它可以激活胰液中的胰蛋白酶原。小肠上皮细胞的刷状缘上含有多种消化酶，如肽酶，将二肽、三肽等小分子多肽最终消化为氨基酸；还有水解双糖的酶，如蔗糖酶、麦芽糖酶、乳糖酶等，将这些双糖最终分解为能被人体小肠吸收的单糖。

（4）小肠的吸收。小肠的内壁黏膜上布满了环形皱褶，并有大量绒毛及微绒毛，使小肠的吸收面积可达 $200m^2$ 以上。小肠的这种结构使其内径变细，增大了食糜流动时的摩擦力，延长了食物在小肠内的停留时间，有利于食物在小肠内的充分吸收，通常食物在小肠停留 3h ～ 8h。小肠细胞膜的吸收作用主要依靠被动转运与主动转运两种形式来完成。

4. 大肠内的消化吸收

人类的大肠没有消化功能，其主要作用是吸收水分、无机盐及由大肠内细菌合成的维生素（如硫胺素、核黄素及叶酸等 B 族维生素和维生素 K）。大肠内有许多细菌，这些细菌主要来自食物和大肠内的繁殖。在大肠内最终形成的粪便，包括了经细菌分解作用后的食物残渣、肠黏膜的分泌物、脱落的肠上皮细胞、大量的细菌及胆色素等。

食物的消化吸收

项目二 蛋白质与氨基酸

案例 1-2 "空壳奶粉"事件

2020 年 4 月，有媒体报道湖南省郴州市某县爱婴坊母婴店将一款固体饮料冒充特殊医学用途食品销售给牛奶过敏儿童。固体饮料是普通食品，其蛋白质和营养素含量远低于婴幼儿配方奶粉和特殊医学用途配方食品。被诊断为牛奶过敏的婴幼儿，适合食用氨基酸奶粉。而家长们在爱婴坊母婴店购买的是一款经商家强烈推销、虚假宣传有特殊功能的"倍氨敏"产品（固体饮料）。有家长表示：自己孩子在喝这个"倍氨敏"产品的过程中，身高、体重都停止发育了。十几年前发生在安徽阜阳，震惊全国的因食用劣质奶粉造成的"大头娃娃"事件，至今仍是公众的心头之痛。而此次的"空壳奶粉"事件，是因为受害儿童食用的是一种几乎不含蛋白质的固体饮料。

对此，国家市场监管总局、湖南省人民政府接连发文，要求对涉事商家进行彻查，依法从严从重处罚，并向社会公布调查结果。

问题： 劣质奶粉，除了含较多的碳水化合物外，蛋白质、脂肪、矿物质含量极少，能量往往又不足，故被称为"空壳奶粉"。为什么"空壳奶粉"会影响婴幼儿身体健康甚至危及生命？何为优质蛋白质？哪些食物富含蛋白质？树立正确的食品营养观有什么重要意义？

蛋白质（Protein）是由 20 多种氨基酸通过肽键连接起来的生物大分子，相对分子质量可达到数万甚至百万。蛋白质占人体体重的 16% ～ 19%，是组成人体一切细胞、组织最重要的成分。生命的表现形式其本质是蛋白质功能的体现，没有蛋白质就没有生命。

蛋白质主要由碳、氢、氧、氮四种元素组成，是人体氮的唯一来源。大多数蛋白质的含氮量相当接近，平均约为 16%。因此在任何生物样品中，每克氮相当于 6.25 克蛋白质（折算系数）。因此，只要测定生物样品中的含氮量，就可以计算出其蛋白质的大致含量。

一、蛋白质的分类

在不同研究领域有不同的蛋白质分类方法。营养学上常根据蛋白质的营养价值进行分类。

（一）完全蛋白质

完全蛋白质所含必需氨基酸种类齐全、数量充足，且氨基酸比例接近人体需要，不但能维持成人的健康，而且能促进儿童生长发育。动物来源的蛋白质大多为完全蛋白质，如乳类中的酪蛋白、乳白蛋白，蛋类中的卵白蛋白、卵黄磷蛋白，肉类中的肌蛋白和大豆中的大豆蛋白等。

（二）不完全蛋白质

不完全蛋白质是缺少一种或几种人体必需的氨基酸，当仅用这种蛋白质为唯一蛋白质来源时，既不能维持生命，也不能促进生长发育。如玉米中的玉米胶蛋白，动物结缔组织和肉皮中的胶质蛋白，豌豆中的豆球蛋白等。

（三）半完全蛋白质

半完全蛋白质介于上述两种蛋白质之间，其含有人体所必需的各种氨基酸，但氨基酸组成比例不平衡，若将其作为唯一蛋白质来源，可以维持生命，但不能满足机体正常生长发育的需要，如小麦、大麦中的麦胶蛋白。

二、蛋白质的生理功能

（一）构成和修复组织

人体的任何组织和器官都以蛋白质作为重要的组成成分，身体的生长发育可视为蛋白质的不断积累过程。人体的瘦组织中，如肌肉组织和心、肝、肾等器官均含有大量蛋白质；骨骼和牙齿中含有大量的胶原蛋白；指（趾）甲中含有角蛋白；细胞从细胞膜到细胞内的各种结构中均含有蛋白质，蛋白质约占细胞干物质的 80%。人体内各种组织细胞的蛋白质始终在不断更新。例如，人体血浆蛋白质的半寿期约为 10 天，肝中大部分蛋白质的半寿期为 1 天～8 天，身体受伤后也需要蛋白质作为修复材料。

（二）调节生理功能

机体生命活动之所以能够有条不紊地进行，有赖于多种生理活性物质的调节。而蛋白质在体内是构成多种重要生理活性物质的成分，参与调节生理功能，主要体现为：

（1）催化体内一切物质的分解和合成的酶类，其化学本质是蛋白质。

（2）免疫球蛋白可以抵御外来微生物及其他有害物质的入侵。

（3）激素能调节各种生理活动并维持内环境的稳定，由蛋白质或蛋白质衍生物构成的某些激素，如垂体激素、甲状腺素、胰岛素及肾上腺素等都是机体的重要调节物质。

（4）细胞膜和血液中的蛋白质担负着各类物质的运输和交换。

（5）机体细胞内、外体液的渗透压必须保持平衡，这种平衡是由电解质和蛋白质的调节而达到的。

（6）血液的凝固、视觉的形成、人体的肌肉运动等都与蛋白质有关。

（三）供给能量

蛋白质的供能是由食物中一些不符合机体需要或者摄入量过多的蛋白质，以及由体内旧的或已经破损的组织细胞中的蛋白质燃烧时所放出的，是人体能量的来源之一。但是，蛋白质的这种功能可以由碳水化合物、脂肪所代替，供给能量是蛋白质的次要功能。

三、氨基酸

氨基酸（Amino Acid）是组成蛋白质的基本单位，分子中具有氨基和羧基。氨基酸在人体营养和生理上占有重要地位，人体对蛋白质的需求实际上就是对氨基酸的需求。

（一）氨基酸种类

根据机体氨基酸的来源，营养学上将氨基酸分为必需氨基酸、非必需氨基酸、条件必需氨基酸（半必需氨基酸）。具体见表 1-1。

表 1-1 氨基酸的种类

必需氨基酸		非必需氨基酸		条件必需氨基酸
异亮氨酸（Ile）	苏氨酸（Thr）	天门冬氨酸（Asp）	脯氨酸（Pro）	半胱氨酸（Cys）
亮氨酸（Leu）	色氨酸（Trp）	天门冬酰胺（Asn）	丝氨酸（Ser）	酪氨酸（Tyr）
赖氨酸（Lys）	缬氨酸（Val）	谷氨酸（Glu）	精氨酸（Arg）	
蛋氨酸（Met）	组氨酸（His）	谷氨酰胺（Gln）	胱氨酸（Cys-Cys）	
苯丙氨酸（Phe）		甘氨酸（Gly）	丙氨酸（Ala）	

必需氨基酸是指人体不能合成或合成速度不能满足机体需要，必须从食物中直接获得的氨基酸。必需氨基酸有 9 种，即异亮氨酸、亮氨酸、赖氨酸、蛋氨酸、苯丙氨酸、苏氨酸、缬氨酸、色氨酸和组氨酸。其中组氨酸是婴儿的必需氨基酸。

非必需氨基酸并非体内不需要，只是可在体内合成或者可由其他氨基酸转变而来，食物中缺少了也无妨。

　　半胱氨酸和酪氨酸在体内可分别由蛋氨酸和苯丙氨酸转变而成，膳食中能直接提供这两种氨基酸，则人体对蛋氨酸和苯丙氨酸的需要量可分别减少30%和50%。所以半胱氨酸和酪氨酸被称为条件必需氨基酸或半必需氨基酸。在计算食物必需氨基酸组成时，常将蛋氨酸和半胱氨酸、苯丙氨酸和酪氨酸合并计算。

（二）氨基酸模式和限制氨基酸

1. 氨基酸模式

　　组成人体各种组织蛋白质的氨基酸是按一定比例组成的，当每日膳食中蛋白质所提供的各种氨基酸与此比例大体相一致时，人体才能有效地合成机体蛋白质。营养学上将某种蛋白质中各种必需氨基酸的构成比例称为氨基酸模式。计算方法是将该种蛋白质中的色氨酸含量定为1，计算出其他氨基酸的相应比值，见表1-2。

表1-2　几种常见食物和人体蛋白质氨基酸模式

氨基酸	人体	全鸡蛋	牛奶	牛肉	大豆	面粉	大米
异亮氨酸	4.0	3.2	3.4	4.4	4.3	3.8	4.0
亮氨酸	7.0	5.1	6.8	6.8	5.7	6.4	6.3
赖氨酸	5.5	4.1	5.6	7.2	4.9	1.8	2.3
蛋氨酸 + 半胱氨酸	3.5	3.4	2.4	3.2	1.2	2.8	2.3
苯丙氨酸 + 酪氨酸	6.0	5.5	7.3	6.2	3.2	7.2	3.8
苏氨酸	4.0	2.8	3.1	3.6	2.8	2.5	2.9
缬氨酸	5.0	3.9	4.6	4.6	3.2	3.8	4.8
色氨酸	1.0	1.0	1.0	1.0	1.0	1.0	1.0

　　资料来源：徐桂华，孙桂菊. 营养与食疗学. 北京：人民卫生出版社，2020.

　　膳食蛋白质的氨基酸模式越接近人体蛋白质的组成，被人体消化吸收后，必需氨基酸被机体利用的程度就越高，食物蛋白质的营养价值也相对越高，如动物性蛋白质中蛋、奶、肉、鱼等以及大豆蛋白，因此被称为优质蛋白质。鸡蛋蛋白质和人乳蛋白质与人体蛋白质氨基酸模式最为接近，在比较食物蛋白质营养价值时常被作为参考蛋白质。

2. 限制氨基酸

　　当食物蛋白质中的一种或几种必需氨基酸的含量相对较低或缺乏时，就会导致其他必需氨基酸在体内不能被充分利用而使蛋白质营养价值降低，这些含量相对较低的氨基酸称为限制氨基酸。其中含量最低的称为第一限制氨基酸，其他以此类推。在谷类植物蛋白质中，通常赖氨酸含量较低，是谷类蛋白质的第一限制氨基酸。蛋氨酸在大豆、花生、牛奶和肉类蛋白质中相对不足，则是大多数非谷类植物蛋白质的第一限制氨基酸。

四、食物蛋白质的营养评价

各种食物中蛋白质的含量、氨基酸模式都不一样，人体对不同的蛋白质的消化、吸收和利用程度也存在差异，因此其营养价值不完全相同。营养学上主要从"量"（食物中蛋白质的含量）和"质"（食物中蛋白质被机体利用的程度）两方面考虑。

（一）食物中蛋白质的含量

虽然蛋白质的含量不等于质量，但是没有一定数量，再好的蛋白质的营养价值也有限，所以蛋白质含量是食物蛋白质发挥其营养价值的基础。蛋白质含氮量比较稳定，故测定食物中的氮含量乘以蛋白质折算系数 6.25，即可得蛋白质含量。一般使用凯氏定氮法测定食物中的氮含量。

（二）食物中蛋白质的消化率

消化率是指在消化道内能够被肠道中消化酶分解、吸收的蛋白质占摄入蛋白质的百分数。蛋白质的消化率越高，被机体利用的可能性越大，营养价值越高。通常，动物性蛋白质的消化率比植物性的高，这是因为植物蛋白质被纤维素包围而不易被消化酶作用。根据是否考虑内源粪氮（粪代谢氮）因素，可分为真消化率和表观消化率。

蛋白质真消化率考虑到粪中排出的氮除了未被消化吸收的食物蛋白质外，还有来自脱落的肠黏膜细胞以及肠道细菌等所含的氮，即内源粪氮（粪代谢氮）。计算公式如下：

$$蛋白质真消化率（\%）=[\,I-(F-Fk)\,]/I\times100\%$$

式中：I——摄入氮；F——粪氮；Fk——粪代谢氮。

粪代谢氮需要采用无氮膳食一周后测定，操作有一定难度。在实际应用中，为计算方便，往往忽略粪代谢氮，一般多测定表观消化率。按下式计算：

$$蛋白质表观消化率（\%）=(I-F)/I\times100\%$$

式中：I——摄入氮；F——粪氮。

（三）食物蛋白质的利用率

利用率是指食物蛋白质被消化吸收后在体内被利用的程度。常用以下两种表示方法：

1. 蛋白质的生物学价值（BV）

蛋白质的生物学价值简称生物价，是指机体的氮储量与氮吸收量之比，表示蛋白质被机体吸收和利用的程度。它是评定食物蛋白质营养价值高低的常用方法。生物价越高，蛋白质被机体利用率越高，表明食物氨基酸模式与人的氨基酸模式越接近，即蛋白质的营养价值越高。常见食物蛋白质的生物价见表 1-3。其按下式计算：

$$BV=（氮储量/氮吸收量）\times100=[\,I-(F-Fk)-(U-Um)\,]/[\,I-(F-Fk)\,]\times100$$

式中：I、F、U——摄入氮、粪氮、尿氮；Fk——粪代谢氮；Um——尿内源氮。

尿内源氮是机体在无氮膳食条件下尿中所含有的氮，来自体内组织蛋白质的分解。

表 1－3　常见食物蛋白质的生物价

蛋白质	生物价	蛋白质	生物价	蛋白质	生物价
鸡蛋蛋白质	94	大米	77	小米	57
鸡蛋白	83	小麦	67	玉米	60
鸡蛋黄	96	生大豆	57	白菜	76
脱脂牛奶	85	熟大豆	64	红薯	72
鱼	83	扁豆	72	马铃薯	67
牛肉	76	蚕豆	58	花生	59
猪肉	74	白面粉	52		

资料来源：邓泽元.食品营养学.4版.北京：中国农业出版社，2016.

2. 蛋白质功效比值（PER）

蛋白质功效比值是指实验期内，动物平均每摄入 1g 蛋白质时所增加的体重克数。一般选择初断乳的雄性大鼠，用含 10% 蛋白质饲料饲养 28 天测量计算。公式如下：

$$PER = 实验期内动物体重增加量（g）/ 实验期内蛋白质摄入量（g）$$

由于所测蛋白质主要被用来提供生长的需要，因此该指标被广泛用于婴幼儿食品中蛋白质的评价。

（四）氨基酸评分

1. 氨基酸评分

氨基酸评分（AAS），也叫蛋白质化学评分，是用被测食物每克蛋白质中每种必需氨基酸的含量与每克理想模式或参考蛋白质（一般用鸡蛋蛋白质）中该必需氨基酸含量进行比较，比值最低者为第一限制氨基酸，该数值就是待评食物的氨基酸评分。计算公式如下：

$$AAS = \frac{被测蛋白质每克氮（或蛋白质）中某必需氨基酸量（mg）}{理想模式或参考蛋白质中每克氮（或蛋白质）中该必需氨基酸量（mg）}$$

如果通过查阅食物成分表查得氨基酸含量的表示单位为每百克食物中氨基酸毫克数（mg/100g 食物），则需要换算为每克该食物蛋白质中氨基酸毫克数（mg/g 蛋白质），以方便计算和评价，换算公式如下：

$$氨基酸含量（mg/g 蛋白质）= 氨基酸含量（mg/100g 食物）/ 蛋白质含量（g/100g 食物）$$

氨基酸评分不仅适用于单一蛋白质，亦适用于混合进食的几种蛋白质，并在混合蛋白质中找出限制氨基酸。

氨基酸评分没有考虑食物蛋白质消化率的影响，如某些食物的氨基酸构成虽较好，但因难消化，易造成对这类食物的估计偏高。为此，FAO/WHO 推荐经消化率修正的氨基酸评分（PDCAAS），其计算公式为：

$$PDCAAS = 氨基酸评分（AAS）× 真消化率（TD）$$

几种食物蛋白质的真消化率见表1-4。

表1-4 几种食物蛋白质的真消化率（%）

食物	真消化率	食物	真消化率	食物	真消化率
鸡蛋	97±3	大米	88±4	大豆粉	87±7
牛奶	95±3	面粉（精制）	96±4	菜豆	78
肉、鱼	94±3	燕麦	86±4	花生酱	88
玉米	85±6	小米	79	中国混合膳食	96

资料来源：高永清，吴小南.营养与食品卫生学.2版.北京：科学出版社，2017.

2. 用氨基酸评分（AAS）评价食物蛋白质营养价值的程序

下面以鸡蛋、大豆为例，介绍用氨基酸评分（AAS）评价食物蛋白质营养价值，评价程序为：

（1）查找食物成分表确认鸡蛋、大豆的蛋白质含量分别为12.7%、35.1%，大豆蛋白质含量高于鸡蛋。

（2）通过查阅食物成分表（食物氨基酸的含量），找出鸡蛋、大豆的必需氨基酸含量，即每克蛋白质中必需氨基酸毫克数（mg/g蛋白质）。根据表1-2所列的数值，鸡蛋和大豆蛋白中必需氨基酸的含量分别为490mg/g和384mg/g，其含量差别不是太大。

（3）为了计算方便，可直接利用表1-2的数值以FAO/WHO1973氨基酸模式为比较标准，按照氨基酸评分（AAS）计算公式评价食物蛋白质8种必需氨基酸的评分值，分别将计算结果填于表1-5。

表1-5 鸡蛋和大豆氨基酸评分

必需氨基酸	异亮氨酸	亮氨酸	赖氨酸	蛋氨酸+半胱氨酸	苯丙氨酸+酪氨酸	苏氨酸	色氨酸	缬氨酸
鸡蛋 AAS	1.35	1.33	1.27	1.63	1.55	1.18	1.7	1.32
大豆 AAS	1.5	1.14	1.24	0.49	0.88	0.98	1.4	1.06

（4）根据计算结果，鸡蛋蛋白质中，苏氨酸的AAS评分最低，说明鸡蛋AAS为1.18。大豆蛋白质中含硫氨基酸的AAS最低为0.49，说明含硫氨基酸是第一限制氨基酸。

（5）根据经消化率校正后的氨基酸评分（PDCAAS）计算公式，计算得出鸡蛋和大豆的PDCAAS分别为1.14和0.42（查表确定鸡蛋的TD为97%，大豆的TD为87%）。

（6）评价并给出可能的建议。本例中，鸡蛋含有较高的蛋白质，8种必需氨基酸评分均高于人体氨基酸模式，蛋白质质量高且消化利用率较高，是非常好的蛋白质来源，AAS和PDCAAS分别为1.18和1.14。相比之下，大豆蛋白质含量更为丰富，必需氨基酸的含量也较高，但含硫氨基酸相对较低，使之蛋白质质量低于鸡蛋。大豆的 AAS 为 0.49，PDCAAS 为 0.42，建议和其他蛋白质配合食用，以提高利用率。

（五）蛋白质互补作用

蛋白质的互补作用

　　将两种或两种以上的食物蛋白质混合食用，食物间相互补充其必需氨基酸的不足，使混合后蛋白质营养价值提高，这种效果称为蛋白质的互补作用。例如，玉米、小米、大豆单独食用时，生物价分别为 60、57、64，如按 23%、25%、52% 的比例混合食用，生物价可提高到 73。这是因为玉米、小米蛋白质中赖氨酸的含量较低，蛋氨酸的含量相对较高，而大豆蛋白质恰恰相反，混合食用时赖氨酸和蛋氨酸可相互补充。若动植物性食物混合，蛋白质的生物价还会提高。

五、氮平衡与蛋白质营养不良

（一）氮平衡

　　机体在完全不摄入蛋白质的情况下，每日仍然会经尿、粪、皮肤、毛发、分泌物、黏膜脱落等途径排出一定量的氮，这样不可避免产生的氮消耗量，称为"必要的氮损失"（ONL）。在此种情况下，体内的蛋白质仍然在分解和合成。

　　氮平衡是指在一定时间内机体摄入的氮量和排出的氮量的关系，常用于了解人体蛋白质的需要量和评价人体蛋白质的营养状况。其关系可用下式表示：

$$B = I - (U + F + S)$$

　　式中：B——氮平衡；I——摄入氮；U，F，S——排出氮（U——尿氮；F——粪氮；S——皮肤氮）。

　　氮平衡的关系有三种情况：

　　（1）当摄入氮和排出氮相等时为零氮平衡，表示体内蛋白质的分解与合成处于平衡状态，多见于健康成年人。但实际上只有摄入氮量比排出氮量多 5% 时机体才处于平衡状态。

　　（2）如摄入氮多于排出氮则为正平衡，表示蛋白质的合成大于分解。儿童处于生长发育期、妇女怀孕、疾病恢复时，以及运动、劳动等需要增加肌肉时均应保证适当的正氮平衡，以满足机体对蛋白质的需要。非特殊生理状况的健康成年人，如果长期维持在正氮平衡，则会使过多的蛋白质转化为脂肪储存而导致能量过剩，并且会加重肝肾的负担。

　　（3）摄入氮少于排出氮则为负氮平衡，表示蛋白质的分解大于合成。人在饥饿、创伤、疾病及老年时，一般处于负氮平衡，应尽量避免。

（二）蛋白质营养不良

蛋白质缺乏常与能量缺乏同时存在。蛋白质－能量营养不良（PEM）是指由于蛋白质和能量摄入不足引起的营养缺乏病。其主要发生于经济落后地区的婴幼儿，是危害婴幼儿健康，导致其死亡的主要原因之一。根据临床表现可分为两种类型：

1. 水肿型营养不良

水肿型营养不良是蛋白质严重缺乏而能量供给尚能适应机体需要，以水肿为主要特征。主要表现为精神萎靡、表情冷漠、食欲减退、体重不增或减轻、头发稀少易脱落、水肿等。

2. 消瘦型营养不良

消瘦型营养不良是由于蛋白质和能量均长期严重缺乏出现的疾病。其表现为生长发育缓慢或停止、皮下脂肪减少或消失、肌肉萎缩、明显消瘦（四肢犹如"皮包骨"，病人体重常低于其标准体重的 60%）、皮肤干燥、毛发发黄而无光泽、全身抵抗力低下等。

六、蛋白质供给量与食物来源

（一）蛋白质供给量

蛋白质的供给要适量而且平衡，不是愈多愈好。蛋白质的供给量与膳食蛋白质的质量有关。2013 年中国营养学会根据我国居民营养与健康状况调查数据，推荐我国成人蛋白质的 RNI 为 0.98g/（kg·d），近似为 1g/（kg·d）；根据体重代表值推算成年男子轻体力劳动者蛋白质 RNI 为 65g/d，而成年女子则为 55g/d。

（二）蛋白质食物来源

畜、禽、鱼类的蛋白质含量一般为 16%～22%，蛋类为 11%～14%，奶类（牛奶）一般为 3.0%～3.5%。动物性蛋白质质量好、利用率高，是人体蛋白质的重要来源。大豆含高达 35%～40% 的优质蛋白质，且其保健功能日益受到重视。在膳食中，一般要求动物性蛋白质和大豆蛋白质应占膳食蛋白质总量的 30%～50%。植物蛋白质中，谷类含蛋白质 10% 左右，谷类作为主食是膳食蛋白质的主要来源。

项目三　脂　类

案例 1-3　追求窈窕而付出的代价

一提起脂肪，大家往往将它与肥胖、慢性疾病的发生联系在一起，而忽视了它的营养价值。某女青年身高 1.67m，体重 50kg，虽然体型还算匀称，但她认为自己不如 T 型台上的时装模特那样苗条。为了追求所谓的"骨感美"，她给自己制订了减肥计划：食谱是不吃肉类，不吃炒菜，不吃任何含脂食物，只吃生的蔬菜和少量主食，争取减掉 7kg。一个月后，她的体重降低了，然而却表现出皮肤暗淡、干燥，眼角还出现了皱纹。有一天她晕倒在卫生间里，被送到医院，医生诊断该女青年得了蛋白质－能量营养不良症。

　　问题：该女青年为什么得了蛋白质－能量营养不良症？脂类的生理功能是什么？一般成人供给量是多少？脂类的主要来源是什么？

一、脂类的分类与组成

　　脂类包括脂肪和类脂，脂肪就是甘油三酯，类脂包括磷脂、糖脂、固醇类、脂蛋白等。食物中的脂类 95% 是脂肪，5% 是类脂。脂肪占正常人体重的 14% ～ 19%，是构成体成分的重要物质。

　　（一）脂肪

　　脂肪是由一个分子甘油和三个分子的脂肪酸构成的。脂肪酸分饱和脂肪酸和不饱和脂肪酸。动物脂肪含饱和脂肪酸多，熔点较高，在常温下呈固体，称脂。植物脂肪含不饱和脂肪酸多，熔点较低，在常温下呈液体，称油。

　　1. 脂肪酸

　　脂肪因其所含的脂肪酸链的长短、饱和程度和空间结构不同，而呈现不同的特性和功能。

　　（1）按脂肪酸碳链长度的不同，分为长链脂肪酸（含 14 碳以上）、中链脂肪酸（含 8 ～ 12 碳）和短链脂肪酸（6 碳以下）。

　　（2）按脂肪酸饱和程度的不同，分为饱和脂肪酸（SFA）、单不饱和脂肪酸（MUFA，含一个双键）和多不饱和脂肪酸（PUFA，含两个以上双键）。

　　（3）按脂肪酸空间结构的不同，分为顺式脂肪酸和反式脂肪酸。天然食物中的油脂，其脂肪酸结构多为顺式脂肪酸。人造黄油多用于烘焙食品中，是植物油经氢化处理制成，其结构往往由顺式变为反式。反式脂肪酸有增加心血管疾病的危险性，所以目前不主张过多食用人造黄油。

　　据调查，目前我国居民的反式脂肪酸人均日摄入量在 0.6 克左右，远低于欧美国家的水平。根据 GB28050-2011《预包装食品营养标签通则》，以氢化油为配料的食品营养成分表中必须标出反式脂肪酸的含量。

　　（4）按不饱和脂肪酸第一个双键的位置分类，即 n 或 ω 编号系统，它是从离羧基最远的碳原子用阿拉伯数字开始编号定位。示例如下：

$$CH_3—CH_2—CH_2—CH_2—CH_2—CH_2—CH_2—CH_2—CH_2—COOH$$

n 或 ω 编号系统　　1　　2　　3　　4　　5　　6　　7　　8　　9　　10

目前认为营养学上最具价值的脂肪酸有两类：1）n-3 或 ω-3 系列不饱和脂肪酸（第一个不饱和键在第三和第四碳原子之间的各种不饱和脂肪酸，依此类推）。2）n-6 或 ω-6 系列不饱和脂肪酸。

2. 必需脂肪酸（EFA）

必需脂肪酸是指人体不可缺少而自身又不能合成，必须通过食物供给的脂肪酸。亚油酸（18：2，n-6）和 a- 亚麻酸（18：3，n-3）是必需脂肪酸。亚油酸可在体内转变成 n-6 系列不饱和脂肪酸，a- 亚麻酸可转变成 n-3 系列不饱和脂肪酸。n-6 系列不饱和脂肪酸有亚油酸（18：2，n-6）、γ- 亚麻酸（18：3，n-6）、花生四烯酸（AA）（20：4，n-6）等；n-3 系列不饱和脂肪酸有 a- 亚麻酸（18：3，n-3）、二十碳五烯酸（EPA）（20：5，n-3）、二十二碳六烯酸（DHA）（22：6，n-3）等。

（二）类脂

营养学上重要的类脂主要是磷脂和固醇类。

1. 磷脂

磷脂是指甘油三酯中一个或两个脂肪酸被含磷酸的其他基团所取代的一类脂类物质。其在体内的主要形式有磷脂酰胆碱（卵磷脂）、磷脂酰乙醇胺（脑磷脂）及神经鞘脂。磷脂是构成细胞膜的主要成分。最重要的磷脂是卵磷脂，其分子常以两性离子形式存在，这种结构使它具有亲水性和亲脂性的双重特性。

2. 固醇类

依其来源把固醇分为动物固醇和植物固醇。动物固醇主要是胆固醇，植物固醇主要是谷甾醇、豆甾醇等。最重要的固醇是胆固醇，它可在胆道中沉积成结石，并在血管壁上沉积，因此在动脉粥样硬化病灶中，堆积在动脉壁的脂类以胆固醇酯最多。由于胆固醇与高血脂、心脏病等相关，因此人们往往比较关注体内过多胆固醇的危害性。

二、脂类的生理功能

（一）脂肪的生理功能

1. 供给能量和储存能量

脂肪是人体能量的主要来源之一，脂肪酸可经 β- 氧化有节奏地释放能量供给生命细胞应用。平均每克脂肪在体内彻底氧化可提供 37.6kJ（9.0kcal）的热能，相当于碳水化合物和蛋白质的两倍多。脂肪每天向人体提供的热能占热能摄入总量的 20% ～ 30%。若机体摄食能量过多，则过多的能量将以脂肪形式储存在体内，久而久之就会使人发胖；反之，则人就会消瘦。

2. 提供必需脂肪酸，促进脂溶性维生素的吸收

必需脂肪酸多存在于植物油中，动物脂肪含必需脂肪酸较少。脂肪是脂溶性维生素的溶媒，可促进脂溶性维生素的吸收，因此每日膳食中保证适宜地摄入脂肪，可避免体内脂溶性维生素的缺乏。如鱼肝油、奶油可提供丰富的维生素A和维生素D。

3. 维持体温与保护脏器

成年人脂肪在体内占体重的10%～20%，肥胖者可达30%～60%，它是体内过剩能量的储存形式，主要存在于人体皮下组织、腹腔大网膜、肠系膜等处。脂肪是热的不良导体，在皮下可阻止体热散失，有助于御寒。在器官周围的脂肪，有缓冲机械冲击的作用，可固定和保护器官。

4. 其他

脂肪在胃内停留时间较长，使人不易感到饥饿，增加饱腹感。脂肪可使膳食增味添香，提高膳食感官性状。

（二）类脂的生理功能

类脂的主要功能是构成身体组织和一些重要生理活性物质。

1. 磷脂的生理功能

磷脂与蛋白质结合形成的脂蛋白是细胞膜的重要成分。因其具有极性和非极性双重特性，所以可帮助脂类或脂溶性物质顺利通过细胞膜，促进细胞内外的物质交流。脑磷脂大量存在于脑白质，参与神经冲动的传导。此外，磷脂作为乳化剂可使体液中的脂肪悬浮在体液中，有利于其吸收、转运和代谢。

2. 胆固醇的生理功能

胆固醇是所有体细胞的构成成分，并大量存在于神经组织。胆固醇是人体内许多重要活性物质的合成材料，如为胆酸、性激素（如睾酮）、黄体酮、前列腺素、肾上腺皮质激素等物质的前体物，是机体不可缺少的营养物质。

（三）必需脂肪酸的生理功能

1. 构成线粒体和细胞膜的重要组成成分

必需脂肪酸参与磷脂的合成，并以磷脂的形式存在于线粒体和细胞膜中。花生四烯酸（AA）和二十二碳六烯酸（DHA）在大脑中含量丰富。

2. 合成前列腺素的前体

前列腺素存在于许多器官中，可抑制甘油三酯水解、促进局部血管扩张、影响神经刺激的传导等。

3. 参与胆固醇代谢

胆固醇需要和亚油酸形成胆固醇亚油酸酯后才能在体内转运，进行正常代谢。如果必需脂肪酸缺乏，胆固醇不能进行正常代谢，而在动脉沉积，易形成动脉粥样硬化。研究表明EPA和DHA具有预防和减少动脉粥样硬化形成等生理作用。

4. 参与动物精子的形成

据研究，膳食中长期缺乏必需脂肪酸，动物可出现不孕症。

5. 维护视力

a- 亚麻酸的衍生物 DHA（二十二碳六烯酸）是维持视网膜光感受体功能所必需的脂肪酸。

但是，过多地摄入必需脂肪酸，也可使体内氧化物、过氧化物等增加，对机体产生不利影响。

📋 **知识链接 1-1**

世界上患心脑血管疾病率极低的人群——因纽特人

格陵兰岛上居住的因纽特人以捕鱼为生，他们喜欢吃鱼类食品。由于天气寒冷，他们极难吃到新鲜的蔬菜和水果。就医学常识来说，常吃动物脂肪而少食蔬菜和水果易患心脑血管疾病，寿命会缩短。但事实是因纽特人不但身体健康，而且在他们之中很难发现高血压、冠心病、脑中风、脑血栓、风湿性关节炎等疾病。

科学家研究发现，这些现象其实都与一种叫作 ω-3 系列多不饱和脂肪酸的物质有关。深海鱼类（野鳕鱼、鲱鱼、鲑鱼等）的内脏中富含该类不饱和脂肪酸。人体自身不能合成它，只能从食物中摄取。如果把对心血管有害的胆固醇及毒素形容为血管里的"垃圾"，那么该脂肪酸就是血管里的"清道夫"，可保护心血管系统的健康。

三、脂类的供给量与食物来源

（一）脂类的供给量

一般成人每日膳食中约有 50g 脂肪即能满足人体需要，烹调油摄入量每日以 25g～30g 为宜。推荐我国成人膳食脂肪 AMDR 为 20%E～30%E。其中饱和脂肪酸（SFA）的 U-AMDR（摄入量上限）为 <10%E；单不饱和脂肪酸（MUFA）的 AMDR 仅提出原则，即在控制总脂肪供能 <30%E，SFA<10%E，满足 n-6PUFA、n-3PUFA 适宜摄入量的前提下，其余膳食脂肪供能由 MUFA 提供；n-6 与 n-3 多不饱和脂肪酸的 AMDR 为 3.0%E～11.0%E；EPA+DHA 的 AMDR 为 0.25～2g/d（注：膳食中含量低、人体需要量也少的脂肪酸，采用绝对量表示）。n-3 与 n-6 脂肪酸摄入比为 1:4～6 较适宜。

随着油脂工业及加工食品的发展，反式脂肪酸在膳食中暴露的风险会逐渐加大，因此，推荐我国 2 岁以上儿童及成人膳食中来源于食品工业加工产生的反式脂肪酸（TFA）的 UL<1%E。

《中国居民膳食营养素参考摄入量（2013 版）》对膳食胆固醇摄入量的推荐值是

<300mg/d。依据目前中国居民营养与健康调查数据分析，我国居民膳食胆固醇摄入仍处于一较低水平，因此暂不设定膳食胆固醇AMDR。

（二）脂类的食物来源

人类膳食脂肪主要来源于动物性食物与植物的种子。动物性食物以畜肉类含脂肪最丰富，且多为饱和脂肪酸，瘦猪肉脂肪含量在10%左右；牛肉（瘦）脂肪含量仅为2%～5%，羊肉（瘦）多数为2%～4%。禽肉一般含脂肪量在10%以下。鱼类脂肪含量多数在5%左右，含不饱和脂肪酸多，老年人宜多吃鱼少吃肉。蛋黄含脂肪量高，约为30%，但全蛋仅为10%左右，以单不饱和脂肪酸为多。植物性食物中以坚果类（如花生、核桃、榛子、葵花子等）含脂肪量较高，多以亚油酸为主，是多不饱和脂肪酸的重要来源。

含磷脂较多的食物为蛋黄、肝脏、大豆、麦胚和花生等。含胆固醇丰富的食物是动物脑、肝、肾等内脏和蛋类。人体自身也可以利用内源性胆固醇，主要在肝脏和小肠细胞合成，所以人体一般不存在胆固醇缺乏。

知识链接 1-2

"沙发土豆文化"这种不健康的生活方式正在威胁人类健康。"沙发土豆文化"是指坐在沙发上边吃着炸薯条、炸薯片等含脂高的食品，边看电视。这种不健康的生活方式可以使脂肪的摄入量大量增加，诱发肥胖等疾病。

四、动植物油脂营养评价（以大豆油与猪油为例）

（一）比较总脂肪含量

根据食物成分表，查得大豆油、猪油的总脂肪含量分别为99.9g/100g、99.6g/100g。

（二）分析必需脂肪酸含量（占总脂肪量的百分数）

通过查阅食物脂肪酸含量表，可以看出大豆油中油酸（C18：1）和亚油酸（C18：2）含量较高且基本相当，分别为39.2和34.3，亚麻酸（C18：3）含量为6.9；猪油则含有较高的油酸和棕榈酸（C16：0），分别为44.2和26.0，亚麻酸含量几乎为零。相比之下，植物性油脂必需脂肪酸含量高于动物性油脂，特别是亚麻酸在猪油脂中含量甚微。

（三）计算脂肪酸比例

分别查找或计算食物中饱和脂肪酸（S）、单不饱和脂肪酸（M）、多不饱和脂肪酸（P）占总脂肪的比例，以饱和脂肪酸为1.0计算S：M：P比值。大豆油为1.0：3.1：2.9；猪油为1.0：1.1：0.2。通过计算得知，大豆油以单不饱和脂肪酸、多不饱和脂肪酸为主；猪油则以饱和脂肪酸和单不饱和脂肪酸为主。

（四）对油脂进行评价

大豆油富含亚油酸，单不饱和脂肪酸、多不饱和脂肪酸含量丰富，是非常好的多不饱和脂肪酸来源；猪油中饱和脂肪酸比例较高，多不饱和脂肪酸和必需脂肪酸含量较低。建议选择油脂时搭配使用，以相互弥补脂肪酸组成，提高脂肪营养价值。

 项目四　碳水化合物

一、食品中的重要碳水化合物

碳水化合物（糖类）是由碳、氢、氧 3 种元素组成的一类化合物，一般将其分为单糖、双糖、寡糖和多糖四类。

（一）单糖

单糖是不能再水解的简单糖类，食物中的单糖主要为葡萄糖、果糖和半乳糖。

葡萄糖是为人体提供能量的主要燃料。有些器官实际上完全依靠葡萄糖供给所需的能量。例如，大脑中无能量储备，须由葡萄糖提供，每日需 100g ～ 120g 葡萄糖。要维持大脑进行正常工作，必须保持一定的血糖水平，因此在早餐仅提供牛奶加鸡蛋这样的高蛋白质食物是不符合营养学要求的。

果糖是天然碳水化合物中甜味最高的糖类，其甜度约为蔗糖的 1.5 倍，主要存在于蜂蜜和水果中。

（二）双糖

双糖由两分子单糖缩合而成。常见的天然存在于食物中的双糖有蔗糖、乳糖和麦芽糖等。

蔗糖是由 1 分子葡萄糖和 1 分子果糖连接而成的糖，在甘蔗和甜菜中含量较高，日常食用的绵白糖、砂糖、红糖都是蔗糖。多吃糖容易引起龋齿，因此，必须保持牙齿卫生。大量摄入食糖可能使肥胖症、糖尿病、动脉硬化、冠心病等发病率升高。

麦芽糖又称饴糖，由两分子葡萄糖缩合而成，在麦芽中含量高。人们吃米饭、馒头时，在细细咀嚼中感到的甜味就是由淀粉水解的麦芽糖。麦芽糖的甜度约为蔗糖的 1/2，是食品工业中的重要糖质原料。

乳糖是由葡萄糖和半乳糖连接成的糖。乳糖主要存在于动物乳汁中，甜味只是蔗糖的 1/6，是婴儿糖类的主要来源。乳糖能保证肠道中最佳菌群结构，促进钙的吸收。有些成人喝牛奶会腹泻，是因为机体内缺乏分解乳糖的酶。

（三）寡糖

寡糖又称低聚糖，由 3 ～ 10 个单糖以糖苷键聚合而成。食品中的重要寡糖是存在于豆类食品中的棉子糖和水苏糖。棉子糖是由葡萄糖、果糖和半乳糖构成的三糖，水苏糖是在棉子糖基础上再连一个半乳糖的四糖。这两种糖都不能被肠道中的酶消化，但可被肠道中的细菌代谢，产生气体和其他产物，造成胀气。不过，适量摄入寡糖有利于肠道双歧杆菌生长、繁殖，从而有利于人体健康。

（四）多糖

多糖是由 10 个以上单糖分子残基构成的大分子物质，一般不溶于水，无甜味，在酸或酶的作用下水解，水解的最终产物是单糖，包括能被人体消化吸收的淀粉、糖原和不被消化吸收的纤维素、果胶等。

淀粉是由许多葡萄糖组成的、能被人体消化吸收的植物多糖，主要存在于植物种子和根茎类中，是人类碳水化合物的主要食物来源，也是最丰富、最廉价的能量营养素。根据其结构可分为直链淀粉和支链淀粉（糯性粮食含量较多）。

糖原也称动物淀粉，人体吸收的葡萄糖大约 20% 以糖原的形式贮存于肝脏和肌肉中，是葡萄糖在人体内储存的主要形式。当机体需要时，糖原可迅速转化为葡萄糖参与体内代谢。肝糖原可以维持正常的血糖浓度，肌糖原可提供机体运动所需要的能量。

纤维素是广泛存在于植物组织中不被人体消化吸收的多糖。

二、碳水化合物的生理功能

（一）供给和储存能量

维持人体健康所需要能量中的 50% ～ 65% 由碳水化合物提供。糖原是肌肉和肝脏碳水化合物的储存形式，肝脏约储存机体内 1/3 的糖原，一旦机体需要，肝脏中的糖原即分解为葡萄糖以提供能量。碳水化合物在体内释放能量较快，供能也快，是脑和神经组织唯一的可利用能源形式，也是肌肉活动时的主要燃料，对维持神经系统和心脏的正常供能、增强耐力、提高工作效率都有重要意义。

（二）构成组织及重要生命物质

糖可与脂类形成糖脂，是组成神经组织与细胞膜的成分；体液中的黏液含有糖蛋白，细胞核中遗传物质 DNA 和 RNA 含有脱氧核糖或核糖，软骨、骨骼、角膜、玻璃体中含糖蛋白，细胞间质和结缔组织含有氨基多糖；一些具有重要生理功能的物质，如抗体、酶和激素的组成成分也需碳水化合物参与。

（三）节约蛋白质的作用

当体内碳水化合物供给不足时，机体为了满足自身对葡萄糖的需要，则通过糖异生作用动用蛋白质产生葡萄糖以供给能量，甚至消耗器官中的蛋白质，如肌肉、肝、肾、心脏中的蛋白质，从而对人体及各器官造成损害。体内糖充足时，机体首先利用糖供给热能，可避免人体利用蛋白质作为燃料，从而保证蛋白质用于构成机体组织和调节生理机能。

（四）抗生酮作用

当膳食中糖类摄入不足时，体内脂肪组织中储存的甘油三酯会被分解成脂肪酸，然后氧化供能。如果糖类摄入不足，脂肪酸不能彻底氧化而产生酮体，在体内蓄积，易产生酮血症和酮尿症。膳食中充足的碳水化合物可以防止上述现象的发生，这一作用称为抗生酮作用。

（五）解毒作用

肝糖原充足可增强肝脏对致病微生物产生的毒素、酒精、砷等有害物质的解毒作用。碳水化合物经糖醛酸途径生成的葡萄糖醛酸直接参与肝脏解毒，即葡萄糖醛酸在肝脏中能与上述各种毒素结合，以消除或减轻这些物质的毒性或生物活性，从而起到解毒作用。

（六）增强肠道功能

乳糖可促进肠道中有益菌的生长，也可加强钙的吸收。非淀粉多糖如纤维素、半纤维素、果胶及功能性低聚糖等，虽不能在小肠消化吸收，但能刺激肠道蠕动，有利于排便。同时它们在结肠内发酵，可产生短链脂肪酸，使肠道有益菌增殖。

三、血糖生成指数（GI）

案例 1-4

李阿姨身体一直很好，可是不知为什么近期饭量增大，易口渴，尿多，爱上厕所。更奇怪的是，尽管吃得多，体重却减轻了。李阿姨去医院检查，血液结果显示她的尿糖和血糖偏高，医生说她患上了糖尿病。这个结果让李阿姨不知所措。医生安慰她说，糖尿病并不可怕，关键是要配合医生治疗。按照医生的食疗建议，李阿姨调整饮食，并定期测量血糖。慢慢地她发现了一些规律，如果早餐吃馒头、米饭，血糖不易控制；吃窝头、薯类等粗粮，血糖就低。

问题：什么是血糖生成指数？为什么早餐吃馒头、米饭，血糖就高，而吃窝头、薯类等粗粮，血糖就低呢？

（一）血糖生成指数的概念

根据 FAO/WHO 对血糖生成指数（GI）的定义，食物 GI 是指人体进食含 50g 碳水化合物的待测食物后血糖应答曲线下的面积（AUC）与食用含等量碳水化合物标准参考物后血糖 AUC 之比。标准参考物通常选择葡萄糖或白面包。公式表示如下：

$$血糖生成指数（GI）= \frac{某食物在餐后 2h 血糖曲线下面积}{等量葡萄糖餐后 2h 血糖曲线下面积} \times 100$$

不同来源的碳水化合物由于消化吸收速度不同，可能有不同的 GI 值。消化吸收快的碳水化合物如以大米、面粉为原料的各种主食，餐后血糖应答迅速，血糖升高幅度大，餐后 2h 的血糖动态曲线下面积大，GI 值高；相反，消化分解慢的碳水化合物如膳食纤维高的荞麦、燕麦等，向血液中释放葡萄糖的速度缓慢，血糖上升较慢，因此具有较低的 GI 值。脂肪可延长胃排空和减少淀粉糊化，因此脂肪也有降低 GI 值的作用，但含脂肪高的食物对糖尿病人来说仍是应限制的食物。GI 大于 70 的为高 GI 食物，GI 小于 55 的为低 GI 食物，GI 为 55～70 的为中 GI 食物。一些常见食物的 GI 值见表 1-6。

表 1-6　常见食物的 GI 值

食品种类	GI	食品种类	GI	食品种类	GI
馒头（富强粉）	88.1	玉米片（高纤维）	74.0	葡萄	43.0
烙饼	79.6	玉米粉（煮）	68	西瓜	72.0
小麦饼干	70.0	藕粉	32.6	菠萝	66.0
白面包	87.9	甘薯（山芋）	54.0	香蕉	52.0
面包（全麦粉）	69.0	红薯（煮）	76.7	猕猴桃	52.0
荞麦面条	59.3	马铃薯（煮）	66.4	柑橘	43.0
燕麦粗粉饼干	55.0	山药	51.0	桃	28.0
油条	74.9	南瓜	75.0	梨	36.0
全麦粉面条（煮）	37.0	胡萝卜	71.0	苹果	36.0
面条（小麦粉）	81.6	扁豆	38.0	花生	14.0
大米粥	69.4	绿豆	27.2	酸奶（加糖）	48.0
大米饭	83.2	四季豆	27.0	牛奶	27.6
小米粥	61.5	豆腐（炖）	31.9	可乐饮料	40.3

资料来源：杨月欣.中国食物成分表（第一册）.6 版.北京：北京大学医学出版社，2018.

（二）血糖生成指数的应用

1. 控制超重和肥胖

经常选择低 GI 食物，血糖和胰岛素的波动幅度相对平缓，饱腹感持续时间较长，可控制食欲、延迟饥饿感，有利于维持正常体重。而高 GI 食物会使血糖升高、下降幅度大，这样饥饿感来得快、强烈，容易引发超重和肥胖。

2. 控制糖尿病患者的血糖水平

低 GI 食物可延迟葡萄糖的吸收，能降低胰岛素浓度峰值和总胰岛素的需求量，有助于控制血糖。

3. 减少心血管疾病的发生

低 GI 食物可以使人体血清总胆固醇、低密度脂蛋白和甘油三酯降低，高密度脂蛋白含量上升，有利于减少心血管疾病的发生。

4. 提高运动员耐力

运动员吃低血糖生成指数的食品，由于能量的缓慢释放，可提高其运动耐力和持久力。

5. 控制癌症的发展

摄入低血糖生成指数的食品，对阻止肠癌、乳腺癌等有益。

（三）混合膳食的 GI 值计算

根据每种配料所提供的碳水化合物和 GI 值，可求出混合膳食的 GI 值。例如，计算一碗大米饭（150g）和半个馒头（50g）混合膳食的 GI 值，其程序如下：

（1）查阅食物成分表，查出膳食中大米饭和馒头（标准粉）的可利用碳水化合物含量（减去膳食纤维量）分别为 25.6%、48.3%。

（2）计算大米饭和馒头两种配料所提供的碳水化合物量分别为 38.4g、24.2g，则混合膳食中的碳水化合物总量为 62.6g。

（3）在混合膳食中，大米饭和馒头两种配料提供的碳水化合物质量百分比分别为 61%、39%。

（4）查阅资料，确定大米饭和馒头的 GI 值分别为 83.2、88.1。

（5）将两种配料的 GI 值分别乘以碳水化合物质量比，计算该配料对一餐总 GI 的贡献。即大米饭贡献值为 83.2 × 61% = 50.8，馒头贡献值为 88.1 × 39% = 34.4。

（6）将两种食物对 GI 的贡献值相加得出混合食物的总 GI。即混合食物 GI = 50.8 + 34.4 = 85.2。

（7）评价碳水化合物。由计算出的数值得出该混合食物为高 GI 食物。

四、碳水化合物的供给与食物来源

（一）碳水化合物的供给量

推荐我国一岁以上居民碳水化合物 AMDR 为 50%E ～ 65%E。添加糖，如蔗糖、糖浆等，建议控制在总能量的 10% 以内。糖类过多摄入，多余的糖会转化为脂肪导致肥胖，且儿童如食用过多蔗糖、糖果容易发生龋齿。糖类摄入不足，会造成能量摄入不足，人体会消瘦无力，机体不能发挥正常功能。生活中，应控制精制谷物、食糖等食品的摄入，提倡从水果、蔬菜、全谷食品和豆类中获得糖源。

（二）碳水化合物的食物来源

膳食中可利用的碳水化合物主要是淀粉，植物性食物是其良好的来源，如粮谷类含淀粉为70%～75%、薯类为20%～25%、根茎类蔬菜为10%～30%、大豆类为20%～25%、其他豆类为40%～60%。一般蔬菜、水果含一定量的双糖、单糖等。另外，食糖、糕点、蜂蜜及饮料等也是单糖、双糖的主要来源。牛奶能提供乳糖。

 项目五　能　量

案例1-5　我国居民超重、肥胖问题依然凸显

《中国居民营养与慢性病状况报告（2020年）》显示，目前我国居民超重、肥胖问题较《中国居民营养与慢性病状况报告（2015年）》调查结果更为凸显，城乡各年龄组居民超重、肥胖率继续上升，有超过一半的成年居民超重或肥胖，6～17岁、6岁以下人群超重、肥胖率分别达到19%和10.4%。专家分析，居民膳食脂肪供能比持续上升，能量摄入和能量支出不平衡是个体超重、肥胖的直接原因。

问题：影响能量消耗的因素有哪些？成人的能量需要为多少？能量的主要食物来源有哪些？

人和其他任何动物一样，每天都必须以食物的形式由外界提供能量，以满足一切生命活动和从事各种体力劳动的需要。这些能量来源，主要是食物中的碳水化合物、脂肪、蛋白质三种营养素。机体即使处于安静状态下也需要消耗能量以维持正常的心跳、呼吸、体温和腺体分泌等生理活动。如果人体摄入能量不足，机体会动用自身能量储备甚至消耗自身组织以满足生命活动对能量的需要。若长期处于能量不足状态，则可导致生长发育缓慢、消瘦、活力消失甚至生命活动停止而死亡。相反，如果能量摄入过剩，会以脂肪形式储存于体内，易使人发生脂肪堆积，引起肥胖疾病，并成为心血管疾病、某些癌症、糖尿病的诱发因素。一般情况下，健康人从食物中摄取的能量和所消耗的能量应保持平衡状态。

一、能量的消耗途径

人体能量的需要与消耗是一致的。健康成年人的能量消耗主要用于维持基础代谢、体力活动和食物生热效应。其中体力活动是影响能量消耗的最重要因素。对于儿童、青少年、孕妇、乳母，还应包括生长发育及分泌乳汁等特定机能的能量需要。疾病恢复期病人还包括组织和机体修复的能量消耗。

（一）基础代谢

基础代谢（BM）是指维持人体生命活动所必需的最基本能量消耗，即人体在清醒、空腹（食后12h～14h）、安静而舒适的环境中（室温20℃～25℃），无任何体力活动和紧张的思维活动，全身肌肉松弛，消化系统处于静止状态下的能量消耗。也就是人体用于维持呼吸、心跳、体温、血液循环、各器官组织和细胞功能等最基本的生命活动的能量消耗。这种状况下测定的能量消耗量比一般休息状况下要低，但高于睡眠时的能量消耗。基础代谢一般占人体总能量消耗的60%～70%，为人体能量消耗的最主要部分。

1. 基础代谢率

基础代谢的水平用基础代谢率（BMR）表示，是指单位时间内人体单位体表面积（m^2）或单位体重（kg）基础代谢所消耗的能量，单位为 $kJ/(m^2 \cdot h)$ 或 $kcal/(m^2 \cdot h)$。基础代谢与体表面积密切相关，体表面积又与身高、体重有密切关系。表1-7列出了不同年龄的基础代谢率（BMR）。

表1-7 人体基础代谢率（BMR）

年龄/岁	男		女		年龄/岁	男		女	
	$kJ/(m^2 \cdot h)$	$kcal/(m^2 \cdot h)$	$kJ/(m^2 \cdot h)$	$kcal/(m^2 \cdot h)$		$kJ/(m^2 \cdot h)$	$kcal/(m^2 \cdot h)$	$kJ/(m^2 \cdot h)$	$kcal/(m^2 \cdot h)$
1	221.8	53.0	221.8	53.0	25	156.9	37.5	147.3	35.2
3	214.6	51.3	214.2	51.2	30	154.0	36.8	146.9	35.1
5	206.3	49.3	202.5	48.4	35	152.7	36.5	146.9	35.0
7	197.9	47.3	190.0	45.4	40	151.9	36.3	146.0	34.9
9	189.2	45.2	179.1	42.8	45	151.5	36.2	144.3	34.5
11	179.9	43.0	167.4	40.0	50	149.8	35.8	141.8	33.9
13	177.0	42.3	168.5	40.3	55	148.1	35.4	139.3	33.3
15	174.9	41.8	158.6	37.9	60	146.0	34.9	136.8	32.7
17	170.7	40.8	151.9	36.3	65	143.9	34.4	134.7	32.2
19	164.4	39.2	148.5	35.5	70	141.4	33.8	132.6	31.7
20	161.5	38.6	147.7	35.3	75	138.9	33.2	131.0	31.3

资料来源：何志谦.人类营养学.3版.北京：人民卫生出版社，2008.

2. 影响基础代谢率的因素

（1）体形。瘦体组织的能量消耗明显大于脂肪组织。同等重量下，瘦高者基础代谢率高于矮胖者，一定是瘦的人体表面积大、瘦体组织较多造成的。这也是男性的基础代谢率高于女性5%～10%的原因。

（2）年龄。在生长期，若生长激素刺激细胞代谢，BMR 可提高 15%～20%。婴幼儿生长发育快，基础代谢率高，随着年龄的增加，基础代谢率逐渐下降。一般成年人的基础代谢率低于儿童，老年人低于成年人。

（3）性别。女性瘦体组织所占比例低于男性，脂肪的比例高于男性。因此，女性的基础代谢率比男性低。妇女孕期或哺乳期因需要合成新组织，基础代谢率会提高。

（4）内分泌。许多激素对细胞代谢起调节作用，如甲状腺体分泌异常时，可以影响基础代谢。若甲状腺功能亢进，会促使甲状腺素分泌增加，从而导致基础代谢率提高。

（5）不同病理状况。发热会提高 BMR，体温每上升 0.56℃，BMR 约提高 7%。肿瘤、心功能衰竭和呼吸系统疾病等可增加细胞活动，也可提高 BMR。饥饿或营养不良等异常状态，瘦体组织减少，会使 BMR 降低。

（6）环境。在低温环境中，BMR 增加以产生更多的热能来维持正常体温。而在高温环境中，人的基础代谢率相对较低。

（二）体力活动的能量消耗

通常各种体力活动所消耗的能量占人体能量消耗的 15%～30%，这是人体能量消耗中变动最大的一部分。体力活动一般包括职业活动、社会活动、家务活动和休闲活动等，其中因职业不同造成的能量消耗差别最大。影响体力活动能量消耗的因素主要有劳动强度、肌肉发达程度、体重、工作熟练程度等。我国人群的劳动强度分为轻、中、重 3 级，见表 1-8。利用 PAL 值（体力活动水平）可计算出不同活动水平人群的每日能量需要量。

表 1-8　建议中国成人活动水平分级

活动水平	职业工作时间分配	工作内容举例	PAL
轻体力活动水平	75% 时间坐或站立 25% 时间站着活动	办公室工作、修理电器钟表、售货员、酒店服务员、化学实验操作、讲课等	1.50
中体力活动水平	25% 时间坐或站立 75% 时间特殊职业活动	学生日常活动、机动车驾驶、电工安装、车床操作、金工切割等	1.75
重体力活动水平	40% 时间坐或站立 60% 时间特殊职业活动	非机械化农业劳动、炼钢、舞蹈、体育运动、装卸、采矿等	2.00

注：PAL，即 24h 总能量消耗量除以 24h 基础代谢量。
资料来源：中国营养学会.中国居民膳食营养素参考摄入量（2013 版）.北京：科学出版社，2014.

（三）食物热效应

食物热效应（TEF）过去被称为食物的特殊动力作用（SDA），是指摄食后引起的能量消耗增加的现象。即人体摄食后，消化系统对食物中的营养素进行消化、吸收，转运到血液循环系统后，还需要进一步代谢和转化、排泄，这一过程需要额外消耗能量，同时引起体温的升高和散发热量。TEF 在进食 2h 后达最高点，一般 3h～4h 后恢复正常。

摄取不同的食物，TEF 也不同。糖类、脂肪和蛋白质的 TEF 分别可使本身能量消耗增加 5%～10%、0～5% 和 20%～30%。一般成人摄入混合膳食，每日 TEF 约为每日基础代谢的 10%，约 628kJ（150kcal）。

（四）生长发育及孕妇、乳母对能量的需求

婴幼儿、儿童、青少年的生长发育需要能量，主要包括机体生长发育中形成新的组织，以及新生成的组织进行新陈代谢所需要的能量。婴儿每增加 1g 体重约需 20.9kJ（5kcal）能量。能量摄入必须和生长速度相适应，能量不足，生长便会减慢甚至停止。

孕妇为了满足胎儿的生长发育和自身的孕期需要，需要补充能量。乳母合成和分泌乳汁也需要额外补充能量。

二、能量的供给与食物来源

（一）食品中能量的计算

能量的单位推荐用千焦（kJ）或焦耳（J），当以千卡（kcal）做能量单位时，应最好同时标示千焦（kJ）。兆焦（MJ）、千卡和千焦之间存在以下数值换算关系：

$$1MJ = 10^3 kJ = 10^6 J$$

$$1kcal = 4.184kJ$$

$$1kJ = 0.239kcal$$

每克糖类、脂肪、蛋白质在体内氧化产生的能量值称为能量系数。食物中每 1g 糖类、脂肪和蛋白质在体外弹式热量计内充分氧化燃烧可分别产生 17.15kJ、39.54kJ 和 23.64kJ 的能量，但三大物质在体内消化率一般分别为 98%、95% 和 92%，吸收后的糖类和脂肪在体内可完全氧化为 H_2O 和 CO_2，其产热量与体外相同。但蛋白质在体内不能完全氧化，其终产物除 H_2O 和 CO_2 外，还有尿素、尿酸、肌酐等含氮物质通过尿液排到体外。若把 1g 蛋白质在体内氧化产生的终产物在体外测热器中继续燃烧可产生 5.44kJ 的热量。因此这三种产能营养素的净能量系数为：

1g 碳水化合物：17.15kJ×98% = 16.81kJ（4kcal）

1g 脂肪：39.5kJ×95% = 37.56kJ（9kcal）

1g 蛋白质：（23.64kJ－5.44kJ）×92% = 16.74kJ（4kcal）

另外，酒中的乙醇也能提供较高的热能，每克乙醇在体内可产热能 29.29kJ（7kcal）。一定量食品的能量计算公式如下：

食品能量（kcal）＝蛋白质量×4＋脂肪量×9＋碳水化合物量×4

（二）能量的供给

能量的供给应依据能量的需要而定，不同人群的需要和供给量各不相同。中国居民成人膳食能量需要量（EER）见表 1-9。

表 1-9　中国居民成人膳食能量需要量（EER）

年龄 /岁	轻体力活动水平		中体力活动水平		重体力活动水平	
	（MJ/d）	（kcal/d）	（MJ/d）	（kcal/d）	（MJ/d）	（kcal/d）
男性						
18 ～	9.41	2 250	10.88	2 600	12.55	3 000
50 ～	8.79	2 100	10.25	2 450	11.72	2 800
65 ～	8.58	2 050	9.83	2 350	—	—
80 ～	7.95	1 900	9.2	2 200	—	—
女性						
18 ～	7.53	1 800	8.79	2 100	10.04	2 400
50 ～	7.32	1 750	8.58	2 050	9.83	2 350
65 ～	7.11	1 700	8.16	1 950	—	—
80 ～	6.28	1 500	7.32	1 750	—	—

资料来源：中国营养学会 . 中国居民膳食营养素参考摄入量（2013 版）. 北京：科学出版社，2014.

　　人体所需的能量，来源于食物中的碳水化合物、脂肪和蛋白质三种产能营养素。正常条件下，碳水化合物是主要能量来源，其次是脂肪，蛋白质的主要作用不是供能。碳水化合物与脂肪在很大程度上可以相互转化，并具有对蛋白质的节约作用。三大营养素还有其他生理功能，故三大产能营养素在总能的供给中应有一个适宜的比例。过去西方国家的高脂肪、高蛋白膳食结构给当地居民的身体健康带来了许多不良影响。根据我国居民饮食习惯以及膳食与健康的调查资料，成人碳水化合物供给的能量以占总能量的 50% ～ 65%、脂肪占 20% ～ 30%、蛋白质占 10% ～ 15% 为宜。年龄越小，蛋白质及脂肪占总能量的比例应适当增加。成人脂肪摄入量一般不宜超过总能量的 30%。

（三）能量的食物来源

中国居民膳食营养素参考摄入量：宏量营养素

　　粮谷类和薯类食物含碳水化合物较多，是我国居民膳食中最经济的主要能量来源；油料作物富含脂肪；动物性食物一般比植物性食物含有更多的脂肪和蛋白质；但大豆和一些硬果类（如花生、核桃等）例外，它们含丰富的油脂和蛋白质，是膳食能量辅助来源之一；蔬菜和水果一般含能量较少。

📑 **知识链接 1-3**

　　在网上，可搜索非洲饥饿儿童的图片——一个个瘦得皮包骨头、可清楚地数出肋骨的非洲儿童，让人触目惊心。在非洲贫瘠的土地上，由于战争、饥荒及贫穷等，很多儿童没有食物，甚至饥饿到没有力气来驱赶身上的蚊虫和苍蝇。贫穷和灾难导致人们缺乏食物，进而又导致了人体能量的摄入量不能满足生命的需要。长期的能量摄入不足，致使儿童明显矮小、消瘦，体弱无力，严重者为"皮包骨"。能量长期摄入不足，不仅会消瘦无力，而且常常会并发干眼症、腹泻、厌食、呕吐、脱水等病症，甚至死亡。

项目六　矿物质

目前已在人体中发现 80 多种不同元素，这些元素中除了碳、氢、氧、氮主要以有机物形式存在外，其余的各种元素均统称为矿物质或无机盐。其中在人体中含量大于体重的 0.01%、日需求量大于 100mg 的元素称为常量矿物质，如钙、磷、硫、钾、钠、氯、镁 7 种；在体内含量小于 0.01%、日需求量为微克至毫克的元素称为微量矿物质，如铁、锌、碘、铜、硒、钴、钼、铬 8 种。

常量矿物质在体内的主要功能：维持细胞内外渗透压的平衡；维持酸碱平衡；构成身体结构组织，如骨骼牙齿；调节生理生化反应，如激活酶原、调节神经兴奋性等。微量元素在人体内含量极少，往往与大分子有机物结合或成为酶、激素的辅助因子来调节生理反应，从而发挥巨大生理功能。

食品的成酸和成碱作用是指摄入的某些食物经过消化、吸收、代谢后变成酸性或碱性残渣。成酸食品通常含有丰富的蛋白质、脂肪和糖类，它们含有成酸元素（氯、硫、磷）较多，在体内代谢后形成酸性物质，如肉类、鱼类、蛋类及其制品为酸性食品，可降低血液的 pH 值。蔬菜、水果等含有 K、Na、Ca、Mg 等元素丰富，在体内代谢后则生成碱性物质，能阻止血液向酸性方面变化，故蔬菜、水果称为碱性食品。人们摄食各类食品时比例应适当，这样有利于维持体内的酸碱平衡。

中国居民膳食营养参考摄入量：常量元素

一、常量矿物质

（一）钙

案例 1-6　易缺乏的营养素——钙

《中国居民膳食指南科学研究报告（2021）》指出，随着我国经济的快速发展，近年来，我国城镇化进程不断推进，农村居民膳食质量有了明显提高。但是农村居民肉类消费以畜肉为主，鱼虾类和禽肉类食物的消费比例低，奶类、鱼虾类等食物的摄入量仍明显低于城市居民，由此造成的钙等营养素摄入量不足的问题仍较为突出。同时，近年来，老年人膳食和营养状况虽得到了明显改善，但老年人群存在的营养与健康问题也不容乐观。一部分老年人营养素摄入不足，如钙摄入不足的比例高于80%，农村老年人营养不足问题更为突出，因钙等营养素缺乏引起的相关疾病发病率依然较高。

问题：钙的主要生理功能有哪些？如何避免钙营养素的缺乏？

钙是人体内含量最丰富的矿物质，人体钙含量为1 000g～1 200g，占体重的1.5%～2.0%。钙不仅是构成机体不可缺少的重要组成部分，而且在机体各种生理和生化过程中起着极为重要的作用。

1. 生理功能

人体中的钙约99%集中在骨骼和牙齿；其余1%的钙，一半与柠檬酸螯合或与蛋白质结合，另一半则以离子状态存在于软组织、细胞外液和血液中（称为混溶钙池）。

（1）构成机体骨骼和牙齿。骨骼组织是由骨细胞和钙化的骨基质组成；骨基质中的矿物质占60%以上，其中钙为40%。钙在矿物质中主要以羟磷灰石结晶 $[Ca_{10}(PO_4)_6(OH)_2]$ 及无定形磷酸钙 $[Ca_3(PO_4)_2]$ 两种形式存在。混溶钙池中的钙与骨骼钙维持着动态平衡，即骨中的钙不断地从破骨细胞中释放，而体液内的钙则不断地沉积到成骨细胞中，这种骨钙的更新每天约700mg。钙的更新随年龄的增长而减慢。牙齿化学构成与骨骼相近，但无细胞结构，所以牙齿中的钙是无法更新的。

（2）其他方面的功能。钙是保持神经和肌肉的活动，血液凝结过程，心脏和肌肉的收缩与舒张，神经兴奋与传递，细胞功能的维持，多种酶的激活及体内酸碱平衡等不可缺少的物质。

2. 钙缺乏及过量对机体的不利影响

人群中钙的缺乏比较普遍，许多人每日钙摄入量不足，推荐摄入适宜摄入量（AI）的50%。儿童长期缺乏钙和维生素D可导致佝偻病。中老年人随年龄增加，骨骼逐渐脱钙，尤其绝经妇女因雌激素分泌减少，骨质丢失加快，易引起骨质疏松症。

过量钙的摄入可能增加肾结石的危险性（草酸、蛋白质和植物纤维易与钙结合形成结石相关因子）。钙与一些矿物质存在相互干扰和拮抗作用：钙明显抑制铁吸收，高钙膳食会降低锌利用率，钙/镁比大于5可致镁缺乏。长时间摄入过量钙与碱，会引起奶碱综合征，即高血钙症、碱中毒和肾功能障碍；特征是易兴奋、头疼、恶心、虚弱、肌痛和冷漠，重者记忆丧失、嗜睡和昏迷。

3. 钙吸收的影响因素

（1）不利于钙吸收的因素。谷物中的植酸，某些蔬菜（如菠菜、苋菜、竹笋等）中的草酸，过多的膳食纤维（糖醛酸残基）、碱性磷酸盐、脂肪等，均可与钙形成难溶的盐类，阻碍钙的吸收。蛋白质摄入过高，会增加肾小球滤过率，降低肾小管对钙的再吸收，使钙排出增多。

（2）促进肠内钙吸收的因素。维生素D可诱导钙结合蛋白的合成，促进小肠对钙的吸收；蛋白质消化过程中释放的氨基酸（赖氨酸、色氨酸、精氨酸等）可与钙形成可溶性钙盐而促进钙的吸收；乳糖经肠道细菌发酵产酸，与钙形成乳酸钙复合物可增强钙的吸收；适当的钙、磷比例（1～1.5∶1）有利于钙吸收。

4. 钙供给量与食物来源

我国成人钙推荐摄入量（RNI）为800mg/d，成人及4周岁以上的儿童可耐受最高量（UL）为2 000mg/d。

奶和奶制品是钙的主要食品来源，其含量丰富，吸收率高。豆及豆制品、小鱼、小虾、海带、紫菜、绿色蔬菜都是钙的良好来源。也可适量服用葡萄糖酸钙或乳酸钙的口服制剂，配合服用维生素D，以提高其吸收率。

（二）磷

正常情况下，人体内含磷600g～700g，体内磷的85%集中于骨骼和牙齿，其余分布于全身各组织及体液中。磷的生理功能主要有：

（1）主要以羟磷灰石的形式构成骨骼和牙齿。

（2）以核酸、磷蛋白、磷脂、酶等组成生命的重要物质。

（3）以三磷酸腺苷（ATP）等为能量载体参与能量代谢。

（4）以磷酸盐缓冲体系参与酸碱平衡的调节。

磷在食物中分布很广，很少因为膳食原因引起营养性磷缺乏，中国成人磷推荐摄入量（RNI）为720mg/d。一般只有在特殊情况下才会出现磷缺乏，如早产儿若仅喂母乳，因人乳含磷量较低，不能满足早产儿骨磷沉积的需要，出现佝偻病样骨骼异常。

动物性食物和植物性食物都含有丰富的磷，磷是与蛋白质并存的。瘦肉、蛋、奶、动物的肝和肾的磷含量都很高，海带、紫菜、芝麻、干豆类、坚果、粗粮含磷也较丰富。但粮谷中的磷为植酸磷，不经过加工处理，吸收利用率低。

（三）钠

案例1-7 高血压与钠摄入量呈正相关

辽宁省阜新市部分村庄在一段时期内经常发生一些奇怪的现象。一些身体看来很健康的村民有时会头痛烦躁、突然晕倒，或者肢体麻木，造成瘫痪，严重的甚至死亡。这种怪病的发病率逐年上升，当地农民对此的恐惧持续了多年。经医务人员调查，这里的农民高血压患病率达36.2%，个别村子达到59%，这个比例远远高于全国平均18%的患病率。

经研究分析，排除了遗传、饮用水等因素影响，这个地区有如此高的高血压患病率是因为当地村民的口味都偏重，平均每人每天食盐摄入量为33g，远远高出了全国平均水平。"钠"被确定为当地高血压怪病的"真凶"。

问题：钠的主要生理功能有哪些？如何避免摄入过多的钠盐？

钠是人体中的重要无机元素，成人体内钠含量为 77g（女）～ 100g（男），约占体重的 0.15%。其中 44% ～ 50% 在细胞外液，骨骼中含量为 40% ～ 47%，细胞内液含量较低，仅为 9% ～ 10%。钠的生理功能主要有：

（1）调节体内水分与渗透压。

（2）维持体液的酸碱平衡。

（3）通过 Na^+-K^+-ATP 酶驱动（钠泵），维持细胞内外溶液渗透压平衡。

（4）增强神经肌肉兴奋性。

一般情况下钠不易缺乏，但当禁食、少食、高温、重体力劳动、胃肠疾病等时，易缺乏。症状表现为倦怠、淡漠、无神、甚至起立时昏倒。严重时，可出现恶心、呕吐、血压下降、心率加速、脉搏细弱、休克，甚至因急性肾功能衰竭而死亡。钠摄入量过多是高血压的重要因素，在高血压家族人群中，较普遍存在对盐敏感的现象。

我国居民成人钠适宜摄入量（AI）为 1 500mg/d（1g 食盐含 393.2mg 钠，相当于食盐 3.8g）。考虑到低钠摄入对预防高血压的重要性，我国居民成人膳食钠预防非传染性慢性病的建议摄入量（PI-NCD）为 2 000mg/d。

动物性食物钠含量高于植物性食物，但人体钠主要来源于食盐、加入含钠食物（如味精、鸡精）、酱油、酱咸菜、咸风味食品等。

（四）钾

正常成人体内钾的总量约为 50mmol/kg。体内钾主要存于细胞内，约占总量的 98%，其他存在于细胞外。钾的生理功能主要有：

（1）参与碳水化合物和蛋白质的代谢；

（2）维持细胞正常的渗透压和酸碱平衡；

（3）维持神经肌肉的应激性和正常功能；

（4）补钾可降低高血压及正常压。

正常进食的人一般不易发生钾摄入不足，但由于疾病或其他原因需长期禁食或少食时，可引起钾缺乏症。其主要表现为肌肉无力或瘫痪、心律失常、横纹肌肉裂解症及肾功能障碍等。中国成人膳食钾的适宜摄入量（AI）为 2 000mg/d。考虑钾对预防高血压等慢性病具有重要作用，推荐预防非传染性慢性病的建议摄入量（PI-NCD）为 3 600mg/d。

大部分食物都含有钾，蔬菜和水果是钾的最好来源。每 100g 谷类中含钾 100mg ～ 200mg，100g 蔬菜和水果中含钾 200mg ～ 500mg，100g 肉类中的含量为 150mg ～ 300mg。每 100g 食物含量高于 800mg 以上的食物有紫菜、黄豆、冬菇、赤豆等。

二、微量矿物质

（一）铁

> **案例1-8　全球性营养缺乏病——缺铁性贫血**
>
> 　　目前，缺铁性贫血依然是世界上最常见的营养素缺乏病之一，世界卫生组织和联合国开发计划署都将缺铁性贫血列为全球性防治的重点。据2002年的《中国居民营养与健康现状》调查显示，我国居民铁的缺乏普遍存在，2015年的《中国居民营养与慢性病状况报告》显示，我国居民铁营养素缺乏依然存在。《中国居民营养与慢性病状况报告（2020年）》显示，我国居民微量营养素缺乏症得到了持续改善。以贫血为例，我国18岁及以上居民贫血率为8.7%，6～17岁儿童青少年贫血率为6.1%，孕妇贫血率为13.6%，与2015年发布的结果相比均有显著下降。但部分重点地区、重点人群，如婴幼儿、育龄妇女和高龄老年人面临的重要微量营养素缺乏等问题仍需要引起关注。
>
> 　　**问题：**铁缺乏对人体健康有哪些危害？影响铁吸收的因素有哪些？如何提高铁的吸收？怎样利用食物补铁？

　　人体内的铁总量为4g～5g，男性多于女性。铁以功能性铁和贮存铁两种形式存在于体内，功能性铁主要存在于血红蛋白中，贮存铁主要以铁蛋白和含铁血黄素形式存在于肝、脾及骨髓中。

1. 铁的生理功能

　　铁对血红蛋白的产生是必需的，铁与红细胞形成和成熟有关，可维持正常的造血功能；铁参与氧和二氧化碳的运输、贮存和呼吸过程；铁构成细胞色素和含铁酶，参与能量代谢。

中国居民膳食营养素参考摄入量：微量元素

2. 影响铁吸收的因素

　　膳食中的铁分为血红素铁和非血红素铁两种形式。血红素铁主要存在于动物性食物中，不受植酸盐和草酸盐等的影响，直接被肠黏膜上皮细胞吸收，因而其吸收率较高。非血红素铁（三价铁）主要存在于植物性食物中，在吸收前必须与结合的有机物，如蛋白质、氨基酸和有机酸等分离，并转化为亚铁后方能吸收，并受植酸盐、草酸盐、磷酸盐（与铁形成不溶性盐）等因素影响，因而吸收率较低。另外，植物中的酚类化合物，如在茶、咖啡以及菠菜中的某种酚类，会明显抑制铁的吸收。

　　半胱氨酸、赖氨酸、组氨酸等氨基酸及乳糖、维生素C等可促进铁的吸收，其中维生素C促进吸收的机理是其能将三价铁还原为二价铁，并与铁螯合成可溶性小分子；

另外，肉、禽、鱼类食物中含有一种肉因子，能促进非血红素铁的吸收。

3. 铁缺乏症与过量毒性

铁缺乏是贫血的主要原因，在我国发病率很高。体内铁缺乏，儿童易烦躁、体力下降、注意力与学习能力降低；成人冷漠呆板，当血红蛋白继续降低，则会出现面色苍白、疲劳乏力、头晕、心悸等。同时，铁缺乏可出现抵抗感染能力下降、免疫反应缺陷等。最新研究表明，铁缺乏会增加铅的吸收。

误服过量铁剂会出现急性铁中毒，多见于儿童，主要症状为消化道出血，且死亡率很高。多种疾病如心脏病、肝脏疾病、糖尿病及某些肿瘤等与体内铁的储存过多也有关。

4. 铁的供给量与食物来源

我国居民成人膳食铁的推荐摄入量（RNI）为：男性 12mg/d，女性 20mg/d，妊娠中期和乳母为 24mg/d，妊娠后期为 29mg/d；可耐受最高摄入量（UL）男女均为 42mg/d。

铁广泛存在于各种食物中，但分布不均衡，吸收率相差极大，一般动物性食物的含量和吸收率较高。因此膳食中铁的良好来源，主要为动物肝脏、动物全血、畜禽肉类、鱼类。蔬菜的含铁量不高，且油菜、苋菜、菠菜、韭菜的含铁量利用率都不高。

（二）锌

 案例1-9　伊朗乡村病

1961 年，有一名英国医生在伊朗偏僻的农村发现，一些儿童食欲很差，发育迟缓，多数长大成人后身高不超过 1.2m，丧失劳动能力。有的已到性成熟年龄，但第二性征发育不全，性功能低下，女孩子没有月经。同时发现当地人以没有发酵的面食为主，很少吃肉。临床检查发现，这些孩子皮肤粗糙，并有色素沉着，严重贫血，肝脾肿大。由于患者有严重的贫血症，起初医生以为是由缺铁引起的。但给患者补充铁制剂后，虽然贫血症状略有改善，但其他症状并未减轻。医生在经过对小白鼠的实验后发现，缺锌的小白鼠表现出的症状与数位患者的症状十分相似。于是医生开始让患者口服锌制剂，这些患者补锌后，生长速度明显加快，用药 3 个月后全部出现了性发育。

问题： 当地人缺乏锌的原因是什么？影响锌吸收的因素有哪些？锌的食物来源主要有哪些？

锌广泛分布在人体各组织器官中，肌肉组织中含量最多，其次是肝、肾、视网膜、前列腺。头发中的锌含量可反映膳食中的锌长期供给水平，因此测量头发中的锌含量常被作为用来了解儿童锌的营养状况的方法。

1. 锌的生理功能

锌是儿童生长发育的必需元素，参与调节细胞的分化和基因表达；锌是金属酶的组成成分或酶的激活剂，人体有 200 多种含锌酶，可维持生物膜结构和功能；锌与蛋白质味觉素有关，锌是结构成分，有助于改善食欲；锌参与免疫功能，并对激素有重要影响；锌有助于皮肤健康。

2. 锌缺乏症与过量毒性

体内缺乏锌时，儿童生长停滞、出现性器官及第二性征发育不全；孕妇缺锌可使胎儿发育畸形；缺乏锌还会导致异食癖、味觉减退或食欲缺乏、皮肤粗糙和上皮角化、性功能低下和精子数量减少、伤口愈合缓慢、免疫力下降等。

成人一次性摄入 2g 以上的锌会发生锌中毒，主要是对肠胃的作用，出现腹泻、恶心和呕吐。长期补充超剂量的锌可能会引发其他方面的问题，如贫血、免疫功能下降等。

3. 锌的供给量与食物来源

我国居民成人膳食锌的推荐摄入量（RNI）为：男性 12.5mg/d，女性 7.5mg/d，孕妇为 9.5mg/d，乳母为 12.0mg/d；成人可耐受最高摄入量（UL）为 40mg/d。

动物性食物含锌丰富且吸收率较高，其中海洋食物牡蛎和鲱鱼含量最高，其次为动物肝脏、瘦肉、牛奶、蛋类、大豆、花生、芝麻，蔬菜、水果类食品含锌较低。植物性食物中含有的植酸、鞣酸和纤维素等均不利于锌的吸收。另外，没有发酵的面食植酸含量高，也不利于锌的吸收。

（三）碘

案例 1-10 "傻子屯"的故事

黑龙江省有一个村庄，由于有许多克汀病人，被称为"傻子屯"。据 1978 年的调查，"傻子屯"全村共有 1 313 人，患地方性甲状腺肿的病人就有 900 人，患病率达到 68%，克汀病病人 161 人，克汀病患病率达到 12% 以上。村里选不出赶大车和当老师的人，外村的姑娘没有人愿意和这个村的青年结婚，村里的学生智力很低。1978 年以后，当地开始采取食用加碘盐等综合防治措施，1979 年起就没有出现新生儿克汀病，到 1982 年，地方性甲状腺肿患病率降至 4%，村民的身体素质得到很大改善。从此，这个村出生的孩子再没有一个是智力低下的了，全村小学生的智力也有了很大提高，全县小学升初中考试得前三名的竟是"傻子屯"的学生。全村的经济状况发生了明显的改变，如"傻子王"白酒打入了国际市场，"傻子"集团公司创产值超亿元，完全摆脱了贫穷和疾病的困扰。

问题：碘有"智力元素"之称，补碘能让"傻子屯"的故事永远成为历史，为什么？哪些食物的含碘量高？

碘是人体必需的微量营养素之一。成人体内含碘量为 25mg ～ 50mg，其中一半储存在甲状腺体中。地方性甲状腺肿和克汀病（呆小症）是几个世纪以来的世界性营养性疾病，统称为碘缺乏症，早些年我国远离海洋的内陆地区是该病的流行区。

1. 碘的生理功能

碘是甲状腺发挥正常功能的要素。甲状腺素具有参与能量代谢、促进代谢和体格发育、促进脑发育、垂体激素作用等生理功能。

2. 碘缺乏症与过量毒性

膳食中若碘供应不足，常引起地方性甲状腺肿。妊娠前及整个妊娠期缺碘可导致脑蛋白合成障碍，使脑蛋白质含量减少，直接影响智力发育，严重时可发生神经肌肉功能障碍为主要表现的克汀病。在胚胎期、婴儿期、儿童期，若碘缺乏可致儿童生长发育受阻，侏儒症的一个最主要病因就是缺碘。缺碘对大脑神经的损害是不可逆的。

长时间摄入含碘量高的饮食，会引起高碘性甲状腺肿，但只要限制高碘食物即可防治。

3. 碘的供给量与食物来源

我国居民成人膳食碘的推荐摄入量（RNI）为120μg/d，孕妇为230μg/d，乳母为240μg/d；可耐受最高摄入量（UL）为600μg/d。对于缺碘所引起的甲状腺肿，以采用加碘盐来预防。

含碘最丰富的食物为海产品，如海带、紫菜、鲜海鱼、蛤干、干贝、海参等，其中干海带含碘可达240mg/kg。陆地食品的含碘量，一般是动物性食品高于植物性食品。

（四）硒

案例1-11　硒——抗癌家族的主力队员

江苏省启东市是全国闻名的肝癌高发地，20世纪70年代起，专家对此开展了大量的流行病学调查，发现启东肝癌发病率在十万分之60～70以上，是全国平均水平的3倍多。据统计，启东居民每死亡5人中，就有1人为癌症患者；3个癌症患者中就有1人是肝癌。

为了找到肝癌高发的原因，专家从饮水、土壤、食品等多个环节进行了检测。调查发现启东是一个低硒地区，粮食中硒水平和人群中血硒水平与肝癌发病率呈负相关，即低硒的人群中肝癌高发。

为了预防和控制肝癌的流行，1984—1990年我国进行了为期6年的人群补硒干预试验，每千克食盐中加入15mg亚硒酸钠。结果表明，肝癌的发病率下降了32.8%。

问题： 硒对人体有哪些重要的生理功能？硒缺乏有哪些危害？

硒元素是20世纪70年代才被发现的微量元素，成人含有3mg～20mg，因膳食习惯而异。硒分布于人体各组织器官和体液中，肾脏和肝脏中含量最丰富。我国的克山病

是典型的硒缺乏症。

1. 硒的生理功能

硒是构成含硒酶和含硒蛋白的成分；起抗氧化作用，可消除脂质过氧化物、氢过氧化物，可延缓活性氧和自由基导致的慢性病的发生；提高免疫力，对肝癌、肺癌、前列腺癌等均具有抑制作用。补硒还可延缓艾滋病病程。

2. 硒缺乏症与过量毒性

硒缺乏是引起心肌坏死（克山病）的主要原因，粮食中硒水平与肝癌发病率呈负相关，另外大骨节病与缺硒有关。

硒过量可致中毒。主要表现为头发变干、变脆、易断裂和脱落；肢体麻木、抽搐甚至偏瘫，严重时可致死亡。

3. 硒的供给量与食物来源

我国居民成人膳食硒的推荐摄入量（RNI）为 60μg/d，孕妇为 65μg/d，乳母为 78μg/d。

食物中硒含量变化较大，与土壤和水质的硒含量有关。通常海产品的硒含量较高，其次是谷物、畜禽，蔬菜中的大蒜含量较高。

项目七　维生素

案例 1-12　维生素的故事

维生素为人类健康发挥着举足轻重的作用。维生素的发现史实际上就是人类与疾病不屈不挠的斗争史。历史上，维生素缺乏给人类带来了无数的苦难，如维生素 A、B$_1$、C 等的发现，充满着神奇而又悲壮的色彩。

人类对维生素的认识可以追溯到三千多年前对夜盲症的认识，当时古埃及人发现夜盲症可被某些食物治愈，虽然人们无法做出正确的解释，但肯定夜盲症与某类物质（维生素 A）缺乏有关，这是人类对维生素最朦胧的认识。1913 年，美国的戴维斯等 4 位科学家经动物实验发现：鱼肝油可以治愈夜盲症，并从鱼肝油中提纯出一种黄色黏稠液体。这种提纯物质效力比鱼肝油大几百倍，只要一丁点儿就能治好夜盲症，自此这种物质的神秘面纱慢慢被揭开了。1920 年英国科学家曼俄特将其正式命名为维生素 A。

问题：维生素有哪些种类？对人体起到怎样的生理作用？维生素缺乏或过量会引起哪些主要病症？各类维生素的食物含量特点如何？

维生素是人体不能合成，不参与机体组织构成，不提供能量，但维持机体生命所必需的一类微量、低分子有机化合物。维生素不仅是防止多种营养缺乏病的必须营养素，而且具有预防多种慢性、退行性疾病的保健功能。

维生素的命名方法有 3 种，一是按照发现次序，以英文字母顺序命名，如维生素 A、维生素 B、维生素 C、维生素 D、维生素 E（但维生素 K 是按其营养功能名称的第一个字母命名的）等；二是按照化学结构命名的，如视黄醇、硫胺素、核黄素、生育酚等；三是按照其特有的生理功能命名，如抗干眼症因子、抗癞皮病因子、抗坏血酸等。这三种命名法常混合使用。

维生素的种类很多，化学结构差异很大，通常按照其溶解性分为水溶性和脂溶性两大类。

水溶性维生素包括维生素 B_1、维生素 B_2、维生素 B_6、维生素 B_{12}、维生素 C、维生素 PP、叶酸、泛酸、生物素等。水溶性维生素可通过血液吸收，尿液排出，在体内少量储存，营养状况大多可以用血液或尿液进行评价。水溶性维生素若摄入不足，会导致缺乏症的迅速产生；摄入过量时，一般对机体无毒害作用，但会干扰其他营养元素的吸收代谢。

脂溶性维生素包括维生素 A、维生素 D、维生素 E、维生素 K。它们溶解于脂肪及有机溶剂，不溶于水。在食物中与脂类共同存在，在肠中吸收时随着脂肪经淋巴系统吸收，小部分从胆汁排出，其余积存于体内脂肪组织中。摄入或吸收不足时，缺乏症状出现缓慢，但摄入过量会引起体内超负荷造成中毒。

一、脂溶性维生素

（一）维生素 A

1. 维生素 A 的理化性质

维生素 A 的化学名为视黄醇，又称抗干眼症维生素，它包括了所有具有视黄醇生物活性的化合物。动物性食物中含有的视黄醇和视黄酰酯为已形成的维生素 A。植物来源的类胡萝卜素，又称维生素 A 原，能在体内转化为维生素 A，是机体维生素 A 的重要来源。自然界中有 50 多种类胡萝卜素能在体内转化生成视黄醇，其中最重要的是 β- 胡萝卜素。

维生素 A 与类胡萝卜素均溶于脂肪及大多数有机溶剂中，不溶于水，耐碱不耐酸。天然存在于动物性食品中的维生素 A 是相对较稳定的，一般烹调和罐头加工都不易被破坏，易受强光、紫外线的氧化破坏。油脂在氧化酸败过程中，其所含有的维生素 A 会受到严重破坏。类胡萝卜素性质较维生素 A 活泼，加工与储存中很容易失活。但食物中的磷脂、维生素 E 及其他抗氧化剂有提高胡

中国居民膳食营养素参考摄入量：脂溶性维生素

萝卜素和维生素 A 的稳定性作用，利于维生素 A 的保存。

2. 维生素 A 的生理功能

（1）维持正常视觉。维生素 A 最常见的作用是暗光下保持一定视力。人眼视网膜上含两种光接收器，即暗光下敏感的杆状细胞及对强光敏感的锥状细胞。视紫红质是视网膜杆状细胞内的光敏感色素，由顺式视黄醛与暗视蛋白结合而成。其原理是视紫红质在强光中分解为反式视黄醛与视蛋白，反式视黄醛经还原为反式视黄醇，在经酶作用重新转化为顺式视黄醛，在暗光下顺式视黄醛与视蛋白重新结合成视紫红质，在此过程中形成视觉，并损失部分维生素 A。

暗适应快慢取决于进入暗处前照射光的性质及机体内维生素 A 水平，机体缺乏维生素 A 时，人的暗适应能力下降，当机体严重缺乏维生素 A 时会发生干眼症甚至导致夜盲。

（2）其他功能。维持皮肤和黏膜健康；增强生殖功能，促进生长发育；促进生长和骨骼发育；增强免疫与抑制肿瘤的作用；抗氧化功能，保护细胞免受氧化损伤。

3. 维生素 A 缺乏症与过量毒性

维生素 A 缺乏时，早期是暗适应能力下降，严重者可导致夜盲症；维生素 A 持续严重缺乏可引起干眼症，进一步会导致失明；缺乏还会引起皮肤干燥、粗糙、鳞片状变化，不易受孕或胎儿流产等病症。

若人体大量摄入维生素 A，由于排泄率不高，常会在体内蓄积而引起中毒。主要表现有：由于骨细胞活性增强，导致骨脱钙、脆性增加、生长受阻、长骨变粗及关节疼痛；皮肤干燥和发痒、脱发等；易激动、疲乏、恶心、呕吐、腹泻、肌无力、肝脾肿大等；孕妇怀孕初期大量摄入维生素 A，分娩出畸形儿的危险相对较高；成年人每日维生素 A 的摄入量为 22 500μgRAE ～ 150 000μgRAE，3 ～ 6 个月后可出现中毒；婴儿维生素 A 的日剂量为 22 500μgRAE ～ 90 000μgRAE 可致急性中毒。

4. 维生素 A 供给量与食物来源

食物中全部具有视黄醇活性的物质（维生素 A 和维生素 A 原）一般用视黄醇活性当量（RAE）来表示。一般采用 1 个视黄醇活性当量（μg RAE）= 1μg 膳食视黄醇 = 2μg 溶于油剂的纯品 β - 胡萝卜素 = 12μg 膳食 β - 胡萝卜素 = 24μg 其他膳食类胡萝卜素来计算食物的视黄醇活性当量（RAE）。则食物中总视黄醇活性当量（RAE）= 膳食视黄醇（μg）+ 0.5 × 溶于油剂的纯品 β - 胡萝卜素（μg）+ 0.083 × 膳食 β - 胡萝卜素（μg）+ 0.042 × 其他膳食类胡萝卜素（μg）。过去食物中的维生素 A 通常用国际单位（IU）来表示，1IU 维生素 A 活性 = 0.3μg 视黄醇活性当量（RAE）。

我国成人维生素 A 推荐摄入量（RNI）为：男性 800μgRAE/d，女性为 700μgRAE/d。成人维生素 A（不包括胡萝卜素）的可耐受最高摄入量（UL）为 3 000μgRAE/d。

食物中的维生素 A 主要有两类：一是来自动物性食物的维生素 A，多数以酯的形式存在于动物性食品中，最丰富的来源是鱼肝油、肝脏、鱼卵、全奶和其他肉类食物；

二是维生素 A 原，即各种类胡萝卜素，主要存在于深绿色、红黄色蔬菜和水果等植物性食物中，含量较丰富的有豌豆、胡萝卜、菠菜、番茄、辣椒、红薯、柑橘、香蕉、柿子等。

（二）维生素 D

> **案例 1-13　"阳光维生素"**
>
> 　　北欧位于地球的北端，纬度高，到了冬天，白天的日照时间很短，只有几个小时，大部分时间是寒冷的黑夜。很早以前，北欧人发现冬天出生的婴儿特别容易患佝偻病。而如果让婴儿晒太阳，哪里阳光充足，哪里佝偻病就少；反之，哪里阳光少，哪里佝偻病就普遍。因此，只要冬天出现了阳光，母亲就要带着婴儿到户外去晒太阳。从春天到秋天，经常看到一家老小在屋顶上、公园里进行日光浴。
>
> 　　**问题：**佝偻病的发病原因是什么？如何预防该种疾病的发生？

维生素 D 又叫钙化醇、抗佝偻病维生素，是类固醇的衍生物。具有维生素 D 生理活性的主要有维生素 D_2（麦角钙化醇）和维生素 D_3（胆钙化醇）。麦角固醇和 7- 脱氢胆固醇分别是维生素 D_2 和维生素 D_3 的维生素原。7- 脱氢胆固醇储存于人体表皮和真皮内，经日光中紫外线照射转变成维生素 D_3。维生素 D_2 是由植物中的麦角固醇经紫外线照射产生，其活性只有维生素 D_3 的 1/3。

1. 维生素 D 的理化性质

维生素 D 是脂溶性维生素，耐高温，在碱溶液中较酸性环境稳定，130℃加热90min 仍保持活性，但易受光、紫外线照射和酸的破坏。所以一般的储存和烹调加工不会导致维生素 D 的活性损失，在油溶液中经加入抗氧化剂后相当稳定。

2. 维生素 D 的生理功能

维生素 D 主要与钙磷的代谢有关。维生素 D 能与甲状旁腺共同作用，维持血钙水平。当血钙水平低下时，可促进肠道主动吸收钙、肾脏对钙的重吸收以及从骨中动员钙；当血钙过高时，促进甲状旁腺产生降钙素，阻止骨骼钙动员，并增加钙、磷从尿中排泄。维生素 D 可促进骨、软骨及牙齿的矿化，并不断更新以维持生长。此外，维生素 D 对防止氨基酸从肾脏丢失也有重要作用。维生素 D 还具有免疫调节功能，可改变机体对感染的反应。

3. 维生素 D 缺乏症与过量毒性

膳食供应不足或人体日照不足是维生素 D 缺乏的两大主要原因。只要常年日光充足、户外活动正常，一般不易出现维生素 D 缺乏。在光照少的高纬度地区，或小儿喂养不当、出生后快速生长的早产儿及多胎儿中，可能会患维生素 D 缺乏症。维生素 D 缺乏会引起钙、磷吸收减少，血钙水平下降，骨骼钙化受阻，致使骨质软化、变形，对于婴儿会出现佝偻病，而成人特别是妊娠、哺乳的妇女和老年人易发生骨质疏松。

通常食物来源的维生素 D 一般不会过量，但摄入过的维生素 D 补充品会产生副作用。如尿钙过高易形成肾结石，也会导致心血管系统异常，甚至是肾衰竭。

4. 维生素 D 供给量与食物来源

我国居民成人（含孕妇和乳母）维生素 D 的推荐摄入量（RNI）为 10μg/d，可耐受最高摄入量（UL）为 50μg/d。

动物性食品是主要的维生素 D 来源。海水鱼类以及鱼肝油是维生素 D 的良好来源，还有肝脏、蛋类、奶油的维生素 D 含量也较丰富。一般的植物性食物含有的维生素 D 极少。

（三）维生素 E

维生素 E 又名生育酚，是所有具有 α-生育酚生物活性化合物的总称。按其来源可分为天然维生素 E 和人工合成的维生素 E。天然维生素 E 分为生育酚和生育三烯酚两类，有 8 种类型，即 α、β、γ、δ-生育酚和 α、β、γ、δ-生育三烯酚，活性各异，其中 α-生育酚活性最高。

1. 维生素 E 的理化性质

维生素 E 在常温下呈黄色油状，溶于脂肪及脂溶剂，对氧敏感，尤其在光照射、加热、碱及铁或铜等微量元素存在的情况下，极易被氧化，因而维生素 E 是良好的天然抗氧化剂。其对热及酸稳定，但不耐碱。酯化型的维生素 E 较游离型稳定，市售维生素 E 均为其醋酸酯形式。

2. 维生素 E 的生理功能

（1）抗氧化作用。维生素 E 能保护组织细胞膜脂质中的多不饱和脂肪酸免受氧化损伤。维生素 E 在细胞膜上与超氧化物歧化酶、谷胱甘肽过氧化物酶等一起构成体内抗氧化系统，维持膜的完整性，减少褐脂质（细胞内某些成分被氧化分解后的沉积物）的形成。

（2）抗动脉粥样硬化的作用。维生素 E 能够防止氧化型的低密度脂蛋白（LDL）的氧化和动脉粥样硬化斑块的形成。

（3）维持正常的免疫功能。维生素 E 能提高淋巴细胞的增殖能力，增强衰老机体的免疫力。

（4）防癌抗癌。血液中含有高浓度的 α-生育酚，可以降低前列腺癌、胃癌和食道癌的发病风险。

（5）医学上维生素 E 常用于治疗习惯性流产、不孕症和肌肉不适、癫痫等疾病。

3. 维生素 E 缺乏症与过量毒性

维生素 E 广泛存在于食物中，一般不会发生缺乏。但多不饱和脂肪酸摄入过多，可以发生维生素 E 缺乏。维生素 E 缺乏表现为溶血性贫血、视网膜蜕变以及神经退行性病变等。

在脂溶性维生素中，维生素 E 的毒性较低，动物性实验未见维生素 E 有致畸、致癌、致突变作用。

4. 维生素 E 供给量与食物来源

维生素 E 的活性可用 α - 生育酚当量（a-TE）表示。我国成人（含孕妇）维生素 E 的适宜摄入量（AI）为 14mg a-TE/d，可耐受摄入量（UL）为 700mg a-TE/d。

天然维生素 E 广泛存在于各种油料种子及植物油中，食用植物油的总生育酚含量最高，可达 72.4mg/100g。麦胚、坚果类、豆类、蛋类含量也较多，肉类、鱼类、果蔬类含量很少，动物油脂中维生素 E 的含量普遍低于植物油，但鱼油中含量相对丰富。

二、水溶性维生素

（一）维生素 B₁

案例 1-14　脚气病

1883 年，当时在荷兰统治下的印度尼西亚暴发流行脚气病，荷兰政府派医生埃克曼等人到当地开展病因研究。患这种怪病的人主要感觉身体疲乏，胳膊和腿如同瘫痪，最后死亡。当时，埃克曼没有找到可能引起脚气病的病原菌。1890 年，他在做实验的陆军医院里养的一些鸡出现痉挛，颈部向后弯曲，症状与脚气病相似。在研究鸡的病因过程中，意想不到的事情发生了。原来，在鸡患病前，负责喂鸡的人一直用医院病人吃剩下的白米饭喂鸡，而后来接替他的人用廉价的糙米喂鸡，想不到的是，鸡的病好了。埃克曼意识到脚气病可能与米糠中的某种成分有关，1897 年他终于证明鸡的多发性神经炎是缺乏某一种营养物质所致。后来他用米糠治愈了所有求诊的脚气病病人。埃克曼医生也因此荣获 1929 年诺贝尔医学生理学奖。

问题：脚气病的发生与哪种营养素有关？如何预防该病的发生？

中国居民膳食
营养参考摄入量：
水溶性维生素

维生素 B₁，又名硫胺素，抗脚气因子、抗神经炎因子。

1. 维生素 B₁ 的理化性质

维生素 B₁ 为白色晶体，溶于水，微溶于乙醇。硫胺素的商品形式是硫胺素盐酸盐和硫胺素硝酸盐。维生素 B₁ 在干燥条件下以及水溶液呈酸性时比较稳定，不易氧化，比较耐热，但在中性或碱性条件下易被氧化而失去活性。

2. 维生素 B₁ 的生理功能

构成脱羧酶的辅酶，在糖代谢中发挥重要作用；促进肠胃蠕动；维持神经组织的生理功能；维持心脏功能。

3. 维生素 B_1 缺乏症与过量毒性

维生素 B_1 缺乏病又称脚气病。脚气病并非人们所说的那种因真菌感染引起的脚癣，而是一种全身性的疾病。爱吃精米精面或酗酒、大量饮茶、高温、妊娠等特殊情况时，可能造成维生素 B_1 缺乏。发病时成年人症状可分为两类：一类称"干性脚气病"，表现为脚趾麻木、麻刺感、踝关节变硬，大腿肌肉酸痛、萎缩，膝反射能力减弱，行走困难等；另一类称为"湿性脚气病"，主要症状是下肢水肿，同时出现心脏机能紊乱等。婴儿脚气病发生于 $2 \sim 5$ 个月的婴幼儿，是由于母乳缺少维生素 B_1 所致。主要表现为大哭时声音微弱，食欲不佳、呕吐、腹泻、呼吸急促和困难、发绀、心脏扩大、心力衰竭。

若维生素 B_1 大量摄入，除可能使胃部感到不适外，未见有其他毒性反应。

4. 维生素 B_1 供给量与食物来源

我国居民膳食维生素 B_1 的推荐摄入量（RNI）为：成年男性 1.4mg/d，女性 1.2mg/d，孕中期 1.4mg/d、孕晚期 1.5mg/d，乳母 1.5mg/d。维生素 B_1 的可耐受最高摄入量（UL）为 50mg/d。

维生素 B_1 广泛存在于天然食物中，含量较丰富的有动物内脏（肝、心及肾）、肉类、豆类、花生及没有加工的粮谷类。水果、蔬菜、蛋、奶等也含有维生素 B_1，但含量较低。粮谷类过分精细加工、过分水洗、烹调时弃汤、加碱、高温等均会造成维生素 B_1 的损失。

（二）维生素 B_2

案例 1-15　某农场出现的怪病

1984 年夏季，上海某农场陆续出现许多阴囊炎患者，$8 \sim 9$ 月达高峰。该农场男性共 325 人，患阴囊炎患者达 183 人，占 56.6%，其中患合并口角炎和舌炎者 92 人，占 50.2%。

问题：上述病症与哪种营养素有关？怎样预防该类疾病的发生？

维生素 B_2 又称核黄素，主要以黄素单核苷酸（FMN）、黄素腺嘌呤二核苷酸（FAD）的形式与食物中蛋白质结合，它们也是维生素 B_2 在体内的活性形式。

1. 维生素 B_2 的理化性质

维生素 B_2 为橙色晶体，在水中的溶解度很低，它在中性和弱碱性溶液为黄色，在强酸性溶液中会因加热而变成无色。游离的核黄素对光敏感，特别是在紫外线下可发生不可逆的降解。食物中的核黄素因与磷酸和蛋白质结合成复合物，在加工和蒸煮过程中损失较少，但在加碱的情况下损失较多。

2. 维生素 B$_2$ 的生理功能

维生素 B$_2$ 以辅酶形式参与体内氧化还原反应与能量生成；参与体内抗氧化防御系统，可有效地预防癌变发生；参与药物代谢，可提高机体对环境应激适应能力。

3. 维生素 B$_2$ 缺乏症与过量毒性

摄入不足和酗酒是维生素 B$_2$ 缺乏的主要原因，长期服用抑制核黄素转化的药物也可导致维生素 B$_2$ 缺乏。维生素 B$_2$ 缺乏早期表现为疲倦、乏力、口腔疼痛、眼睛发痒、流泪、烧灼感，继而出现口腔和阴囊炎。常表现在唇（下唇红肿、干燥、皲裂）、舌（舌色紫红、舌头肥大和地图舌）、皮肤溢脂性皮炎、视力障碍、贫血及生长障碍。

维生素 B$_2$ 的溶解性较低，吸收有上限，即使大量摄入也不能无限增加其吸收，一般来说，维生素 B$_2$ 不会引起中毒。

4. 维生素 B$_2$ 供给量与食物来源

我国居民成人维生素 B$_2$ 的推荐摄入量（RNI）为：男性 1.4mg/d、女性 1.2mg/d，孕中期 1.4mg/d、孕晚期 1.5mg/d，乳母 1.5mg/d。

维生素 B$_2$ 广泛存在于各种食物中，主要是动物性食物，如肝、肾、心脏、乳、蛋类中含量尤其丰富；植物性食物中以大豆和各种绿叶蔬菜如菠菜、韭菜、油菜含量较多。谷物加工过度损失严重。

（三）烟酸

1. 烟酸的理化性质

烟酸又名尼克酸、抗癞皮病因子或维生素 PP。烟酸为无色针状晶体，味苦；烟酰胺是烟酸在体内的存在形式，呈白色粉末状，两者均溶于水及酒精。烟酸性质比较稳定，均不容易被酸、碱、氧、光、热破坏。

2. 烟酸的生理功能

在体内烟酸以烟酰胺腺嘌呤二核苷酸（NAD，辅酶 Ⅰ 或 Co Ⅰ）和烟酰胺腺嘌呤二核苷酸磷酸（NADP，辅酶 Ⅱ 或 Co Ⅱ）的形式作为脱氢酶的辅酶参与能量代谢；是胰岛素的辅助因子，维持正常的血糖水平；能降低胆固醇、甘油三酯、蛋白浓度及扩张血管，预防心血管疾病。

3. 烟酸缺乏症与过量毒性

烟酸缺乏症即癞皮病，是一种典型的膳食性缺乏症，最常见的体征是皮肤、口、舌、胃肠道黏膜及神经系统的变化。其典型症状是皮炎、腹泻及痴呆，即"三 D 综合征"。

过量摄入烟酸的不良反应包括皮肤发红、高尿酸血症、肝和眼异常等，以及偶然出现高血糖。

4. 烟酸供给量与食物来源

烟酸当量（NE）为膳食烟酸参考摄入量的计量单位，考虑到因平均 60mg 色氨酸可转变为 1mg 烟酸，故烟酸当量（mgNE）＝烟酸（mg）＋1/60 色氨酸（mg）。

我国居民成人烟酸的推荐摄入量（RNI）为：男性 15mgNE/d，女性 12mgNE/d，孕妇 12mgNE/d，乳母 15mgNE/d。居民成人烟酸的可耐受最高摄入量（UL）为 35mgNE/d。

烟酸广泛存在于各种动植物性食物中。植物性食物中存在的主要是烟酸，动物性食物中以烟酰胺为主。烟酸和烟酰胺在肝、肾、瘦畜肉、鱼以及坚果类中含量丰富。乳和蛋中的烟酸含量虽低，但色氨酸含量较高，在体内可转化为烟酸。玉米中烟酸含量虽较高，但玉米中的烟酸是结合型的，不能被人体吸收利用，所以以玉米为主食地区的居民易发生癞皮病，但加碱能使玉米中结合型的烟酸变成游离型的烟酸，易被人体利用。

（四）维生素 B_6

维生素 B_6 是一组含氮化合物，主要以天然形式存在，包括吡哆醛、吡哆醇（主要存在于植物中）、吡哆胺（主要存在于动物中），均为吡啶的衍生物，都具有维生素 B_6 生物活性。

1. 维生素 B_6 的理化性质

固态维生素 B_6 为白色结晶体，溶于水和醇，对热和酸相当稳定，对光敏感，一般中性条件最易被光破坏，在碱性条件下不稳定。三种维生素 B_6 天然形式中，吡哆醇对食品加工和储存条件有较大的抵抗力，稳定性好，是食物中的主要形式。

2. 维生素 B_6 的生理功能

构成许多酶的辅酶，如转氨酶、消旋酶、合成酶等 60 多种酶类依赖维生素 B_6，参与氨基酸、糖原、血红素及类固醇等新陈代谢反应；改善免疫功能，有利于淋巴细胞的增殖。

3. 维生素 B_6 缺乏症与过量毒性

严重的维生素 B_6 缺乏症较少见，但轻度缺乏症较多见，通常与其他 B 族维生素缺乏同时存在。维生素 B_6 缺乏可导致眼、鼻与口腔周围皮肤脂溢性皮炎，随后向身体的其他部分蔓延，出现舌红光滑、体重下降、肌肉无力，个别还有精神症状，如易激动、精神忧郁和人格改变等。维生素 B_6 缺乏对婴幼儿影响较大，儿童缺乏时可出现烦躁、肌肉抽搐、惊厥、呕吐、腹痛以及体重下降等症状，服用吡哆醇后症状消失。

一般经食物摄入大量维生素 B_6 没有不良反应，但通过补充品长期摄入维生素 B_6 500mg/d 以上会产生神经毒性及光敏感反应。

4. 维生素 B_6 供给量与食物来源

我国居民膳食维生素 B_6 的推荐摄入量（RNI）为：成年人 1.4mg/d、孕妇 2.2mg/d、乳母 1.7mg/d，成年人可耐受最高摄入量（UL）为 60mg/d。

动植物中均含有维生素 B_6，通常肉类、全谷类产品、蔬菜和坚果类含量相对较高。含量最高的为白色肉类（鸡和鱼类）（0.4mg/100g～0.9mg/100g），其次是肝脏、豆类和蛋类（0.68mg/100g～0.8mg/100g），含量少的是柠檬类水果、奶类等。

（五）叶酸

案例1-16　无锡刘老汉的病历

　　江苏省无锡市的刘老汉经历了一场噩梦，他受病痛折磨两年多，耗费医药费10余万元，最后明确了诊断，才从死亡线上捡回一条命。

　　开始，刘老汉只是肠胃不舒服，经常腹泻，时好时坏，他去了一家医院看病，医生初步诊断为消化不良，并做了对症处理。谁知，治疗两个月后未见好转，这位医生只好将他送上级医院诊治。住院几天后，刘老汉已经明显消瘦，腹泻加重，消化道镜检诊断为慢性结肠炎。由于他的病因并没有被真正发现，他不得不反复住院，病情也在急剧恶化。经过两年的治疗，刘老汉的体重由开始的70kg下降到55kg，到后来只有44kg了。这时的刘老汉口腔溃疡严重，四肢无力，不能站立，眼看已经病入膏肓。刘老汉的家人又带他到了南京总医院进行诊治。一位有经验的医生询问了病史，查看了病情，并检查了舌苔，他诊断刘老汉可能患的是血液病，经骨穿检查，结果显示是巨幼红细胞性贫血。对症用药，医生用上了叶酸、维生素B_{12}、弥可保、施尔康等药，治疗1个月后，刘老汉体重上升8kg，食欲明显好转，口腔溃疡愈合，无腹泻，痊愈出院。

　　问题： 刘老汉患的是什么疾病？如何引起的？如何预防？

1. 叶酸的理化性质

叶酸，又名蝶酰谷氨酸（PGA），在维生素C和NADPH参与下，由叶酸还原酶催化，转为活性的5，6，7，8-四氢叶酸（THFA）。

叶酸为淡黄色结晶粉末，微溶于水，其钠盐溶解于水，但不溶于有机溶剂。叶酸对热、光线、酸性溶液均不稳定，但在碱性、中性溶液中对热稳定。

2. 叶酸的生理功能

参与嘌呤和胸腺嘧啶的合成，进一步合成DNA和RNA。四氢叶酸是生化反应中一碳单位转移酶系的辅酶，参与氨基酸之间相互转化，充当一碳单位的载体。参与血红蛋白及重要的甲基化合物合成，如肾上腺素、胆碱、肌酸等。叶酸可治疗孕妇及婴儿贫血。

3. 叶酸缺乏症与过量毒性

叶酸严重缺乏时，典型性临床表现是巨幼红细胞贫血，红细胞比正常的大而少，并且发育不全。怀孕早期缺乏叶酸是引起胎儿神经管畸形的主要原因。叶酸缺乏可形成高同型半胱氨酸血症，从而引起心血管疾病。

叶酸是水溶性维生素，一般不会引起中毒。服用大剂量叶酸可能产生惊厥、影响锌的吸收，使胎儿发育迟缓、掩盖维生素 B_2 缺乏的早期表现等症状。

4. 叶酸供给量与食物来源

叶酸的摄入量一般用膳食叶酸当量（DFE）来表示。由于食物叶酸的生物利用率仅为 50%，而叶酸补充剂与膳食混合时生物利用率 85%，是单纯来源于食物的叶酸利用率的 1.7 倍，因此，膳食叶酸当量（DFE）的计算公式为：

膳食叶酸当量 DFE（μg）= 膳食叶酸（μg）+ 1.7 × 叶酸补充剂（μg）

我国居民成年人膳食叶酸的推荐摄入量（RNI）为：400μg DFE/d，孕妇 600μg DFE/d，乳母 550μg DFE/d。成人（含孕妇和乳母）可耐受最高摄入量（UL）为 1 000μg DFE/d。

天然叶酸在橙汁、深绿色叶类蔬菜、芦笋、草莓、花生和豆类（菜豆和扁豆）中含量很高。

（六）维生素 B_{12}

维生素 B_{12}，又称钴胺素，是一组以钴为中心的类咕啉环的化合物。根据与钴离子配位的基团不同，可有几种具有维生素 B_{12} 生物活性的化合物。

1. 维生素 B_{12} 的理化性质

维生素 B_{12} 为深红色针状结晶，微溶于水和乙醇，弱酸条件（pH 值 4.5 ～ 5.0）下最稳定，在强酸或碱性溶液中分解，同时对热、强光、氧化还原剂敏感。

2. 维生素 B_{12} 的生理功能

参与同型半胱氨酸甲基化转变为蛋氨酸；参与甲基丙二酸 – 琥珀酸的异构化反应；参与一碳单位代谢，可将 5- 甲基四氢叶酸脱甲基转变成四氢叶酸，有利于合成嘌呤和嘧啶。

3. 维生素 B_{12} 缺乏症与过量毒性

维生素 B_{12} 缺乏时，可引起高同型半胱氨酸血症，高同型半胱氨酸血症不仅是心血管疾病的危险因素，也会对脑细胞产生毒性作用造成神经系统损害；可引起精神抑郁、记忆力下降、四肢震颤等神经症状；另外还会导致叶酸利用率低，红细胞中 DNA 合成障碍，诱发巨幼红细胞贫血。

维生素 B_{12} 每日口服达 100μg，未见不良反应。

4. 维生素 B_{12} 供给量与食物来源

我国居民膳食维生素 B_{12} 的推荐摄入量（RNI）为：一般成人 2.4μg/d，孕妇 2.9μg/d，乳母 3.2μg/d。

在自然界中，维生素 B_{12} 的唯一来源是通过动物的瘤胃和肠中的多种微生物作用合成，因此广泛存在于动物性食品中，如动物内脏、肉类、鱼、贝壳类及蛋类是维生素 B_{12} 的丰富来源，植物性食品中基本不含维生素 B_{12}。

（七）维生素 C

1519 年，葡萄牙航海家麦哲伦率领的远洋船队从南美洲东岸向太平洋进发。3个月后，有的船员牙床破了，有的船员流鼻血，有的船员浑身无力，待船到达目的地时，200 多船员，活下来的只有 35 人，对此人们找不出原因。1734 年，在开往格陵兰的船上，有一个船员得了严重的类似上述的疾病，当时这种病无法医治，其他船员只好把他抛弃在一个荒岛上。待他苏醒过来，用野草充饥，几天后他的病症竟不治而愈了。1747 年英国海军外科医生林德总结了前人的经验，建议海军和远征船队的船员在远航时要多吃些橘子和柠檬，从此船员中坏血症的患病率降低了很多，这在当时简直就是奇迹。

问题： 船员们患上了什么疾病？如何产生的？怎样预防、医治？

1. 维生素 C 的理化性质

维生素 C 因具有抗坏血症的作用，又叫抗坏血酸，是一种含 6 个碳原子的酸性多羟基化合物，不溶于脂溶剂。维生素 C 具有还原性，极易被氧化成脱氢抗坏血酸。碱性条件下易破坏，酸性条件下稳定，铜、铁离子能促进维生素 C 氧化。

2. 维生素 C 的生理功能

（1）抗氧化与还原作用。维生素 C 可作为供氢体，在体内发挥重要作用；促进抗体形成；促进铁吸收，能使难以吸收的 Fe^{3+} 还原为易于吸收的 Fe^{2+}；促进叶酸还原为四氢叶酸，对巨幼红细胞性贫血有一定疗效；清除自由基，能使 -S-S- 还原为 -SH，从而提高体内 -SH 水平，与谷胱甘肽等抗氧化剂一同起作用。

（2）其他生理功能。有提高免疫能力，可以预防感染、感冒及流感等；有解毒作用，临床上常用维生素 C 对铅化物、砷化物、苯及细菌毒素等进行解毒；维生素 C 可增强某些金属酶的活性，如脯氨酸羟化酶（Fe^{2+}）、尿黑酸氧化酶（Fe^{2+}）等，这些金属离子位于酶活性中心，维生素 C 可维持其还原状态。

3. 维生素 C 缺乏症与过量毒性

维生素 C 缺乏，早期症状为疲劳和嗜睡；典型的缺乏症是发生坏血症，出现牙齿松动、骨骼变脆、毛细血管及皮下出血；严重患者出现精神异常、多疑症、抑郁症和癔症；重症缺乏可能出现内脏出血而危及生命。

维生素 C 很少引起明显毒性，若长期过量服用维生素 C 可出现草酸尿，以致形成泌尿道结石。

4. 维生素 C 供给量与食物来源

我国居民膳食维生素 C 的推荐摄入量（RNI）为：一般成人 100mg/d，孕中期、孕晚期 115mg/d。成人（含孕妇和乳母）可耐受最高摄入量（UL）为 2 000mg/d。考虑到维生素 C 的抗氧化功能对心血管系统具有保护作用，可降低患心血管疾病的风险和预防其他相关疾病，我国居民成人膳食维生素 C 预防非传染性慢性病的建议摄入量（PI-NCD）为 200mg/d。

维生素 C 主要来源于新鲜的蔬菜和水果，如绿色、红色、黄色的辣椒，菠菜以及柑橘、山楂、红枣等果蔬含量较多；野生的蔬菜及水果如苋菜、苜蓿、刺梨、沙棘、猕猴桃、酸枣等含量尤其丰富；动物肝脏中也含有少量的维生素 C。

项目八 膳食纤维、植物化学物质与水

一、膳食纤维

案例 1-18 结肠癌与膳食纤维

美国康奈尔大学的坎贝尔教授，在中国调查完成了一个关于癌症的研究报告。随访几年后，他发现中国人的结肠癌发病率很低，而美国人、英国人、瑞典人及芬兰人的发病率却很高。在仔细分析被调查者的饮食习惯后，坎贝尔教授发现，中国人习惯于吃膳食纤维含量高的米饭与蔬菜类，且食物中脂肪含量低，而上述四个国家的居民则长期摄入"三高一低"（高热量、高蛋白、高脂肪、低膳食纤维）的食物，加之又缺少运动，日积月累，使他们在健康上付出了沉重的代价——患结肠癌的危险性大增。

问题： 膳食纤维有哪些生理功能？主要来源于何种食物？

膳食纤维是指不能被人体小肠消化酶所消化的一类非淀粉多糖与木质素，按其水溶解性分为不溶性膳食纤维和可溶性膳食纤维两大类。不溶性膳食纤维是构成细胞壁的主要成分，如纤维素、半纤维素和木质素（非糖类，芳香族碳氢化合物），还有动物性的甲壳素等；可溶性膳食纤维主要是指果胶、树胶、琼脂、海藻多糖和微生物发酵产物黄原胶，还包括人工合成的甲基纤维素和羧甲基纤维素等。

（一）生理功能

1. 促进排便

不溶性膳食纤维可组成肠内容物的核心，由于其吸水膨胀，增加了粪便量，会产生机械性刺激，使肠壁蠕动。另外，它能使粪便含水量增加，减小了粪便硬度，利于排便。

2. 防治肥胖病

膳食纤维在胃中吸水膨胀，增加了胃内填充物量，又由于可溶性膳食纤维黏度高，使胃排空速率减慢，从而增加了饱腹感而减少能量的摄入，可达到控制体重及减肥作用。

3. 降低血糖，预防糖尿病

食物中可溶性膳食纤维，可以在胃中形成黏稠物，从而影响机体对葡萄糖的利用，有效防止餐后血糖在短时间内快速上升，可预防糖尿病。

4. 降血脂，预防心血管疾病

膳食纤维能减少肠壁对脂肪和胆固醇的吸收，同时可加快胆固醇和胆汁酸从粪便中排出，有降低血胆固醇和血脂的作用，从而达到预防动脉粥样硬化及冠心病的目的。

5. 预防结肠癌症

流行病学证实，蔬菜和水果的摄入量与肠癌的发病危险因素呈负相关。膳食纤维预防肠癌的可能机制包括：

（1）膳食纤维能缩短粪便在大肠内存留的时间，稀释了致癌物。

（2）黏着了胆酸或其他致癌物。

（3）膳食纤维能被大肠内细菌分解与发酵，释放脂肪酸降低肠道 pH 值，抑制了致癌物的产生，同时改变肠道菌相，诱导益生菌大量繁殖。

（4）增加了肠腔内的抗氧化剂。

（二）膳食纤维的供给量与食物来源

我国成年人膳食纤维的适宜摄入量（AI）为 25g/d ～ 30g/d。此推荐量的低限是可以保持纤维对肠功能起到有益作用的量，上限为不致因纤维的摄入过多而对身体有害的量（过多会影响蛋白质、碳水化合物等的消化及钙、铁、锌等的吸收）。鼓励每日膳食至少 1/3 为全谷物食物，蔬菜水果摄入至少达到 500g 以上。

美国、加拿大及中国部分食物的膳食纤维含量

膳食纤维主要来源于植物性食物，以谷类、根茎类和豆类最为丰富，某些蔬菜、水果和坚果含量也较高。全谷粒和麦麸等富含膳食纤维，而精加工的谷类食品则含量较少。表 1－10 列举了部分食物的总膳食纤维含量。

表 1－10　部分代表性食物的膳食纤维含量　　　单位：g/100g（可食部分）

食物名称	膳食纤维（g）	食物名称	膳食纤维（g）
魔芋精粉［鬼芋粉］	74.4	金针菜［黄花菜］(鲜)	7.7
大麦［元麦］	99	秋葵［黄秋葵、羊角豆］	4.4*
荞麦	6.5	洋姜［菊芋］(鲜)	4.3
糜子（带皮）	6.3	牛肝菌（鲜）	3.9

续表

食物名称	膳食纤维（g）	食物名称	膳食纤维（g）
莜麦面	5.8*	羽衣甘蓝	3.7*
玉米面（黄）	5.6	南瓜（栗面）	2.7*
荞麦面	5.5*	花椰菜	2.7*
小米（黄）	4.6*	乌塌菜［塌菜］	2.6*
黄米	4.4	奶白菜	2.3*
高粱米	4.3	芹菜叶（鲜）	2.2
小麦粉（标准粉）	3.7*	苋菜（绿，鲜）	2.2
稻米（均值）	0.7	豆角	2.1
大黄米［黍子］	3.5	青蒜	1.7
玉米（鲜）	2.9	茄子（均值）	1.3
甘薯（红心）［山芋，红薯］	2.2*	芹菜茎	1.2
薏米［薏仁米］	2.0	饼干（均值）	1.1
青稞	1.8	黄豆［大豆］	15.5
紫红糯米［血糯米］	1.4	八宝粥（无糖）	1.4*

注：膳食纤维列中带 * 的数据用酶重量法检测获得，不带 * 的数据用中性洗涤剂法检测获得。
资料来源：中国营养学会 . 中国居民膳食指南（科普版）. 北京：人民卫生出版社，2016.

二、植物化学物质

植物中除含传统营养素类物质外，还含有多种能对人体产生多方面生物学作用的微量小分子化学物，如酚类、萜类、含硫化合物等，它们对预防慢性疾病具有作用，统称为植物化学物质。其中有些已成为保健食品的成分被广为应用。

2013 年修订的《中国居民膳食营养素参考摄入量》提出特定建议值（SPL）的有大豆异黄酮、叶黄素、番茄红素、植物甾醇、氨基葡萄糖、花色苷、原花青素。SPL 的提出主要考虑植物化学物的生物学作用，当 NCD 易感人群通过膳食途径摄入的植物化合物接近或达到 SPL 时，有利于维护健康、降低某些 NCD 的发生概率。

（一）原花青素

原花青素是指一类多酚类黄酮化合物，具有抗氧化、降低某些癌症的患病风险、预防心血管系统疾病以及预防尿路感染等生物学作用。原花青素在植物体内，可转变为花青素。

推荐我国成人原花青素特定建议值（SPL）为 200mg/d，可耐受最高摄入量（UL）为 800mg/d。

原花青素广泛分布于植物性食物中，主要存在于葡萄、高粱、苹果、可可豆等豆类以及野生水果，如玫瑰果、樱桃、木莓、黑莓、红莓和草莓等植物中，其中葡萄是原花青素的最丰富、最重要的食物来源。

（二）花色苷

花色苷是一类糖苷衍生物，为植物界广泛分布的一种水溶性色素。除了赋予植物性食品鲜艳的色泽外，还具有抗氧化、抗炎、预防慢性病以及改善视力等生物学作用。

推荐我国成人花色苷特定建议值（SPL）为 50.0mg/d。

花色苷在深色浆果、蔬菜、薯类和谷物种皮中的含量丰富，使其呈红色、紫色乃至黑色。花色苷是一种资源丰富的天然色素，安全无毒、色彩鲜艳、色质好，是葡萄酒、果汁和汽水等饮料产品以及糖果、果酱等食品的理想着色剂。

（三）大豆异黄酮

大豆异黄酮是一种多酚类化合物，具有苯并吡喃的化学结构，主要存在于豆科植物中。大豆和以大豆为基础的食品是大豆异黄酮的主要来源。大豆异黄酮具有雌激素样活性、抗氧化、降低乳腺癌的发病风险、改善绝经后骨质疏松、改善心血管系统等作用。

推荐在绝经前、围绝经期和绝经后我国女性预防乳腺癌的大豆异黄酮特定建议值（SPL）为 55mg/d，绝经后女性可耐受最高摄入量（UL）为 120mg/d。

（四）叶黄素

叶黄素是一类含氧类胡萝卜素，广泛存在于自然界中，是构成玉米、蔬菜、水果、花卉等植物色素的主要成分。叶黄素是构成人眼视网膜黄斑区的主要色素，叶黄素补充可显著增加视网膜黄斑区色素密度，改善视觉功能。叶黄素对心血管疾病、癌症、糖尿病等慢性疾病有一定预防作用。鉴于叶黄素具有较强抗氧化、改善视觉功能，已被作为食品补充剂允许在食品、饮料、保健食品、化妆品，甚至婴幼儿食品中添加。

推荐我国成人叶黄素特定建议值（SPL）为 10.0mg/d，可耐受最高摄入量（UL）为 40mg/d。

叶黄素主要存在于植物性食物中，在万寿菊中含量较高，并且易于分离纯化。羽衣甘蓝、菠菜等深绿色叶蔬菜是膳食叶黄素的主要来源，桃子、木瓜、柑橘等黄橙色水果中也含有丰富的叶黄素。天然叶黄素在动物性食物中以蛋类和乳类为主。蛋类里叶黄素含量虽然不高，但是其生物利用度较高，为等量蔬菜的 3 倍。母乳是婴幼儿叶黄素的主要食物来源。发酵乳是叶黄素的良好载体，长时间储存对叶黄素的含量及生物活性影响不大。

（五）番茄红素

番茄红素广泛存在于番茄、番茄制品及西瓜、葡萄柚等水果中，是成熟番茄中的主要色素，也是常见的类胡萝卜素之一。番茄红素具有抗氧化活性以及降低前列腺癌等肿瘤和心血管疾病等发生概率的作用。番茄红素不仅已广泛用作天然色素，而且也应用于功能食品、药品中。

推荐我国成人番茄红素特定建议值（SPL）为 18.0mg/d，可耐受最高摄入量（UL）为 70mg/d。

哺乳动物不能自行合成番茄红素，必须从蔬菜和水果中获得。番茄红素主要存在于番茄、西瓜、葡萄柚和番石榴等食物中，少量存在于胡萝卜、南瓜、李子、柿、桃、杏果、石榴、葡萄等水果和蔬菜中。番茄成熟度越高，其番茄红素含量越高。

（六）植物甾醇

植物甾醇（植物固醇）是植物中存在的一大类化学物质的总称，目前已发现的植物甾醇有百余种，其中自然界存在最多的包括 β - 谷甾醇、菜油甾醇、豆甾醇等。植物甾醇可降低人体部分慢性病的发生率，如冠状动脉硬化性心脏病、癌症、良性前列腺肥大等。目前已有许多国家将其作为功能成分在食品中广泛使用，以降低慢性病发生。

推荐我国成人植物甾醇特定建议值（SPL）为 0.9g/d，植物甾醇酯为 1.5g/d。同时建议配合食用低饱和脂肪和低胆固醇的膳食，以预防和减少心血管疾病的发生。植物甾醇可耐受最高摄入量（UL）为 2.4g/d，植物甾醇酯为 3.9g/d。

各类植物食物中均含有植物甾醇，以 β - 谷甾醇为主。植物油、豆类、谷类食物中植物甾醇含量较高，蔬菜、水果含量相对较少。

（七）大蒜素

大蒜素是从植物大蒜的鳞茎（大蒜头）中提取的一种有机硫化合物，是一种淡黄色油状物质。大蒜素具有抑制病原微生物生长和繁殖、抑制肿瘤细胞生长和增殖、降低血脂等作用。人类食用大蒜有悠久的历史，食用大蒜能减少多种疾病的发生。大蒜素被广泛应用于食品和医药等领域，也被广泛应用于农业生产中，对于畜禽和鱼类产品产量和质量的提高有重要的意义。

由于大蒜素相关的研究数据尚少，暂不能提出 SPL。目前为止并未发现因食用过量的大蒜素而导致中毒的现象。因此无法进行定量的风险评估，从而无法确定可耐受最高摄入量（UL）。

大蒜素主要存在于大蒜的鳞茎中，其他百合科植物中也能发现大蒜素，如青蒜、洋葱、大葱、小葱、圆葱、韭菜和韭黄等植物。

📑 **知识链接 1-4**

植物化学物质是近年来人类一大重要发现，其重要意义可与抗生素、维生素的发现相媲美。在人类历史上，人们曾本能地通过食用水果、蔬菜、谷物、豆类等摄入植物化学物质。但现代工业化、城市化带来的生产方式、生活方式的巨大转变，使得人类远离了原本健康自然的生存状态，于是在热量摄入充足甚至过剩的同时，植物化学物质摄入量严重不足，已成为威胁人类健康的重要因素。

三、水

2004年3月20日下午2时35分，被媒体誉为"东方超人"的四川省泸州市中医陈建民被工程车升至15米高，住进专为其制造的透明玻璃房内，他将在里面禁食49天，挑战美国魔术师大卫·布莱恩创造的"禁食43天吉尼斯世界纪录"。2004年5月7日15时35分，他成功挑战饥饿极限49天，整整瘦了15千克，走出了玻璃屋，从而成为世界上忍耐饥饿时间最长的人。国内外多家媒体都对此进行了报道。被媒体炒得沸沸扬扬的"东方超人"真的是什么都没吃吗？其实陈建民是在只喝水的前提下绝食。他在绝食的第二天就"闭目养神狂喝水"！

问题： "人可三日无餐，不可一日无水"。水对生命有怎样的重要意义？

水是构成生命体最重要的营养元素，被认为是具有生命迹象的首要特征。是人体含量最多物质，成年男性的总体水约为体重的60%，女性为50%～55%，新生儿可达80%。人缺水比缺食更危险，如断水5～10天，即可危及生命；如断食而只饮水时可生存数周，断食至体脂和蛋白质消耗50%时才会死亡。水虽然本身不能提供能量，但对生命具有重要作用。

（一）水的生理功能

1.机体的重要组成成分，物质溶剂

水广泛分布于人体组织细胞内外，构成人体的内环境。血液中含水量最多，为90%，肌肉含水70%，皮肤含水约60%。水是其他营养素的载体溶剂，糖类、氨基酸、脂肪酸、激素、矿物质、维生素等均需溶解于水中发挥生理作用。

2.参与人体内物质代谢

水分参与消化、呼吸、血液循环等生理活动以及水解、水合反应，水分因具有较强的流动性，可以协助反应物质的运输及废物的排泄。

3.体温调节作用

水的比热值大，可吸收代谢过程中产生的能量，使体温不会显著升高。水的蒸发热值大，人体只要蒸发少量的水，即可散发大量的热量，以维持人体体温的恒定。

4.润滑作用

在器官间、关节、肌肉、胃肠道间都存在一定水分，可起缓冲、湿润、润滑的作用，防止损伤。

（二）水的缺乏与过量

正常情况下，人体排出的水和摄入的水是平衡的，体内不贮存多余的水，但也不能缺少水。

水摄入不足或丢失过多，可能引起机体缺水。失水达体重2%，会感到口渴、食欲降低、消化功能减弱，出现少尿；失水达10%以上时，会出现烦躁、皮肤失去弹性、全身无力、体温和脉搏数增加、血压下降，危及生命；失水20%以上时，可导致死亡。

若水摄入超过肾脏排出能力，可引起体内水过量或水中毒。通常人体极少出现水中毒。

（三）水的供给量与食物来源

建议我国成人在温和气候条件下，轻体力活动男性的饮水适宜摄入量（AL）为1.7L/d，女性为1.5L/d。根据饮水量占总水摄入量的比例（56%），进一步推算出，我国成人男性总水适宜摄入量（AL）为3.0L/d，女性为2.7L/d。对于身处炎热环境中或身体活动量有所增加的人群，需要增加水的摄入量。中国居民成人水适宜摄入量见表1-11。

表1-11　中国居民成人水适宜摄入量（L/d）

人群	饮水量		总摄入量	
	男性	女性	男性	女性
18 岁～	1.7	1.5	3.0	2.7
孕妇（早）	—	+0.2	—	+0.3
孕妇（中）	—	+0.2	—	+0.3
孕妇（晚）	—	+0.2	—	+0.3
乳母	—	+0.6	—	+1.1

资料来源：中国营养学会.中国居民膳食营养素参考摄入量（2013版）.北京：科学出版社，2014.

人体摄入水的量受季节、饮茶或喝饮料的习惯、食物种类和数量、食物含盐量、个体的年龄、体重及活动强度等诸多因素的影响。每日摄入的水来源于饮水及食物水，其中饮水为白水与饮料的饮用量之和。食物水来自主食、菜、零食和汤，包括食物本身含的水分和烹调过程中加入的水。常见含水分较多（≥80%）的食物主要有液态奶、豆浆、蔬菜类、水果类等，以及汤、粥类。每日从不同类的食物中获得的水分是膳食水摄入重要组成部分。另外，体内氧化代谢也可以获得一部分水。

📖 思考与训练

一、解释基本概念

消化与吸收　　能量系数　　基础代谢率　　　血糖生成指数　　完全蛋白质
氨基酸模式　　氮平衡　　　蛋白质－能量营养不良　必需脂肪酸　维生素
矿物质　　　　膳食纤维　　植物化学物质　　AI　　RNI　　UL　　PI-NCD
SPL　　　　　AMDR

二、简答题

1. 为什么说小肠是食物消化吸收的主要场所？

2. 常用哪些指标评价食物蛋白质的营养价值？

3. 怎样评价膳食脂肪的营养价值？

4. 简述各种营养素的生理功能。

5. 简述各种营养素的营养缺乏症。

6. 影响铁、钙吸收的因素有哪些？

7. 膳食纤维与植物化学物质对身体健康有哪些重要作用？

三、客观题

（一）单项选择题

1. 蛋白质生物学价值的高低主要取决于（　　　）。

A. 各种氨基酸的含量与比值

B. 各种必需与非必需氨基酸的含量与比值

C. 各种必需氨基酸的含量与比值

D. 限制氨基酸的含量与比值

2. 以下为人体非必需氨基酸的是（　　　）。

A. 色氨酸　　　　　B. 苏氨酸　　　　　C. 蛋氨酸　　　　　D. 精氨酸

3. 天然食物中蛋白质生物学价值最高的是（　　　）。

A. 瘦猪肉　　　　　B. 鸡蛋　　　　　C. 牛奶　　　　　D. 鱼

4. 脂肪摄入过多与许多疾病有关，因此要控制膳食脂肪的摄入量，一般成年人脂肪适宜的供能比例是（　　　）。

A. 10%～15%　　B. 60%～70%　　C. 20%～30%　　D. 30%～40%

5. 孕妇缺乏哪种维生素可导致胎儿易发生先天性神经管畸形？（　　　）

A. 叶酸　　　　　B. 钴胺素　　　　　C. 核黄素　　　　　D. 硫胺素

6. 目前确定的最基本必需脂肪酸是（　　　）。

A. 亚油酸、花生四烯酸、α-亚麻酸　　　B. 亚油酸、α-亚麻酸

C. 亚油酸、花生四烯酸　　　　　　　　D. α-亚麻酸、花生四烯酸

7. 缺乏维生素A易造成（　　　）。

A. 骨质软化症　　B. 干眼症　　　　　C. 癞皮病　　　　　D. 青光眼

8. 人体的热能来源于膳食中蛋白质、脂肪和碳水化合物，它们在体内的产热系数分别为（　　　）。

A. 4kcal/g、9kcal/g、9kcal/g　　　　B. 4kcal/g、9kcal/g、4kcal/g

C. 9kcal/g、4kcal/g、4kcal/g　　　　D. 4kcal/g、4kcal/g、4kcal/g

（二）多项选择题（至少选择两项）

1. 关于蛋白质营养价值评价，正确的是（　　　）。

A. 生物学价值的高低取决于食物中必需氨基酸的含量和比值

B. 蛋白质表观消化率小于真消化率，所以用前者评价更安全

C. 谷类的第一限制氨基酸为蛋氨酸，豆类为赖氨酸，两者混合食用可提高食物的生物学价值

D. 食物中蛋白的含量以肉类最高，大豆次之

E. 一般而言，动物蛋白质的消化率、生物学价值都高于植物蛋白质

2. 膳食纤维的生理作用有（　　　）。

A. 预防便秘　　　　　　　　B. 降低血清胆固醇　　　　　C. 预防癌症

D. 调节血糖　　　　　　　　E. 促进微量元素的吸收

3. 正常成人能量的消耗主要用于（　　　）。

A. 基础代谢　　　　　　　　B. 食物的热效应　　　　　　C. 体力活动

D. 生长发育　　　　　　　　E. 劳动

4. 有关氮平衡，正确的说法是（　　　）。

A. 氮平衡时，蛋白质的摄入量大于排出量

B. 氮平衡可用于评价人体的蛋白质营养状况

C. 负氮平衡常见于老年人和妊娠妇女

D. 健康成年人最好出现正氮平衡

E. 负氮平衡可见于烧伤病人

5. 不利于钙吸收的因素是（　　　）。

A. 植酸　　　　　　　　　　B. 乳糖　　　　　　　　　　C. 草酸

D. 膳食纤维　　　　　　　　E. 维生素 C

6. 下列有利于铁吸收的因素是（　　　）。

A. 一些氨基酸　　　　　　　B. 植酸　　　　　　　　　　C. 草酸

D. 抗坏血酸　　　　　　　　E. 乳糖

（三）判断题

1. 谷类蛋白质中，第一限制性氨基酸是蛋氨酸。（　　　）

2. 乳糖在肠道中被乳酸菌利用产生乳酸，有利于抑制大肠杆菌生长和促进钙吸收。（　　　）

3. 大豆蛋白质的生物价接近动物性蛋白质，因此是优质蛋白质。（　　　）

4. 大豆与大米为蛋白质互补食品。（　　　）

5. 体内缺乏叶酸可致"3D 综合征"，即皮炎、腹泻、痴呆。（　　　）

6. 发育期的儿童身高、体重、肌肉、骨骼的增长，需有甲状腺素的参与。（　　　）

四、综合训练题

1. 以"血糖生成指数"对一餐膳食的碳水化合物进行评价，并说明食物血糖生成指数的指导意义。一餐膳食包括：一碗小米粥（200g），一杯牛奶（200ml），一个馒头（100g）。

2. 评价小麦粉和大豆蛋白质的营养质量，并指出膳食中利用蛋白质互补作用的重要意义。（提示：由蛋白质含量及氨基酸评分方面评价）

3. 据一项社区人群营养调查结果表明，脂肪提供的能量占总能量的34%，其中动物性脂肪占脂肪摄入量的40.2%，胆固醇的摄入量每天平均达612mg，体重超重和肥胖者占44.2%，高血脂患者占54%，冠心病患者占34.5%。试分析所谓"富贵病"患病率高的原因，并指出如何改善该社区人群的脂类营养状况。

4. 查阅食物成分表，为老年骨质疏松症患者（或缺铁贫血患者）选择富含钙（或铁）的食物，并指出食物搭配注意事项；若可能，请结合"烹调工艺"设计一个富钙（或铁）的营养食谱（可选作）。

5. 一位30岁健康女性，膳食问卷调查发现其三日内摄入的食物如表1-12所示。

表1-12　某女性三日内摄入的食物

食物量/三日	大米690g，瘦猪肉240g，鳊鱼90g，面粉210g，鸡蛋60g，豆腐120g，土豆90g，西红柿600g，青菜1 200g，牛奶600g，海带（干）30g，豆油90g						
营养素	能量（kcal）	蛋白质（g）	钙（mg）	铁（mg）	维生素A（μg RAE）	维生素B$_1$（mg）	维生素C（mg）
实际摄入量/日							
RNI/AI	2 100	55	800	20	700	1.2	100

请回答：

（1）查食物成分表，计算填补表中空格。

（2）比较该女性膳食营养素实际摄入量与参考摄入量的大小关系（仅考虑表1-12中所列的7种营养素）。

（3）指出其膳食组成是否有改进的地方（注：实际摄入量与推荐摄入标准比较，相差在±10%以内，可认为合乎要求）。

6. 案例题（食物的"旅程"与"遭遇"）：经过半小时的用餐，楠楠将妈妈准备好的丰盛早餐吃得精光。这些食物在楠楠的消化道内经历了一天的曲折前行和复杂变化。它们先遇到了像轧钢似的上下坚硬的怪物，几乎被压得粉身碎骨；然后"咯噔咯噔"地掉进了万丈深渊，在那里又遇到了阵阵酸雨；后来又钻进了一条又长又窄且行程较漫长的迷宫；至此，它们先后在三处受到一些特殊物质的不同程度的破坏；走出迷宫又钻进死胡同，但及时改变了方向；后来变成了很臭的东西，已是被取其精华剩其糟粕，面目皆非；最后，这些臭东西在楠楠上厕所时离开了他。

请根据上述案例，解释食物是如何在肠道中被消化吸收的？

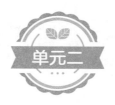

单元二

食物的营养价值及合理利用

知识目标

⊙ 了解食物营养质量指数（INQ）的概念，理解 INQ 评价食物营养质量的方法。

⊙ 了解食物的营养分类，理解各类食物的营养特点及合理利用。

⊙ 了解保健食品、绿色食品、有机食品、强化食品的基本概念，理解保健食品与食品、药品的区别。

能力目标

⊙ 能用 INQ 值评价食物的营养价值。

⊙ 能识别食物的营养特性类别并能合理地选择食物。

⊙ 能熟练使用食物成分表。

项目一　食物营养价值的评价

一、食物营养质量指数（INQ）

各种食物所含能量和营养素的种类及数量能满足人体营养需要的程度称为食物的营养价值。营养价值有高低之分，含营养素种类齐全，数量及比例适宜，易被人体消化吸收利用的食物，营养价值相对较高；否则，其营养价值相对较低。食物营养价值的特点表现为相对性、差异性及易变性。

食物营养价值的评价

（一）食物的营养素密度与能量密度

营养素密度即食物中某营养素满足人体需要的程度；食物的能量密度即食物中所含有的能量满足人体需要的程度。这里的"人体需要"，是以中国营养学会制定的《中国居民膳食营养素参考摄入量》为依据的。具体计算公式如下：

$$营养素密度 = \frac{一定量食物中的某营养素含量}{该营养素推荐摄入量 RNI 或适宜摄入量 AI}$$

$$能量密度 = 一定量食物提供的能量 / 能量推荐摄入量 RNI$$

（二）食物营养质量指数（INQ）及其应用

食物营养质量指数（INQ）反映了食物提供营养素的能力与提供热能的能力之比。其计算公式如下：

$$INQ = 营养素密度 / 热能密度$$

若 INQ = 1，表示该食物提供营养素能力与提供能量能力相当，为"营养质量合格产品"。理想的食品应该是各种营养素的 INQ 值等于 1，即"吃饱了也吃好了"。

若 INQ > 1，表示该食物提供营养素能力大于提供能量能力，为"营养质量合格食物"。因其能量值较低而营养素丰富，即"还没有吃饱就能够满足营养素的需要"，因此特别适合超重和肥胖者选择。

若 INQ < 1，表示该食物提供营养素能力小于提供能量能力，为"营养质量不合格食物"，即"吃饱了也没有得到足够的营养素"。长期食用此食物会发生该营养素不足，导致营养不良或供能过剩，带来肥胖的危险。

常见几种食物的营养成分（每100g）及 INQ 值见表 2 - 1。从表中数据可知：某种食物的不同营养素的 INQ 值不同，说明同一食物中营养素含量的差异；作为粮食、蔬菜和肉类的代表，它们 INQ 值不同，说明了不同品种食物的营养差异。可以通过 INQ 值来判断食物的主要营养素，从而决定食物的主要营养功能。如小麦粉含铁、维生素 B_1 较多，大白菜是维生素 C 的良好来源，而猪瘦肉是蛋白质、铁等的主要食物来源。

表 2 - 1　常见几种食物的营养成分（每 100g）及 INQ 值

营养素和能量	RNI 或 AI	小麦粉（富强粉）		大白菜		猪瘦肉	
		含量	INQ	含量	INQ	含量	INQ
能量（kcal）	2 250	350	1.0	17	1.0	143	1.0
蛋白质（g）	65	10.3	1.0	1.5	2.9	20.3	5.2
钙（mg）	800	27	0.2	50	7.8	6	0.1
铁（mg）	12	2.7	1.4	0.7	7.3	3.0	4.2
锌（mg）	12.5	0.97	0.5	0.38	3.8	3.0	4.0
VA（μg RAE）	800	—	—	20	3.1	44	0.9
VC（mg）	100	—	—	31	38.8	—	—
VB_1（mg）	1.4	0.17	0.8	0.03	2.7	0.54	6.4

注：表中为相对于轻体力成年男性的 INQ 值。

二、食物的营养分类

食物按其营养特点可分为以下五大类：

（一）谷类及薯类

谷类及薯类主要提供碳水化合物、蛋白质、膳食纤维及 B 族维生素。

（二）动物性食物

动物性食物主要提供蛋白质、脂肪、矿物质、维生素 A、B 族维生素和维生素 D。

（三）豆类和坚果

豆类和坚果主要提供蛋白质、脂肪、膳食纤维、矿物质、B 族维生素和维生素 E。

（四）蔬菜、水果和菌藻类

蔬菜、水果和菌藻类主要提供膳食纤维、矿物质、维生素 C、胡萝卜素、维生素 K 及有益健康的植物化学物质。

（五）纯能量食物

纯能量食物主要提供能量。动植物油还可提供维生素 E 和必需脂肪酸。

项目二　动物性食物的合理利用

案例 2-1　动物性食物与人体健康

有些人认为和尚只吃素食，他们的身体一般很健康且长寿。其实这是一种错觉，和尚得病的也有很多，不过确实比我们普通人要少。但这并不是吃素的功劳，而是因为出家人的禁忌很多，如忌辛辣、忌烟酒，这是我们很多人做不到的。

中国居民平衡膳食宝塔推荐健康成人每日食用畜禽肉类 40g～75g，水产品类 40g～75g，蛋类 40g～50g。中国营养学会建议，在每天的膳食中，应保证一定量的动物性食物的摄入，以保证身体健康。

问题： 动物性食物能为人体提供哪些营养素？

一、畜禽肉类食物的营养价值及合理利用

畜禽肉类是指能作为人类食品构成动物肌体的多种组织，包括肌肉、脂肪组织、结缔组织、内脏、脑、舌及其他部分。畜禽肉是人体必需氨基酸、脂肪酸、无机盐和维生素的主要来源。我国居民常食用的畜肉有猪肉、羊肉、牛肉、驴肉、兔肉等，禽肉有鸡肉、鸭肉、鹅肉、鸽子肉等。

（一）畜禽肉类食物的营养价值

1. 蛋白质

畜禽肉中的蛋白质含量因动物的种类、年龄、肥瘦程度以及部位而异。畜禽肉的蛋白质为完全蛋白质，含有人体必需的各种氨基酸，并且必需氨基酸的构成比例接近人体需要，因此易被人体充分利用，营养价值高，属于优质蛋白质。畜肉蛋白质的生物价通常为 70～76，禽肉蛋白质的生物价普遍高于畜类，可以达到 90 以上。

蛋白质含量因畜禽种类及畜禽不同身体部位而存在差异。畜肉中，猪肉蛋白质含量平均为 13.2%，牛肉达 20%，羊肉介于猪肉和牛肉之间。禽肉中，鸡肉的蛋白质含量较高，约为 20%；鸭肉约为 16%；鹅肉约为 18%。一般来说，心、肝、肾等内脏器官的蛋白质含量较高。

猪肉的
营养价值

骨的蛋白质含量约为 20%，骨胶原占有很大比例，为不完全蛋白质。畜禽结缔组织一般含蛋白质 28%～40%，其中的蛋白质绝大部分为大分子胶原蛋白和弹性蛋白。此两种蛋白由于缺乏色氨酸和蛋氨酸等人体必需氨基酸，为不完全蛋白质，需要和其他食品配合，补充必需的氨基酸。

2. 脂肪与胆固醇

脂肪含量因动物的品种、年龄、肥瘦程度、部位不同等有较大差异，低者为 2%，高者可达 89% 以上。畜肉脂肪组成以饱和脂肪酸为主，主要由硬脂酸、棕榈酸和油酸等组成，熔点较高。禽肉脂肪含有较多的亚油酸，熔点低，易于消化吸收。总的来说，禽类脂肪的营养价值高于畜类脂肪。动物脂肪所含有的必需脂肪酸明显低于植物油脂，因此其营养价值低于植物油脂。

在畜肉中，猪肉的脂肪含量最高，羊肉次之，牛肉最低。猪瘦肉中的脂肪含量为 6.2%，羊瘦肉为 3.9%，而牛瘦肉仅为 2.3%。在禽肉中，火鸡和鹌鹑的脂肪含量较低，在 3% 以下；鸡和鸽子的脂肪含量类似，为 14%～17%；鸭和鹅的脂肪含量达 20% 左右。

动物内脏的胆固醇含量高，血脂高的人应少吃。每周吃 1～2 次动物内脏即可，而且每次食用量不要超过 50g。畜禽脑营养丰富，有很好的健脑功效，但畜禽的脑中含大量的胆固醇，因此，患有高脂血症，尤其是高胆固醇血症以及冠心病人，不宜多食。另外，动物血也含有较高的胆固醇，普通人每次食用最好不超过 50g。

3. 碳水化合物

畜禽肉碳水化合物含量为 1%～3%，平均值为 1.5%，主要以糖原的形式存在于肌肉和肝脏中。

4. 矿物质

畜禽肉矿物质的含量一般为 0.8%～1.2%，瘦肉中的含量高于肥肉，内脏高于瘦肉。铁的含量以猪肝和鸭肝最丰富，约 23mg/100g，是铁的最佳膳食来源，可以防治缺铁性贫血。畜禽肉中的铁主要以血红素形式存在，消化吸收率很高。在内脏中还含有丰富的锌和硒，牛肾和猪肾的硒含量是其他一般食品的数十倍。畜禽肉钙的含量虽然不高，但吸收利用率很高。

动物骨内也富含钙、锌、铁等无机盐，且通过处理后易被人体吸收。

5. 维生素

畜禽肉可提供多种维生素，以 B 族维生素和维生素 A 为主。畜禽种类不同，所含维生素种类也不同。猪肉维生素 B_1 含量高于牛羊肉，而牛肉的叶酸含量高于猪肉。内脏的维生素含量比肌肉高，维生素 A 的含量以牛肝和羊肝为最高，维生素 B_2 含量则以猪肝中最丰富。在禽肉中还含有较多的维生素 E。

6. 浸出物

浸出物是指除蛋白质、盐类、维生素外能溶于水的物质，包括含氮浸出物和无氮浸出物。含氮浸出物为非蛋白质的含氮物质，是肉品呈味的主要成分，包括核苷酸、嘌呤碱、肌酸、肌酐、氨基酸、肽类等。禽类所含有的含氮浸出物相对于畜类要高，因此，禽类炖汤味道更为鲜美。

（二）畜禽肉类食物的合理利用

1. 每日膳食中均应该包含畜禽肉类食物

畜禽肉类是膳食中优质蛋白质、无机盐、脂溶性维生素、脂肪的重要来源，对人体生长发育和正常机能维持尤为重要，在日常膳食中应占有一定的比例。肉类含有较多的赖氨酸，宜与谷类食物搭配食用，以发挥蛋白质的互补作用，并应注意将畜禽肉分配到每餐膳食中，以充分发挥畜禽肉的营养作用。按照中国居民平衡膳食宝塔的要求，成人每日食用畜禽肉类的量应控制在 45g ～ 75g 为宜。

2. 不宜集中大量食用畜禽肉类食物

肉类虽然营养丰富，但也含有较高的脂肪和热量，特别是畜肉类，含有较多的饱和脂肪酸和胆固醇，食用过多易引起肥胖和高脂血症等疾病。为预防肥胖、高脂血症及心血管病，膳食中肉类的比例不宜过多。禽肉的脂肪含不饱和脂肪酸较多，因此老年人及心血管疾病患者宜多选用禽肉。

二、水产品类食物的营养价值及合理利用

案例 2-2　中国水产品消费量逐年增加

《2013—2022 中国水产品供求、贸易及价格远景预测研究报告》结论显示，随着中国居民家庭收入和财富的增长，食品消费结构继续优化，中国水产品消费仍呈现上升趋势，2022 年中国水产品总需求约为 6 750 万吨。

中国居民平衡膳食宝塔推荐健康成人每日食用鱼虾类 50g ～ 100g，我国居民应坚持实现这一饮食目标。

问题：水产品的营养特点与畜禽肉有何不同？鱼类脂肪酸有何特点？

水生动物性产品包括鱼类、虾蟹、贝类、软体动物等，它们营养丰富、味道鲜美，许多都具有较高的营养价值。水产动物性食品作为高生物价蛋白质、脂肪、维生素和无机盐来源，在人类的营养领域具有重要地位。

（一）水产品类食物的营养价值

1. 蛋白质

鱼类的蛋白质含量为 15% ～ 20%，平均 18% 左右，必需氨基酸组成除色氨酸略偏低外，其他都较平衡，营养价值较高，属于优质蛋白。鱼肉肌纤维细短，结缔组织少于畜禽类，因此肉质更为松散、细嫩，蛋白质吸收率高达 85% ～ 95%，蛋白质生物价约为 80，高于畜肉蛋白而低于禽肉蛋白。

鱼肉中含有较多的含氮浸出物，主要有游离氨基酸、肽、胺类、嘌呤类等。因此，鱼类煮汤相比畜禽类更鲜美。

2. 脂类

鱼类的脂肪含量在不同品种间差异较大，为 1%～10%，平均为 5% 左右。

鱼类脂肪多由不饱和脂肪酸组成，一般占脂肪酸的 60% 以上，熔点较低，通常呈液态，消化率为 95% 左右。研究发现，大部分鱼肉中的饱和脂肪酸（SFA）占总脂肪酸的 18%～41%，单不饱和脂肪酸（MUFA）占 18%～50%，多不饱和脂肪酸（PUFA）占 24%～44%。淡水鱼与海水鱼在多不饱和脂肪酸含量上无显著差别，在多不饱和脂肪酸种类上差异很大，淡水鱼 PUFA 主要为 n-6 系列，海水鱼为 n-3 系列。淡水鱼 n-3/n-6 脂肪酸之比为 0.56，海水鱼为 4.66。

鱼类中的 n-3 不饱和脂肪酸，主要是二十碳五烯酸（EPA）和二十二碳六烯酸（DHA）。二者低温下呈液体状态，因此冷水鱼中 EPA 与 DHA 含量较高。

鱼子营养素种类齐全、丰富，因含有丰富的磷脂和磷酸盐，对于营养大脑具有重要作用，但是鱼子的胆固醇含量较高，不宜老年人食用。

螃蟹的蟹黄蛋白质和脂肪含量（15.7%）均比其他鱼类卵巢高得多，这也赋予了该产品特有的口感和味道。但蟹黄胆固醇含量高（466mg/100g），会增加患心血管疾病、糖尿病的概率。

3. 碳水化合物

鱼类碳水化合物的含量较低，为 1.5% 左右。碳水化合物的主要存在形式是糖原。

4. 矿物质

鱼类的矿物质含量为 1%～2%，其中锌的含量极为丰富，此外，钙、钠、氯、钾、镁等含量也较多，其中钙的含量多于禽肉，但钙的吸收率较低。海产鱼类富含碘，有的海产鱼每千克含碘 500μg～1 000μg，而淡水鱼每千克含碘仅为 50μg～400μg。鱼鳞含有丰富的铁、锌、钙等必需微量元素，应设法加以利用，如把它做成鱼鳞冻等，以减少营养损失。

5. 维生素

鱼类的维生素含量较为丰富，主要含维生素 A、维生素 B 族、烟酸等。鱼肉中含有硫胺素分解酶，能破坏鱼肉中的硫胺素，鱼离水时间越长破坏越多。鱼油和鱼肝油是维生素 A 和维生素 D 的重要来源，也是维生素 E 的一般来源。多脂的海鱼肉也含有一定数量的维生素 A 和维生素 D；维生素 B_1、维生素 B_2、烟酸等的含量也较高，而维生素 C 含量则很低。

（二）水产品类食物的合理利用

1. 充分利用鱼类营养资源

鱼肉富含优质蛋白质，容易被人体消化吸收，而且含有较少的饱和脂肪酸和较多的不饱和脂肪酸。因此经常吃适量的鱼类食物，对于改善营养不良及预防某些慢性疾病的发生具有重要意义。

2. 防止腐败变质和中毒

鱼类因水分和蛋白质含量高、结缔组织少，较畜禽肉更易腐败变质，不饱和双键极易氧化破坏，能产生对人体有害的脂质过氧化物，因此打捞的鱼类需及时保存或加工处理，防止腐败变质。有些鱼含有极强的毒素，如河豚，若加工处理方法不当，可引起急性中毒而死亡。

三、乳类与蛋类食物的营养价值及合理利用

（一）乳类食物的营养价值及合理利用

> **案例 2-3　牛奶与健康**
>
> "不好意思，活这么久！"这是 111 岁高龄的日本宫崎县老人田锅友时说的一句名言。田锅友时的长寿秘诀非常简单：滴酒不沾，从不吸烟，而且坚持每天喝一杯牛奶；他每餐主要吃蔬菜，很少吃油腻食物。无独有偶，诺贝尔奖获得者、俄罗斯科学家梅契尼科夫在保加利亚著名的长寿村——莫斯利安村考察时发现，该村居民都有长期饮酸牛奶、吃酸乳酪等牛奶制品的习惯，村中的百岁老人比率非常高。
>
> **问题：**乳类有哪些营养特点？牛奶中钙的吸收率为何较高？

人们经常食用的乳汁主要是牛奶和羊奶，也包括婴幼儿食用的人乳。乳类经浓缩、发酵等工艺可制成奶制品，如奶粉、酸奶、炼乳等。乳类及其制品不仅是婴儿的主要食物，对成人来说也是每天必不可少的营养食品。

1. 鲜乳的营养价值

乳类的水分含量为 86%～90%，因此它的营养素含量与其他食物比较时相对较低。

（1）蛋白质。牛乳蛋白质含量比较恒定，约为 3.0%。传统上将牛乳蛋白质划分为酪蛋白和乳清蛋白两类。酪蛋白约占牛乳蛋白质的 80%，乳清蛋白约占总蛋白质的 20%，乳清蛋白主要由 β-乳球蛋白、α-乳白蛋白、免疫球蛋白、乳铁蛋白组成，有较高的免疫活性。牛乳蛋白质为优质蛋白质，生物价为 85，容易被人体消化吸收。

（2）脂类。牛乳含脂肪 2.8%～4.0%。含有少量的磷脂、胆固醇，磷脂含量为 20mg/100ml～50mg/100ml，胆固醇含量约为 13mg/100ml，属于低胆固醇食品。

乳脂肪以微细的球状分散于乳汁中，每毫升牛乳中有脂肪球 20 亿～40 亿个，平均直径为 3μm。熔点低于体温，吸收率达 95% 以上。

牛乳中脂肪酸以饱和脂肪酸为主，也含有少量不饱和脂肪酸。有人担心饮用牛乳会

造成高血脂或造成心血管疾病，其实，这种担心是不必要的。一方面，乳脂肪多为短链和中链脂肪酸，极易消化分解，很难在体内积存；另一方面，牛奶中的磷脂也可以加快胆固醇和脂肪代谢。

（3）碳水化合物。乳类的碳水化合物含量为 3.4% ～ 7.4%，人乳中含量最高，羊乳居中，牛乳最少。碳水化合物的主要形式为乳糖。由于乳糖可促进钙等矿物质的吸收，也为婴儿肠道内双歧杆菌的生长所必需，对于幼小动物的生长发育具有特殊的意义。

对于部分不经常饮奶的成年人来说，体内乳糖酶活性过低，大量食用乳品可能引起腹泻、腹痛等症状的发生，称为乳糖不耐症。对于出现乳糖不耐症的成人来说，可以在食用淀粉类食物的同时，少量、多次饮用，即可缓解乳糖不耐症，并可刺激机体当中的乳糖酶慢慢恢复活性，逐渐消除乳糖不耐症。另外，也可以饮用酸奶来替代鲜牛奶。

（4）矿物质。牛乳中的无机盐含量为 0.7% ～ 0.75%，主要包括钙、镁、磷、钾等。特别是钙，每 100g 牛乳含钙 110mg，牛奶中同时存在能促进钙吸收的乳糖、氨基酸、维生素 D 等成分，因此钙吸收率较高。发酵乳中的钙含量高并具有较高的生物利用率，为膳食中最好的天然钙来源。

（5）维生素。牛乳中含有几乎所有种类的维生素，只是这些维生素的含量差异较大。牛奶是 B 族维生素的良好来源，特别是维生素 B_2。维生素 D 含量与牛的光照时间有关，而维生素 A 的含量则与乳牛的饲料密切相关。放牧乳牛所产奶的维生素含量通常高于舍饲乳牛所产奶的维生素含量。

2. 乳制品的营养价值

乳制品主要包括炼乳、奶粉、酸奶及巴氏杀菌奶等。因加工工艺不同，乳制品的营养成分有很大差异。

（1）炼乳的营养价值。炼乳为浓缩奶的一种，分为淡炼乳和甜炼乳。新鲜奶经低温真空条件下浓缩，除去约 2/3 的水分，再经灭菌成淡炼乳。淡炼乳在胃酸作用下，可形成凝块，便于消化吸收，适合婴儿和对鲜奶过敏者食用。

（2）奶粉的营养价值。奶粉是经脱水干燥制成的粉。根据食用目的，可制成全脂奶粉、脱脂奶粉及调制奶粉等。

脱脂奶粉生产工艺同全脂奶粉，但原料奶需经过脱脂的过程，由于脱脂使脂溶性维生素损失。此种奶粉适合于腹泻的婴儿及要求少油膳食的患者。

调制奶粉又称人乳化奶粉，该奶粉是以牛奶为基础，按照人乳组成的模式和特点加以调制而成，使各种营养成分的含量、种类、比例接近母乳，如改变牛奶中酪蛋白的含量和酪蛋白与乳清蛋白的比例，补充乳糖的不足，以适当比例强化维生素 A、D、B_1、C、叶酸和微量元素等。

（3）酸奶的营养价值。酸奶是在消毒鲜奶中接种乳酸杆菌并使其在控制条件下生长繁殖而制成的。牛奶经乳酸菌发酵后游离的氨基酸和肽会增加，因此更易消化吸收。乳糖减少，可使乳糖酶活性低的成人易于接受。酸奶的酸度增加，有利于维生素的保护。

同时发酵时，乳酸菌还可产生维生素 B_1、B_2、B_6、B_{12} 等。乳酸菌进入肠道可抑制一些腐败菌的生长，调整肠道菌相，防止腐败胺类对人体的不良作用。酸度降低也利于钙的吸收。

（4）巴氏杀菌奶的营养价值。它是将新鲜生牛奶经过巴氏杀菌后分装出售的饮用奶。杀菌乳除维生素 B_1 和维生素 C 有损失外，营养价值与新鲜牛奶差别不大。

3. 乳类及其制品的合理利用

鲜奶水分含量高，营养素种类齐全，十分有利于微生物生长繁殖，因此须经严格消毒灭菌后方可食用。大规模生产时采用巴氏消毒法。正确地进行巴氏消毒对奶的组成和性质均无明显影响，但对热不稳定维生素可损失 20% ~ 25%。而家庭一般用煮沸法，因将鲜奶直接煮沸，营养成分有一定损失。

此外，奶类应避光保存，以保护其中的维生素。研究发现，鲜牛奶经日光照射 1 分钟后，B 族维生素很快消失，维生素 C 也所剩无几。即使在微弱的阳光下，经 6 小时照射后，B 族维生素也仅剩一半，而在避光器皿中保存的牛奶不仅维生素没有消失，还能保持牛奶特有的鲜味。

（二）蛋类食物的营养价值及合理利用

我国居民常食用的蛋类包括鸡蛋、鸭蛋、鹅蛋及鹌鹑蛋等。蛋类食用方便、营养美味，是重要的营养食品。

蛋类的结构基本相似，主要有蛋壳、蛋清和蛋黄三部分组成。蛋壳约占 11%，蛋清占 55% ~ 65%，蛋黄占 30% ~ 35%。在蛋壳最外面有一层水溶性胶状黏蛋白，对防止微生物进入蛋内和蛋内水分及二氧化碳过度向外蒸发起保护作用。

1. 蛋类的主要营养成分及组成特点

蛋的微量营养成分受到禽类品种、饲料、季节等多种因素的影响，但蛋中宏量营养素含量基本稳定，各种蛋的营养成分有共同之处。

（1）蛋白质。蛋类蛋白质含量一般为 12% ~ 15%。全鸡蛋蛋白质的含量为 12% 左右，蛋清中略低，蛋黄中较高。鸭蛋的蛋白质含量与鸡蛋类似。

鸡蛋的蛋白质氨基酸组成与人体需要最接近，因此生物价最高，达 94 以上。蛋白质中赖氨酸和蛋氨酸含量较高，和谷类混合食用可弥补谷类赖氨酸的不足，和豆类混合食用可弥补豆类蛋氨酸的不足。

生蛋清中含有抗生物素蛋白和抗蛋白酶活性蛋白。抗生物素蛋白能与生物素在肠道内结合，影响生物素的吸收，可引起生物素缺乏的症状；抗蛋白酶成分使蛋清中蛋白质消化吸收率仅为 50% 左右。而熟制鸡蛋可使各种抗营养因素完全失活，消化率上升至 96%。

（2）脂类。鸡蛋脂类含量为 11% ~ 15%，其中有 98% 存在于蛋黄当中，蛋清中含脂肪极少。鸡蛋黄中脂肪含量 28% ~ 33%，蛋黄中的脂肪酸以单不饱和脂肪酸最为丰富，占 50% 左右，亚油酸约占 10%。

蛋类胆固醇含量极高，主要集中在蛋黄，其中鹅蛋黄含量最高，每100g达1 696mg，是猪肝的7倍、肥猪肉的17倍。蛋黄也是磷脂的极好来源，所含卵磷脂具有降低血胆固醇的效果，并能促进脂溶性维生素的吸收。成人每天食用1～2个鸡蛋，既对血清胆固醇无明显影响，又可充分利用禽蛋的营养价值。

（3）碳水化合物。鸡蛋中碳水化合物含量极低，为1%左右。

（4）矿物质。蛋中的矿物质主要存在于蛋黄部分，蛋清部分含量较低。蛋黄中含矿物质为1.0%～1.5%，其中磷最为丰富，为240mg/100g。蛋中所含铁元素数量较高，但以非血红素铁的形式存在。由于卵黄高磷蛋白对铁的吸收具有干扰作用，故而蛋黄中铁的生物利用率较低，仅为3%左右。

鸡蛋中的矿物质受饲料影响很大，在饲料中强化部分矿物质元素能提高鸡蛋内该元素的含量。在禽类养殖行业已经利用这个原理来生产富硒、富碘、高锌、高锰、高钙鸡蛋和鸭蛋等。

（5）维生素。蛋中维生素含量十分丰富，且品种较为完全，主要集中于蛋黄当中，包括所有的B族维生素、维生素A、D、E、K和微量的维生素C。

散养禽类摄入含类胡萝卜素的青饲料较多，因而蛋黄颜色较深；集中饲养的鸡饲料当中含有丰富的维生素A，但因为缺乏青叶类饲料故蛋黄颜色较浅，但其维生素A含量通常高于散养鸡蛋。

2. 蛋类的合理利用

在生鸡蛋的蛋清中，含有抗生物素蛋白和抗胰蛋白酶，故不可生食蛋清。烹调加热可破坏这两种物质，消除它们的不良影响。蛋黄中的胆固醇含量很高，大量食用会引起高脂血症，是动脉粥样硬化、冠心病等疾病的危险因素，但蛋黄中还含有大量的卵磷脂，对心血管疾病有防治作用。因此，吃鸡蛋要适量。

📋 **知识链接 2-1**

鸡蛋是"理想的营养库"

鸡蛋曾被认为是自然界对人类的一个"奇迹般"的馈赠——是最完美的食品之一。

鸡蛋的蛋白质含量不仅高，而且氨基酸模式非常适于人体消化吸收和利用，营养学家称之为"理想蛋白质模式"，其生物价在各类富含蛋白质的食物中位列榜首。蛋黄中维生素种类齐全，含量也十分丰富，并且鸡蛋所含维生素D仅次于鱼肝油，是维生素D的丰富天然来源；鸡蛋的矿物质含量丰富，蛋黄又是磷脂的优质来源。正是鉴于如此完美的营养价值，鸡蛋在健康维护和疾病的营养治疗过程中一直扮演重要角色。

虽然蛋黄中含有较高的胆固醇，每个完整鸡蛋（带皮重量约60g，可食部分约50g）含胆固醇约308mg，但对于血脂正常的健康人，每日进食一个完整的鸡蛋是合理和有益的。它对人体的营养贡献远大于"高胆固醇"所带来的风险。

项目三　植物性食物的合理利用

 案例 2-4　植物性食物与人类健康

近年来，国内外随着"富裕病"的逐渐增多，人们对素食越来越感兴趣，刮起了一股提倡吃素食的"新素食主义"风潮。其主要依据是人类的消化系统和其他生理构造方面与吃蔬菜动物或食草动物非常相像，却与肉食动物差别很大：人类没有尖锐突出的犬牙，只有平坦的白齿可以磨碎食物；人类消化腺分泌的消化液特别有利于对素食的消化；人类的胃酸与肉食动物的胃酸相比，在数量、浓度、强度上只有肉食动物的 1/20；人类肠道的长度是身长的 12 倍，比肉食动物的肠道长 2 倍以上。同时也认为素食中的营养成分能够满足人类的需要。根据这些观点，人类似乎真的适合吃素食吗？

问题：比较动植物性食物营养素含量上的区别，如何正确认识植物性食物对人体健康的重要作用？

一、谷类与薯类食物的营养价值及合理利用

（一）谷类食物的营养价值及合理利用

1. 谷类籽粒的结构与营养素分布

谷类种子除形态大小不一样外，其基本结构是相似的，都是由谷皮、糊粉层、胚乳和谷胚四部分组成，如图 2-1 所示。

谷皮为谷粒的最外层，主要由纤维素、半纤维素等组成，含有一定量的蛋白质、脂肪和维生素，含较多的矿物质。

糊粉层位于谷皮与胚乳之间，纤维素含量较多，并含有较多的蛋白质、脂肪、维生素和矿物质，有较高的营养价值。若谷类加工碾磨过细，可使糊粉层损失，造成大部分营养素损失掉。

胚乳是谷类的主要部分，含有大量的淀粉和较多的蛋白质、少量的脂肪和矿物质。谷胚位于谷粒的一端，富含蛋白质、脂肪、矿物质、B 族维生素和维生素 E。谷胚在谷类加工时容易损失。

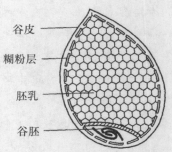

谷皮
糊粉层
胚乳
谷胚

图 2-1　谷粒结构示意图

2. 谷类的主要营养成分及组成特点

（1）蛋白质。谷类蛋白质主要由谷蛋白、白蛋白、醇溶蛋白和球蛋白组成。谷类蛋白质氨基酸组成中赖氨酸含量相对较低。谷类蛋白质含量一般为 7%～12%。

（2）脂肪。谷类脂肪含量较低，约为 2%，玉米和小米可达 3%，主要集中在糊粉层和谷胚中，谷类脂肪主要含不饱和脂肪酸，质量较好。

（3）碳水化合物。谷类的碳水化合物主要为淀粉，集中在胚乳中，含量为 70% 左右，是我国膳食能量供给的主要来源。谷类以支链淀粉为主。

（4）矿物质。谷类含矿物质 1.5%～3%，主要分布在谷皮和糊粉层中。在矿物质中，以磷的含量最为丰富，占矿物质总量的 50% 左右；其次是钾，占总量的 1/4～1/3。镁的含量也较高，但多数谷类钙含量低。

（5）维生素。谷类是膳食中 B 族维生素的重要来源，如维生素 B_1、维生素 B_2、烟酸、泛酸、吡哆醇等，主要分布在糊粉层和谷胚中。谷类加工越细，上述维生素损失就越多。玉米含烟酸较多，但主要为结合型，不易被人体吸收利用。小米和黄色玉米中还含有较多的胡萝卜素，小麦胚粉中含有丰富的维生素 E。

3. 常见谷类食物的营养价值

（1）稻谷的营养价值。稻谷中蛋白质含量一般为 7%～12%，大多为 10% 以下。稻米的蛋白质组成中，赖氨酸和苏氨酸含量较欠缺，分别为第一限制性氨基酸和第二限制性氨基酸，赖氨酸占总蛋白质的 3.5% 左右，略高于其他谷类。稻谷碳水化合物的含量一般为 77% 左右。按直链淀粉含量的不同，稻米可分为糯性、低含量、中等含量、高含量的几种类型。稻谷中的脂类含量一般为 2.6%～3.9%，谷胚中含量最高，其次是谷皮和糊粉层。相对糙米而言，精米中维生素 B_1 的含量很低，长期食用高精米，会使人体缺乏维生素 B_1。

（2）小麦的营养价值。小麦的蛋白质含量略高于稻米，一般在 10% 以上，由清蛋白、球蛋白、麦醇溶蛋白和麦谷蛋白组成。小麦蛋白质的第一限制性氨基酸是赖氨酸。小麦的碳水化合物含量为 74%～78%，小麦淀粉对面制食品特别是对面条等的品质影响极大。由于小麦的谷胚含有活力很强的脂肪酶，会使脂类反应而酸败变味，为了避免小麦粉在储藏中因脂类分解产生的游离脂肪酸而影响品质，在制粉时应使谷胚与胚乳分离，不使其混入小麦粉中。

（3）玉米的营养价值。与大米和小麦比较，玉米蛋白质的生物价更低，主要原因是玉米蛋白质不仅赖氨酸含量低，色氨酸和苏氨酸也不高。在玉米粉中掺入一定量的食用豆饼粉，可提高玉米蛋白质的营养价值。玉米胚的脂肪含量丰富，出油率达 16%～19%。玉米油是优质食用油，人体吸收率在 97% 以上。它的不饱和脂肪酸含量占 85% 左右，主要为亚油酸和油酸，其中亚油酸占 55%（比例高于稻米和小麦粉），油酸占 30%。食用玉米油有助于降低人体血液中胆固醇的含量，对冠心病和动脉硬化症等有辅助疗效。玉米油中还含有丰富的维生素 E。玉米中所含的烟酸多为结合型，不能被人体吸收利用。若在做玉米粥、蒸窝头、贴玉米饼时，加入少量小苏打或食碱能使结合型烟酸分解为游离型。嫩玉米中含有一定量的维生素C。

知识链接 2-2

燕麦与燕麦片

燕麦是深受现代推崇的食品，是健康食品之一。燕麦含有丰富的膳食纤维，以半纤维素为主，能促进肠胃蠕动及消化，可以帮助老年人预防便秘，并有预防脑血管病的功效。另外，燕麦的脂肪含量居所有谷物之首，且主要是亚油酸和 α-亚麻油酸。燕麦的氨基酸配比非常好，而且十分稳定。此外，燕麦还富含维生素B_1、维生素B_2、叶酸，以及钙、磷、铁、锌、锰等多种矿物质。燕麦自古入药，性味甘平，具有充饥、滑肠等功效。

4. 谷类的合理利用

（1）合理加工。对谷类加工有利于食用和消化吸收。但由于脂肪、矿物质和维生素主要存在于谷粒表层和谷胚中，故加工精度越高，糊粉层和胚芽损失越多，营养素损失就越多。影响最大的是维生素和矿物质，尤以 B 族维生素损失显著。

（2）合理烹调。烹调过程可使一些营养素损失。如大米淘洗过程中，维生素 B_1 可损失 30% ～ 60%，维生素 B_2 和烟酸可损失 20% ～ 25%，矿物质损失 70%。淘洗次数愈多、浸泡时间愈长、水温愈高，损失愈多。米、面在蒸煮过程中，B 族维生素有不同程度的损失，烹调方法不当时，如加碱蒸煮、油炸等，则损失更为严重。

（3）合理贮存。水分含量高、环境湿度大、温度较高时，谷粒内酶的活性增大，呼吸作用加强，会使谷粒发热，促进霉菌生长，导致蛋白质、脂肪分解产物积聚，酸度升高，最后霉烂变质，失去食用价值。故谷类食品应保持在避光、通风、阴凉和干燥的环境中贮存。

（二）薯类食物的营养价值及合理利用

薯类主要有马铃薯、红薯和木薯。薯类除富含淀粉外，还含有大量的膳食纤维，通常既把它们当作主食，又可作为蔬菜来食用。但其蛋白质、脂肪、矿物质和维生素的含量相对较低。

1. 马铃薯

马铃薯又称土豆，含蛋白质约 2%，其中赖氨酸和色氨酸含量较高。马铃薯的蛋白质虽然含量低，但有较高的消化吸收率，所以营养价值较高。马铃薯含淀粉为10% ～ 20%，水分为 70% ～ 80%，此外还含有丰富的维生素C，以及铁、磷、B 族维生素和胡萝卜素等。因此，马铃薯具有谷类食物的特点，同时又被人们普遍作为蔬菜食用。

知识链接 2-3

土豆——第二面包

土豆营养丰富，素有"地下苹果""第二面包"之称。它的块茎中含有丰富的淀粉和对人体极为重要的营养物质，如蛋白质、糖类、矿物质和多种维生素等。与谷类相比，土豆所含的赖氨酸含量高，因此吸收利用比谷类蛋白质好。土豆含有的脂肪只有 0.2% 左右，是所有充饥食物望尘莫及的，每天多吃土豆可以减少脂肪的摄入。土豆不仅营养丰富，还具有多种药用保健价值，它含有丰富的钾盐，钾盐具有防治高血压和心脏病的功效。

2. 红薯

红薯又称地瓜、白薯，常被人们作为主食和蔬菜食用。红薯蛋白质含量低，仅为 1% 左右，但含有丰富的 β - 胡萝卜素和维生素 C，以及少量的 B 族维生素和矿物质。红薯淀粉含量可达 25% ～ 30%，含水量为 70%。红薯的最大特点就是能提供大量黏多糖和胶原蛋白形成的黏液物质，对人体的消化系统、呼吸系统和泌尿系统各器官的黏膜有保护作用。

3. 木薯

木薯为亚热带及热带常见作物。淀粉含量约为 28%，蛋白质含量在 1% 以下，含钙 85mg/100g，含铁 1.3mg/100g，含维生素 C 22mg/100g，还含有少量的核黄素和烟酸。木薯中的淀粉含量很高，可用作工业淀粉的原料来源。木薯中含有氰甙，食用前应去除干净，否则有可能会中毒。

二、豆类食物的营养价值及合理利用

（一）豆类的营养价值

1. 大豆类

大豆类的蛋白质含量较高，脂肪含量中等，碳水化合物含量较低。

（1）蛋白质。蛋白质含量一般为 35% 左右。蛋白质中含有人体需要的全部氨基酸，属于完全蛋白，其中赖氨酸含量较多，但蛋氨酸较少，与谷类食物混合食用，可较好地发挥蛋白质的互补作用。

（2）脂肪。脂肪含量差异较大，以不饱和脂肪酸居多，其中油酸占 32% ～ 36%，亚油酸占 51.7% ～ 57.0%，亚麻酸 2% ～ 10%，此外尚有 1.64% 左右的磷脂，是高血压、动脉粥样硬化等疾病患者的理想食物。

（3）碳水化合物。碳水化合物的含量为 20% ～ 35%，其组成比较复杂，多为纤维素和棉籽糖、水苏糖，在体内较难消化。低聚糖在大肠内会成为细菌的营养素来源，细菌在肠道内的生长繁殖过程中会产生过多的气体而引起肠胀气。

（4）其他。大豆还含有丰富的维生素、矿物质和异黄酮，相比较谷类而言，其胡萝卜素和维生素 E 含量较高，而维生素 B_1 含量较低。干豆类几乎不含维生素 C，但经发芽后，其含量明显提高。大豆的矿物质含量在 4% 左右，其中钙、铁含量较为丰富，铁为 7mg/100g ～ 8mg/100g。

📋 **知识链接 2-4**

大豆——田中之肉

大豆包括黄豆、青豆、黑豆、紫豆和芸豆等，其中黄豆比较常见。大豆不仅蛋白质丰富，而且其脂肪质量优良。大豆中矿物质含量也较为丰富，是钙的一个重要来源。大豆还富含大豆异黄酮和植物雌激素，它们具有防止胆固醇在血管中沉积、防止动脉粥样硬化、抗骨质疏松、改善更年期症状的作用。由于大豆具有上述营养价值和功能，因此被称为"豆中之王""田中之肉""绿色的牛乳"，是数百种天然食品中最受营养学家推崇的食物之一。

2. 其他豆类

其他豆类如豌豆、绿豆等蛋白质含量中等，脂肪含量较低，碳水化合物含量较高。蛋白质含量为 20% ～ 25%，脂肪含量为 1% 左右，碳水化合物在 55% 以上。维生素和矿物质的含量也很丰富。

（二）豆类食物的合理利用

不同的加工和烹调方法对大豆蛋白质的消化率有明显的影响。豆制品在加工过程中一般要经过浸泡、细磨、加热等处理，使其所含的抗胰蛋白酶因子破坏，大部分纤维素被去除，因此消化吸收率明显提高。例如，整粒熟大豆的蛋白质消化率仅为 65.3%，但加工成豆浆可达 84.9%，豆腐可提高到 92% ～ 96%。

豆类中的膳食纤维含量较高，特别是豆皮。因此国外有人将豆皮经过处理后磨成粉，作为高纤维用于烘焙食品。提取的豆类纤维加到缺少纤维的食品中，不仅可改善食品的松软性，还有保健作用。

三、蔬菜与水果类食物的营养价值及合理利用

（一）蔬菜类食物的营养价值及合理利用

📋 **知识链接 2-5**

中国人从古代就习惯吃蔬菜。古人认为，酒肉纵欲不仅有损身体，而且还是导致昏聩、酿造一切灾殃的根源。因此一年之中，总会设置一些公私"忌日"，通过

只吃蔬菜来修身养性，通过寡欲来清心明神。古往今来，蔬菜已不再扮演充饥的角色，因其含有丰富的营养成分，已成为维护健康必不可少的一部分。

营养学家研究发现，多吃蔬菜、适当吃肉最适合中国人的体质。俗话说："三日可无肉，一日菜不可无。"虽然中国人自古就意识到了吃菜的重要性，但现在的中国人吃菜还是不够，尤其是绿叶菜、深色蔬菜。

1. 蔬菜类食物的营养价值

（1）叶菜类。主要包括白菜、菠菜、油菜、韭菜、苋菜等，是胡萝卜素、维生素 B_2、维生素 C 和矿物质及膳食纤维的良好来源。其中维生素 C 含量多在 35mg/100g 左右，膳食纤维含量约为 1.5%，矿物质的含量约为 1%。绿叶蔬菜和橙色蔬菜的营养素含量较为丰富，特别是胡萝卜素的含量较高，维生素 B_2 含量虽不很丰富，但在我国居民膳食中此类食物仍是维生素 B_2 的主要来源。

白菜的
营养价值

（2）瓜茄类。包括冬瓜、南瓜、丝瓜、黄瓜、茄子、番茄、辣椒等。瓜茄类因水分含量高，营养素含量相对较低。蛋白质含量为 0.4%～1.3%，脂肪微量，碳水化合物为 0.5%～7%。膳食纤维含量 1% 左右，胡萝卜素含量以南瓜、番茄和辣椒中最高，维生素 C 含量以辣椒、苦瓜较高，番茄是维生素 C 的良好来源。辣椒中还含有丰富的硒、铁和锌，是一种营养价值较高的食物。

（3）根茎类。主要包括萝卜、胡萝卜、荸荠、藕、山药、芋芳、葱、蒜、竹笋等。根茎类蛋白质含量为 1%～2%，脂肪含量不足 0.5%，碳水化合物含量相差较大，低者 5% 左右，高者可达 20% 以上。膳食纤维的含量较叶菜类低，约为 1%。胡萝卜中含胡萝卜素最高，每 100g 含量可达 4 130μg。硒的含量以大蒜、芋芳、洋葱、马铃薯等较高。

📑 **知识链接 2-6**

白萝卜——营养丰富的小人参

萝卜有白、红、青萝卜，但以白萝卜最为普遍。白萝卜不仅营养素含量丰富，而且还是一味中药，是药食同源的绝佳食品。因此，民间有"冬吃萝卜夏吃姜，一年四季保安康"的说法。常吃白萝卜可降低血脂、软化血管，起到预防冠心病、动脉硬化等疾病的作用。中医认为，白萝卜性味辛甘凉，有消积滞、化痰热、下气、宽中、解毒的功效。

（4）鲜豆类。包括毛豆、豇豆、四季豆、扁豆等。与其他蔬菜相比，营养素含量相对较高。蛋白质含量为 2%～14%，平均 4% 左右，其中毛豆和发芽豆可达 12% 以上。脂肪含量不高，除毛豆外，均在 0.5% 以下。碳水化合物为 4% 左右，膳食纤维为 1%～3%。胡萝卜素含量普遍较高。此外，还含有丰富的钾、钙、铁、锌、硒等。

2. 蔬菜的合理利用

（1）合理选择。蔬菜含丰富的维生素，除维生素 C 外，一般叶部含量比根茎部高，嫩叶比枯叶高，深色的菜叶比浅色的高。因此在选择时，应注意选择新鲜、色泽深的蔬菜。

（2）合理加工与烹调。蔬菜所含的维生素和矿物质易溶于水，所以宜先洗后切，以减少蔬菜与水和空气的接触面积，避免损失。洗好的蔬菜放置时间不宜过长，以避免维生素氧化破坏，尤其要避免将切碎的蔬菜长时间地浸泡在水中。烹调时要尽可能做到大火快炒。

（二）水果类食物的营养价值及合理利用

水果类可分为鲜果、坚果。水果与蔬菜一样，主要提供维生素和矿物质。

1. 水果类食物的营养价值

（1）鲜果的营养价值。新鲜水果的水分含量较高，营养素含量相对较低。蛋白质、脂肪含量均不超过 1%，碳水化合物含量差异较大。矿物质含量除个别水果外，相差不大，其中枣中铁含量丰富，白果中硒含量较高。胡萝卜素和维生素 C 含量因品种不同而异，胡萝卜素含量高的水果为柑、橘、杏，维生素 C 含量高的水果为鲜枣、草莓、橙、柑、柿等。

（2）坚果的营养价值。坚果是以种仁为食用部分，因外覆木质或革质硬壳，故称坚果。按照脂肪含量的不同，坚果可以分为油脂类坚果和淀粉类坚果。前者富含油脂，包括核桃、榛子、杏仁、松子、香榧、腰果、花生、葵花子、西瓜子、南瓜子等，一般脂肪含量在 40% 左右；后者淀粉含量高而脂肪很少，包括栗子、银杏、莲子、芡实等。

坚果是一类营养价值较高的食品，其共同特点是低水分含量和高能量，富含 B 族维生素和各种矿物质，如钾、镁、磷、钙、铁、锌、铜等。从营养素含量而言，富含脂肪的坚果优于淀粉类坚果，但由于坚果类所含能量较高，虽为营养佳品，亦不可过量食用，以免导致肥胖。

📄 **知识链接 2-7**

常吃各种水果有利于健康

"遍尝百果能成仙"，是一句脍炙人口的谚语，说明常吃各种水果有利于健康。英国科学家对近 4 000 名成年男女进行了医学调查，研究人员发现，小时候吃水果多的成年人很少会患肺癌、肠癌以及乳腺癌。儿童时期的水果摄入量对成年后防止患上癌症能够起到一定的作用。

2. 水果的合理利用

水果除含有丰富的维生素和矿物质外，还含有大量的生物活性物质，可以防病治病。如梨有清热降火、润肺去燥等功能，对于肺结核、急性或慢性气管炎和上呼吸道感染患者出现的咽干、喉疼、痰多而稠等有辅助疗效。又如红枣可增加机体抵抗力，对体虚乏力、贫血者适用。但也有的水果可致病，如杏仁中含有杏仁苷，柿子中含有柿胶酚，食用不当，可引起溶血性贫血、消化性贫血、消化不良、柿结石等疾病。

鲜果类水分含量高，易于腐烂，宜冷藏。坚果水分含量低而较耐储藏，但含油坚果的脂肪含不饱和脂肪酸的比例较高，易受氧化而酸败变质，故而应当保存于干燥阴凉处，并尽量隔绝空气。

四、菌藻类食物的营养价值及保健作用

菌藻类食物包括食用菌和藻类食物。食用菌是指供人类食用的真菌，有 500 多个品种，常见的有蘑菇、香菇、银耳、木耳等。藻类供人类食用的有海带、紫菜、发菜等。菌藻类食物富含蛋白质、膳食纤维、碳水化合物、维生素和矿物质，尤其是铁、锌、硒的含量为其他食物的数倍甚至十余倍。胡萝卜素含量差别较大，在紫菜和蘑菇中含量较高，其他菌藻类中较低。维生素 B_1 和维生素 B_2 含量也比较高。蛋白质含量以发菜、香菇和蘑菇最为丰富，在 20% 以上。蛋白质氨基酸组成比较均衡，必需氨基酸含量占蛋白质总量的 60% 以上。脂肪含量低，为 1.0% 左右。碳水化合物含量差异较大。

菌藻类食物除了可提供丰富的营养素外，还具有明显的保健作用。研究发现，蘑菇、香菇和银耳中含有多糖物质，具有提高人体免疫功能和抗肿瘤作用。香菇中所含的香菇嘌呤可抑制体内胆固醇形成和吸收，促进胆固醇分解和排泄，有降血脂的作用。黑木耳能抗血小板聚集和降低血凝，减少血液凝块，防止血栓形成，有助于防治动脉粥样硬化。海带因含有大量的碘，临床上常用来治疗缺碘性甲状腺肿。海带中的褐藻酸钠盐有预防白血病和骨癌的作用。

知识链接 2-8

一条腿赛过四条腿

现在流行一句话，"四条腿的不如两条腿的，两条腿的不如一条腿的"，是说就营养价值及对人体健康而言，猪、牛、羊肉不如鸡、鸭等禽肉，而禽肉不如蘑菇。虽然此种说法欠科学性与正确性，但蘑菇确实是大自然赐给人类的美味佳肴，是一种高蛋白、低脂肪、低热量的食品，且蛋白质消化吸收好，消化率可达 70%～90%，有"植物肉"之称。其富含人体所需要的氨基酸，其中谷氨酸含量较高，因此，制作菜品时可不放或少放味精、鸡精，用蘑菇来调味。蘑菇含有较多的维生素和矿物质，具有许多保健功能，如降低血压、血脂和抗癌等。

项目四　其他食品认知

目前，除了传统的食品外，还出现了许多新的食品名称，如保健食品、绿色食品、有机食品、强化食品、黑色食品、无公害食品、转基因食品、免检食品及垃圾食品等。下面简单介绍几种主要的新型食品。

一、保健食品

保健食品是指声称具有特定保健功能，适宜于特定人群食用，具有调节机体功能，不以治疗疾病为目的，并且对人体不产生任何急性、亚急性或者慢性危害的食品。

（一）保健食品与普通食品、药品的区别

将保健食品混同于普通食品或药品进行宣传，是一些保健食品生产企业进行违法宣传的惯用手段。保健食品与普通食品、药品有着本质的区别。

1. 普通食品和保健食品的共性和区别

保健食品和普通食品都能提供人体生存必需的基本营养物质，都具有特定的色、香、味、形。两者的区别在于：

（1）保健食品含有一定量的功效成分，能调节人体的机能，具有特定的功能；而一般食品不强调特定功能。保健食品的标签说明书可以标示保健功能，而普通食品的标签不得标示保健功能。

（2）保健食品一般有特定的食用范围（特定人群），而一般食品无特定的食用范围。

2. 保健食品与药品的区别

保健食品与药品的最大区别是保健食品不以治疗为目的，但可以声称具有保健功能，不会有任何毒性，可以长期使用。保健食品在提供营养、满足人们的感官需要的同时，还调节人体的生理状态，除特殊情况外，无剂量限制，长期大量食用不会引起毒副作用。而以治疗疾病为目的的药品具有选择性，有严格的适应证、禁忌证与程度不等的毒性，有严格的剂量限制、用法及疗程的限制，不能长期过量使用，即使在剂量范围内服用，有时也会引起毒副作用，必须在医生指导下服用，不能依个人喜好使用。

（二）保健食品的监管

《中华人民共和国食品安全法》对保健食品有如下规定：国家对保健食品实行严格监督管理。保健食品声称保健功能，应当具有科学依据，不得对人体产生急性、亚急性或者慢性危害。保健食品的标签、说明书不得涉及疾病预防、治疗功能，内容应当真实，载明适宜人群、不适宜人群、功效成分或者标志性成分及其含量等，并声明"本品不能代替药物"。保健食品的功能和成分应当与标签、说明书相一致。保健食品广告应当声明"本品不能代替药物"。

保健食品的产品标签由保健食品标志和保健食品批准文号组成。保健食品的标志由天蓝色的俯视人像（俗称"小蓝帽"）和"保健食品"中文字样构成，如图 2-2 所示。"小蓝帽"下方有"批准文号"，如"国食健字 G××××××××"，或"国食健字 J××××××××"。"国食健字"代表的是批准部门，G 或 J 的后面有 8 位阿拉伯数字，这就是该产品的"批准文号"，相当于产品的"身份证号码"。

图 2-2　保健食品的标志

（三）保健食品的活性成分

保健食品的活性成分有多种，目前常用的有功能性低聚糖、活性多糖、活性多肽、功能性油脂、功能性甜味剂、抗氧化类物质（如超氧化物歧化酶、谷胱甘肽过氧化物酶和大豆异黄酮）、维生素类、无机盐、双歧杆菌、乳酸菌、植物甾醇及姜黄素等。它们主要具有防治心血管疾病、抗衰老、增强机体免疫力、健脑增智、抑制动脉血栓的形成、控制血糖、抗氧化、预防肿瘤、降血脂、抗微生物及助消化等生理作用。

二、绿色食品

绿色食品是指在无污染的条件下种植、养殖，施有机肥料，不用高毒性、高残留农药，在标准环境、生产技术及卫生标准下加工生产，经权威机构认定并使用专门标识的安全、优质、营养类食品的统称。

绿色食品标准分为 A 级和 AA 级两种。AA 级绿色食品在生产过程中不使用任何有害化学合成物质。A 级绿色食品在生产过程中允许限量使用限定的化学合成物质。绿色食品的标志为绿色正圆形图案，上方为太阳，下方为叶片与蓓蕾，标志的寓意为保护，A 级标志是绿底，图案为白色；AA 级标志是白底，图案为绿色，如图 2-3 所示。

图 2-3　AA 级绿色食品的标志

三、有机食品

有机食品是指来自有机农业生产体系，根据有机农业生产要求和相应标准生产加工，并且通过合法、独立的有机食品认证机构认证的农副产品及其加工品。国内市场销售的有机食品主要是蔬菜、大米、茶叶、蜂蜜等。

有机食品标志采用人手和叶片为元素，如图2-4所示。寓意人类对自然和生命的渴望及人与自然和谐美好的生存关系。

有机食品与绿色食品的区别：

（1）有机食品在生产加工过程中绝对禁止使用农药、化肥、激素等人工合成物质，并且不允许使用基因工程技术。而A级绿色食品则允许有限量地使用人工合成物质，AA级食品中没有禁止使用转基因生物。

（2）有机食品在土地生产转型方面有严格规定。考虑到某物质在环境中会残留相当一段时间，土地从生产其他食品到生产有机食品需要2～3年的转换期，而生产绿色食品则没有转换期的要求。

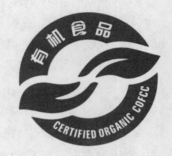

图2-4 有机食品的标志

（3）有机食品在数量上进行了严格控制，要求定地块、定产量，生产其他食品则没有如此严格的要求。

四、强化食品

食品营养强化是指根据不同人群的营养需要，向食物中添加一种或多种营养素或某些天然食物成分，以改善食品中各营养素之间的比例关系、提高营养价值的过程。经过强化处理的食品称为强化食品。目前除了母乳对婴儿以外，几乎没有一种天然食品单一应用时能满足人体对各种营养素的需要。强化食品主要有弥补天然食物的营养缺陷、补充食品在加工储存及运输过程中营养素的损失、简化膳食处理并方便摄食、适应不同人群的营养需要、预防营养不良等作用。

在我国，食品营养强化剂也属于食品添加剂。食品营养强化剂是指为增强营养成分而加入食品中的天然或者人工合成的属于天然营养素范围的食品添加剂。目前符合国内标准和法规规定的食品营养强化剂为氨基酸及含氮化合物、矿物质、维生素三大类。此外，近些年来某些脂肪酸和膳食纤维也被作为食品营养强化剂应用于食品工业生产中。

 项目五　食品营养标签

一、食品营养标签的意义

食品营养标签是向消费者提供食品营养信息和特性的说明，也是消费者直观了解食品营养组分、特征的有效方式。原卫生部在参考国际食品法典委员会和国内外管理经验的基础上，组织制定了《预包装食品营养标签通则》（GB28050-2011，以下简称"营养标签标准"），于 2013 年 1 月 1 日起正式实施。

根据国家居民营养状况调查结果，我国居民存在营养缺乏与过剩的双重问题，特别是脂肪、钠（食盐）的摄入较高，这是引发慢性病的主要因素。通过实施营养标签标准，要求预包装食品必须标示营养标签内容，一是有利于宣传普及食品营养知识，指导公众科学选择膳食；二是有利于促进消费者合理平衡膳食和身体健康；三是有利于规范企业正确标示营养标签，科学宣传有关营养知识，促进食品产业健康发展。

食品安全国家标准预包装食品营养标签通则

营养标签标准是食品安全国家标准，属于强制执行的标准。标准实施后，其他相关规定与其不一致的，应当按照此标准执行。

二、食品营养标签的主要内容

营养标签是预包装食品标签的一部分。食品营养标签包括营养成分表、营养声称和营养成分功能声称，通过这三部分内容向消费者提供食品营养信息和特性的说明。

1. 营养素参考值（NRV）

NRV 是专用于食品营养标示的营养素日需要量参考值，是在居民膳食营养素参考摄入量（DRIs）的基础上，结合我国居民膳食消费习惯和消费量制定的一套数值。用 NRV 作为参考值，方便比较食品营养标签中营养成分含量的多少及指导日常膳食。NRV 大致可以满足正常成人的营养需要，但不适用于 4 岁以下儿童。各营养成分的营养素参考值见表 2 - 2。

表 2 - 2 营养素参考值（NRV）

营养成分	NRV	营养成分	NRV	营养成分	NRV
能量 #	8 400KJ	维生素 B_1	1.4mg	磷	700mg
蛋白质	60g	维生素 B_2	1.4mg	钾	2 000mg
脂肪	≤ 60g	维生素 B_6	1.4mg	钠	2 000mg
饱和脂肪酸	≤ 20g	维生素 B_{12}	2.4μg	镁	300mg
胆固醇	≤ 300mg	维生素 C	100mg	铁△	12mg
碳水化合物	300g	烟酸△	15mg	锌△	12mg
膳食纤维	25g	叶酸（DFE）	400μg	碘△	120μg
维生素 A△（RAE）	800μg	泛酸	5mg	硒△	60μg
维生素 D△	10μg	生物素△	40μg	铜△	0.8mg
维生素 E（α - TE）	14mg	胆碱△	500mg	氟	1mg
维生素 K	80μg	钙	800mg	锰△	4mg

\# 能量相当于 2 000kcal；蛋白质、脂肪、碳水化合物供能分别占总能量的 13%、27% 与 60%。
△根据《中国居民膳食营养素参考摄入量（2013 版）》修订维生素 A 单位、相关营养成分的 NRV。

2. 营养成分表

营养成分表是标有食品营养成分名称、含量和占营养素参考值（NRV）百分比的规范性表格。表格中强制标示的内容包括能量和4个核心营养素（蛋白质、脂肪、碳水化合物、钠）的含量值及其占营养素参考值（NRV）的百分比。此外，还应标示出将进行营养声称或营养成分功能声称的其他27种营养成分的含量及其占营养素参考值（NRV）的百分比。能量和营养成分的含量应以每100克（g）和（或）每100毫升（mL）和（或）每份食品可食部中的具体数值来标示。当用份标示时，应标明每份食品的量。份的大小可根据食品的特点或推荐量规定。

3. 营养声称

营养声称是指对食物营养特性的描述和声明，如能量水平、蛋白质占含量水平。营养声称包括含量声称和比较声称。含量声称是根据规定的含量要求进行声称，比较声称是根据参考食品进行声称，二者声称用语不同。

（1）含量声称。

含量声称是指描述食物中能量或营养成分含量水平的声称。声称必须按"营养标签标准"要求，含量声称用语包括"来源"、"含有"、"高"、"富含"、"低"、"不含"或"无"等。例如，当固体食品的蛋白质含量 ≥ 20% NRV、液体食品 ≥ 10% NRV 时就可以说高蛋白，即 ≥ 12g/100g（固体）或 ≥ 6g/100mL（液体）时，均可以声称"高蛋白质"或"富含蛋白质"。"低糖"食品要求每 100g 或 100mL 的食品中糖含量 ≤ 5g。"脱脂"乳制品是指 100mL 液态奶和酸奶的脂肪含量 ≤ 0.5g，或 100g 奶粉的脂肪含量 ≤ 1.5g，这时可标示"脱脂"。

（2）比较声称。

比较声称是指与消费者熟知的、容易理解的同类或同一属类食品的营养成分含量或能量值进行比较后的声称。声称用语包括"增加""大于"或"减少""少于"等。使用比较声称的条件是其能量值或营养成分含量差异必须 ≥ 25%。

4. 能量与营养成分功能声称

营养成分功能声称是指某营养成分可以维持人体正常生长、发育和正常生理功能等作用的声称。应使用"营养标签标准"规定的能量和营养成分功能声称标准用语。例如，只有当食品中的钙含量满足"钙来源""高钙"或"增加钙"等条件和要求后，才能标示"钙有助于骨骼和牙齿的发育"等功能声称用语。

食品营养标签的标示应当真实、客观，不得虚假，不得夸大产品的营养作用。任何产品标签标示和宣传等不得对营养声称方式和用语进行删改和添加，也不得明示或暗示治疗疾病的作用。营养成分中能量和核心营养成分的标示顺序为：能量、蛋白质、脂肪、碳水化合物、钠。

三、食品营养标签格式

"营养标签标准"中规定了预包装食品营养标签的格式，应选择以下 6 种格式中的一种。（1）仅标示能量和核心营养素的格式；（2）标注更多的营养成分；（3）附有外文的格式；（4）横排格式；（5）文字格式；（6）附有营养声称和（或）营养成分功能声称的格式。其中"仅标示能量和核心营养素的格式"是食品营养标签应用最为普遍的格式，见表 2 - 3。

表 2 - 3　×××营养成分表

项目	每 100g 或 10mL 或每份	营养素参考值 %/NRV%
能量	千焦 /kJ	%
蛋白质	克 /g	%
脂肪	克 /g	%
碳水化合物	克 /g	%
钠	毫克 /mg	%

食品营养标签的"文字格式"，是食品的包装总面积小于 100cm² 时，如进行营养成分标示，允许用非表格的形式，并可省略营养素参考值（NRV）的标示。根据包装特点，营养成分从左到右横向排开，或者自上而下排开，如营养成分 /100g：能量 ××kJ，蛋白质 ××g，脂肪 ××g，碳水化合物 ××g，钠 ××mg。

图 2 - 5 是带有营养声称的某饼干的营养标签。

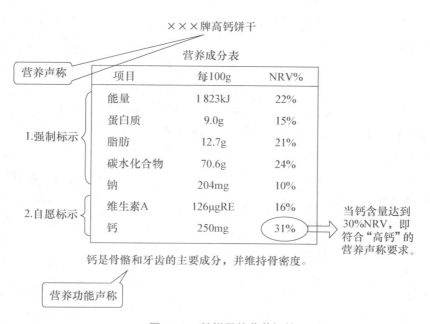

图 2 - 5　某饼干的营养标签

📖 思考与训练

一、解释基本概念

食物营养价值　　INQ　　乳糖不耐症　　保健食品　　绿色食品　　有机食品
强化食品　　　食品营养标签

二、简答题

1. 各类食物的营养特点如何？
2. 鱼类脂肪酸与畜类脂肪酸对人体健康有何不同影响？
3. 蛋类生吃好还是熟吃好？
4. 为什么说奶类是钙的良好来源？
5. 食品营养标签的主要内容是什么？

三、客观题

（一）单项选择题

1. 谷类碳水化合物含量最为丰富，（　　）。

A. 主要集中在胚乳中　　　　　　　　　B. 主要集中在胚芽中

C. 主要集中在麸皮中　　　　　　　　　D. 均匀分布

2. 以玉米为主食的地区的居民容易发生（　　）。

A. 脚气病　　　　　B. 氪气病　　　　　C. 癞皮病　　　　　D. 败血症

3. 大豆类的碳水化合物含量为（　　）。

A. 5%～15%　　　B. 30%～40%　　　C. 40%～50%　　　D. 20%～35%

4. 大豆的最佳吃法是（　　）。

A. 整粒蒸煮使用　　　　　　　　　　　B. 粉碎后加工成豆制品再食用

C. 炒食用　　　　　　　　　　　　　　D. 油炸食用

5. 从营养学的角度来看，豆芽的显著特点就是在豆类发芽的过程中产生了（　　）。

A. 维生素 C　　　B. 维生素 B_1　　　C. 维生素 B_2　　　D. 维生素 D

6. 天然食物中蛋白质生物学价值最高的是（　　）。

　A. 瘦猪肉　　　B. 鸡蛋　　　C. 牛奶　　　D. 鱼

（二）多项选择题（至少选择两项）

1. 维生素 B_2 的主要食物来源是（　　）。

A. 动物内脏　　B. 鸡蛋、牛奶　　C. 水　　　D. 豆浆

E. 大豆油

2. 植物性食物（　　）。

A. 以油脂坚果类食物的脂肪含量最高　　B. 以豆类食物的脂肪含量最高

C. 以亚油酸为主　　　　　　　　　　　D. 以牛磺酸为主

E. 含铁最为丰富

3. 脂肪含量较低的食品有（　　　）。

A. 蔬菜　　　　　　　B. 海带　　　　　　　C. 坚果　　　　　　　D. 水果

E. 大豆

4. 面粉所含蛋白质的氨基酸中（　　　）。

A. 赖氨酸较低　　　B. 赖氨酸较高　　　C. 蛋氨酸较高　　　D. 蛋氨酸较低

E. 色氨酸高

5. 大豆所含蛋白质的氨基酸中（　　　）。

A. 赖氨酸较低　　　B. 赖氨酸较高　　　C. 蛋氨酸较高　　　D. 蛋氨酸较低

E. 二者都较高

6. 下列对动植物油脂进行的比较，表述正确的是（　　　）。

A. 动物油脂的营养价值高于植物油脂

B. 植物油脂的熔点低于动物油脂

C. 植物油脂的消化率高于动物油脂

D. 植物油脂中必需脂肪酸含量高于动物油脂

E. 野外放养山羊的油脂营养价值高于深海鱼油的营养价值

（三）判断题

1. 植物性食物中铁吸收率都较动物性食物更低。（　　　）

2. 动物性食物中的脂肪酸都以饱和脂肪酸为主。（　　　）

3. 奶和奶制品是钙的最好食物来源，其含量丰富，且吸收率高。（　　　）

4. 糙米中含较多维生素 B_1，但米糠层中含量多，胚乳中含量少。（　　　）

5. 豆制品营养价值高于大豆，主要是由于在豆制品的加工过程中去除了大豆中的抗营养因子。（　　　）

6. 食用鸡蛋和牛奶并不能预防缺铁性贫血。（　　　）

四、综合训练题

1. 查食物成分表，填补表 2-4 中的空格。请以成年男子轻体力劳动者为例，计算出所列各营养素的 INQ 值，并评价食物的营养价值，提出合理化建议。

表 2-4　轻体力成年男子的营养素摄入量

能量与各营养素		热能（kJ）	蛋白质（g）	视黄醇（μg RAE）	硫胺素（mg）	核黄素（mg）	钙（mg）	铁（mg）
营养素参考摄入量		9 410	65	800	1.4	1.4	800	12
鸡蛋	100g（可食部）							
	INQ							

续表

能量与各营养素		热能 （kJ）	蛋白质 （g）	视黄醇 （µg RAE）	硫胺素 （mg）	核黄素 （mg）	钙 （mg）	铁 （mg）
大米	100g							
	INQ							
大豆	100g							
	INQ							

2. 社会上流传一种对不同种类食品选择的形象说法："四条腿的不如两条腿的，两条腿的不如一条腿的。"你认为这种说法科学吗？请你运用食物原料的营养知识谈谈对这段话的理解。

3. 光绪十三年（1887年），清政府向英德购买了四艘军舰，派人驶回国内。当年7月25日至10月26日，航行三个月抵达厦门。途中船员脚气病流行，表现为"患腿肿，不数日上攻于心，肿至腰际即不治"。船员均以白米为主食。船上无冷藏，吃不到新鲜肉类。

问题：

（1）这是一种因什么物质缺乏引起的疾病？

（2）为什么会导致这种物质缺乏？

4. 材料1：1959—1961年，中国遭遇三年自然灾害，农业生产大幅减少，城乡居民生活受到极大的影响，粮食和副食品实行定量供应。当时的粮食定量对于很多人来说都不够吃，肉、禽、鱼、蛋等动物性食物供应更是少之又少。当时由于营养需要得不到满足，很多人患有营养不良疾病，极度消瘦、下肢水肿，身体衰弱，甚至有人被饿死，劳动生产效率也大大下降。有文献评估，当时出生的婴儿，其成年时候的身高同比矮了3.03cm。

材料2：由美国康奈尔大学柯林·坎贝尔教授与中国相关专家完成的《中国健康调查报告》（*The China Study*），获中国卫生部（现卫计委）科技进步一等奖。坎贝尔教授对营养学，特别是对膳食、营养与慢性疾病关系的研究成果引人瞩目。1983—1989年，坎贝尔教授等专家在中国24个省69个县，通过上万人的问卷和实验分析得出很多富有指导性的结论：以动物性食物为主的膳食会导致慢性疾病的发生（如肥胖、冠心病、肿瘤、骨质疏松等）；以植物性食物为主的膳食有利于健康，也能有效地预防和控制慢性疾病。用通俗的话讲就是：要多吃粮食、蔬菜和水果，少吃鸡、鸭、鱼、肉、蛋、奶等。

请分析以上两个案例，阐述动植物性食物对人类健康的影响。

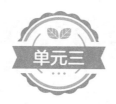

单元三

膳食指南与合理烹饪

📖 ┃ 知识目标

⊙ 了解常见的膳食结构类型及其特点。

⊙ 理解一般人群《中国居民膳食指南（2022）》和中国居民平衡膳食宝塔的内容。

⊙ 了解中国居民特定人群膳食指南的内容。

⊙ 了解烹饪过程中营养素发生的变化，理解科学烹饪的方法。

📚 ┃ 能力目标

⊙ 能运用膳食指南指导一般人群合理饮食。

⊙ 能用平衡膳食宝塔确定成人每日食物供应量。

⊙ 能应用营养素在烹饪过程中变化的相关知识指导科学烹饪。

项目一　膳食结构

案例 3-1　"中国长寿之乡"——巴马人的饮食

广西河池市巴马瑶族自治县挂上了"世界长寿之乡"和"中国长寿之乡"两块牌匾。联合国确定长寿之乡的标准是百岁老人比例不小于 0.75/10 万，而巴马的这一比例是联合国标准的 40 多倍，居世界前列。

巴马的长寿现象与当地优美宜人的环境、朴素纯净的生活及遗传、饮食、劳动和微量元素等多种因素有关，其中具有重要影响的因素应是饮食结构。其主要特点有：

（1）主食品种多样，注重粗细搭配。长寿老人常年以玉米、稻米为主食，以红薯、芋头为补充。大部分百岁老人年均用粮约 210kg，每天食用玉米 0.5kg 左右。

（2）豆类的摄入量大。巴马县盛产黄豆、饭豆、竹豆、豌豆、绿豆、地豆、猫豆、黑豆、四季豆等，一年四季均有豆类供应，以黄豆居多，其次是绿豆、饭豆。巴马的长寿老人每人每年会食用豆类 25kg～50kg。

（3）蔬菜品种丰富，摄入量充足。人们常吃的蔬菜有白菜、芥菜、萝卜、大蒜苗、红薯苗、瓜类、南瓜苗、南瓜花、西红柿、笋类等几十种，还有苦脉菜、雷公根、羊角菜、蕨菜等近百种野菜。巴马的长寿者每人每天食用蔬菜 0.5kg～0.75kg。

（4）适量的动物性食物，增加营养，改善生活。巴马当地盛产巴马香猪、甲篆油鱼、黑山羊等优质动物性食物，当地人经常适量地食用。

（5）长寿老人以食用植物油为主，辅以动物油。火麻油等植物油是长寿老人的主要食用油。人们称火麻油为长寿油。经测定，火麻油中含有大量有利于延缓衰老的维生素 E。火麻油中不饱和脂肪酸含量丰富，亚油酸及 α-亚麻酸含量均较高，还有蛋白质、卵磷脂等。除了火麻油之外，巴马长寿老人还常食用山茶油。山茶油在民间也有长寿油的说法，山茶油里的油酸含量比橄榄油还要高。

根据巴马人的饮食特点，总结出巴马人的饮食结构有"五低""两高"特点，即：低热量、低脂肪、低动物蛋白、低盐、低糖，以及高维生素、高膳食纤维。到20 世纪 90 年代，巴马人的饮食结构仍保持以植物性食物为主、动物性食物为辅的东方传统膳食结构。在物质生活日益丰富、餐桌日益丰盛的今天，我们应借鉴巴马人的膳食结构。

问题： 巴马人的膳食结构属于哪种类型？巴马人的膳食特点与长寿有无关系？

一、膳食结构的类型

膳食结构是指膳食中各类食物的数量及在膳食中所占的比重。一般可以根据各类食物所能提供的能量及各种营养素的数量和比例来衡量膳食结构的组成是否合理。长期的膳食结构特点对人体健康影响极大。

按照膳食中动物性、植物性食物所占的比重，以及能量、蛋白质、脂肪和碳水化合物的供给量作为划分膳食结构的标准，可将世界不同地区的膳食结构分为以下四种类型：

（一）动植物食物平衡的膳食结构

该类型以日本、新加坡为代表。膳食中动物性食物与植物性食物比例比较适当。动物性食品消费量中，海产品所占比例达到 50%，动物蛋白占总蛋白的 42.8%；每天能量摄入保持在 2 000kcal 左右，宏量营养素供能比例为：碳水化合物 57.7%，脂肪 26.3%，蛋白质 16.0%。

该类型的膳食能量能够满足人体需要，又不致过剩。蛋白质、脂肪、碳水化合物的供能比例合理。来自植物性食物的膳食纤维和来自动物性食物的营养素如铁、钙等均比较充足，同时动物脂肪又不高，有利于避免营养缺乏病和营养过剩性疾病。此类膳食结构已成为世界各国调整膳食结构的参考。

（二）以植物性食物为主的膳食结构

大多数发展中国家如印度、巴基斯坦、孟加拉国和非洲一些国家等属此类型。膳食构成以植物性食物为主、动物性食物为辅。动物性蛋白质一般占蛋白质总量的 10% ～ 20%，低者不足 10%；植物性食物提供的能量占总能量近 90%。

该类型的膳食能量基本可满足人体需要，但蛋白质、脂肪摄入量均低，来自动物性食物的营养素如优质蛋白、铁、钙、维生素 A 等摄入不足。营养缺乏病是此类膳食结构的主要营养问题，主要表现为人的体质较弱、健康状况不良、劳动生产率较低。但从另一方面看，以植物性食物为主的膳食结构，膳食纤维充足，动物性脂肪较低，有利于冠心病和高脂血症的预防。

（三）以动物性食物为主的膳食结构

以动物性食物为主的膳食结构是多数欧美发达国家如西欧国家、北欧国家、美国的典型膳食结构。其膳食构成以动物性食物为主，以提供高能量、高脂肪、高蛋白质、低纤维为主要特点，属于营养过剩型的膳食。人均日摄入蛋白质 100g 以上，脂肪为 130g ～ 150g，能量高达 3 300kcal ～ 3 500kcal。

营养过剩是此类膳食结构人群所面临的主要健康问题。心脏病、脑血管病和恶性肿瘤已成为人的三大死亡原因，尤其是心脏病死亡率明显高于发展中国家。

（四）地中海膳食结构

居住在地中海地区的居民，如意大利、希腊居民可作为该种膳食结构的代表。此膳食结构的突出特点是饱和脂肪酸摄入量低，膳食中含大量复合碳水化合物，蔬菜、水果摄入量较高。膳食结构的主要特点是：食物的加工程度低，新鲜度较高；该地区居民以食用当季、当地产的食物为主；橄榄油是主要的食用油；脂肪提供能量占膳食总能量比值为25%～35%，饱和脂肪酸所占比例较低，为7%～8%；每天食用少量适量奶酪和酸奶；每周食用适量鱼、禽，少量的蛋；以新鲜水果作为典型的每日餐后食品，甜食每周只食用几次；每月食用几次红肉（猪、牛和羊肉及其产品）；大部分成年人有饮用葡萄酒的习惯。

地中海地区居民心脑血管疾病发生率很低，已引起了西方国家的注意，并纷纷参照这种膳食模式改善自己国家的膳食结构。

二、中国居民的膳食结构

（一）中国居民传统的膳食结构特点

中国居民的传统膳食以植物性食物为主，谷类、薯类和蔬菜的摄入量较高，肉类的摄入量比较低，豆制品总量不高且随地区而不同，奶类消费在大多数地区不多。此种膳食的特点是：

1. 高碳水化合物

我国南方居民多以大米为主食，北方居民以小麦粉为主，谷类食物的供能比例占70%以上。

2. 高膳食纤维

谷类食物和蔬菜中所含的膳食纤维丰富，因此我国居民膳食纤维的摄入量也很高。这是我国传统膳食具备的优势之一。

3. 低动物脂肪

我国居民传统的膳食中动物性食物的摄入量很少，动物脂肪的供能比例一般在10%以下。

（二）中国居民的膳食结构现状及变化趋势

《中国居民营养与慢性病状况报告（2020年）》指出，我国居民膳食能量和宏量营养素摄入充足，优质蛋白摄入不断增加。家庭减盐取得成效，人均每日烹调用盐9.3克，与2015年相比下降了1.2克。近年来，饮酒者中几乎每天饮酒的比例有所下降。

目前，膳食结构不合理的问题突出，膳食脂肪供能比持续上升，农村首次突破30%推荐上限，食用油、食用盐摄入量远高于推荐值，而水果、豆及豆制品、奶类消费量不足。部分重点地区、重点人群，如婴幼儿、育龄妇女和高龄老年人面临的重要微量营养素摄入不足等问题仍需要引起关注。儿童、青少年经常饮用含糖饮料问题已经凸显，15 岁以上人群吸烟率、成人 30 天内饮酒率超过四分之一。

当前中国富裕地区与落后地区的膳食构成差别较大，存在营养缺乏与过剩的双重负担。随着社会经济的发展，我国居民膳食结构在向"富裕型"转变过程中，应特别注意部分居民膳食结构出现以高热能、高脂肪、高动物蛋白为特征的"西化"趋势，避免营养过剩性疾病（如肥胖率）不断攀升、慢性病高发的态势，将合理膳食和重大慢病防治纳入健康中国行动。

 项目二　膳食指南

为适应中国居民营养健康的需要，提高全民健康意识，帮助居民合理选择食物，减少营养不良和预防慢性病的发生，我国于 1989 年首次发布了《中国居民膳食指南》，并于 1997 年、2007 年、2016 年进行了三次修订。在国家实施《健康中国行动（2019—2030 年）》和《国民营养计划（2017—2030 年）》背景下，为保证《中国居民膳食指南》的时效性和科学性，使其真正契合不断发展变化的我国居民营养健康需求，中国营养学会修订完成了《中国居民膳食指南（2022）》，并决定今后每五年修订一次。《中国居民膳食指南（2022）》包含一般人群膳食指南及特定人群膳食指南。

一、一般人群膳食指南

一般人群膳食指南适用于 2 岁以上健康人群，共有 8 条指导准则。

（一）准则一：食物多样，合理搭配

平衡膳食模式是最大程度上保障人类营养需要和健康的基础，食物多样是平衡膳食模式的基本原则。多样的食物应包括谷薯类、蔬菜水果类、畜禽鱼蛋奶类、大豆坚果类等。

建议平均每天摄入 12 种以上食物，每周 25 种以上。谷类为主是平衡膳食模式的重要特征，建议平均每天摄入谷类食物 200 ～ 300g，其中，全谷物和杂豆类 50 ～ 150g，薯类 50 ～ 100g。每天的膳食应合理组合和搭配，平衡膳食模式中碳水化合物供能占膳食总能量的 50% ～ 65%，蛋白质占 10% ～ 15%，脂肪占 20% ～ 30%。

📖 **知识链接 3-1**

"食物相克"是真的吗？

在营养学和食品安全理论中，并没有"食物相克"之说，迄今也没有看到在现实生活中真正由于食物相克导致的食物中毒案例及相关报道。"食物相克"致人死

亡的说法，很可能是偶然巧合，或是由食物中毒引起的，或是特殊体质产生食物过敏的表现，并非食物"相克"。

社会上所谓"食物相克"的理由，一是认为食物含有大量草酸、鞣酸，与钙结合后会影响营养吸收。事实上，大部分植物性食物中均含有草酸，以"菠菜和豆腐"为例，虽然草酸能与部分钙结合，但其影响小，没有被结合的钙仍可被人体吸收利用。何况，菠菜和豆腐中还含有蛋白质、多种维生素、矿物质、膳食纤维及其他有益健康的植物化学物，因此，不能因为食物中某个不确定的影响因素而放弃整个食物。二是认为与食物间发生化学反应有关。以"虾和水果相克"为例，认为虾中的五价砷和水果中的维生素C发生化学反应，可生成三氧化二砷（砒霜）而引起中毒。我国食品安全标准对海产品中的砷有限量规定。而砒霜中毒剂量是50mg，根据转换系数计算，即使虾里面含有的砷达到最高限量，并且有足够的维生素C转化，也相当于1个人一顿饭要吃40kg虾才能达到中毒剂量，这在膳食生活中是不可能发生的。

中国营养学会委托兰州大学对100名健康人进行所谓"相克"食物试食试验，包括猪肉＋百合、鸡肉＋芝麻、土豆＋西红柿、韭菜＋菠菜等食物组合，连续观察一周，均未发现任何异常反应。诸多研究进一步表明，"食物相克"之说是不成立的。

（二）准则二：吃动平衡，健康体重

体重是评价人体营养和健康状况的重要指标，运动和膳食平衡是保持健康体重的关键。各个年龄段的人群都应该坚持每天运动、维持能量平衡、保持健康体重。体重过低和过高均易增加疾病的发生风险。

推荐每周应至少进行5天中等强度的身体活动，累计150分钟以上；坚持日常身体活动，最好每天能走6 000步；注意减少久坐时间，每小时起来动一动，动则有益。

📖 知识链接 3-2

能量平衡和持之以恒

俗话讲"一口吃不成胖子"，但一口一口累积起来，胖子就可能吃出来了。从体重增加发展到肥胖往往要经历一个较长的时间，这种变化必然建立在能量摄入大于消耗的基础之上，但是其中的差距并不一定很大。如果每天仅仅增加摄入不多的能量，相当于米饭40g、水饺25g（2～3个饺子）、烹调油5g，累积起来，一年大约可以增加体重1kg，10年、20年下来，一个体重在正常范围内的健康人就可以变成肥胖患者。因此，预防不健康的体重增加要从控制日常的饮食量做起，从少吃"一两口"做起。这样每天减少一点能量摄入，长期坚持才有可能控制住体重上升的趋势。另外，人们也应增加各种消耗能量的活动来保持能量的平衡。对于容易发

胖的人，特别强调适度限制进食量，不要完全吃饱，更不能吃撑，最好在感觉还欠几口的时候就放下筷子。此外，还应注意减少高脂肪、高能量食物的摄入，多进行体力活动和锻炼。

（三）准则三：多吃蔬果、奶类、全谷、大豆

蔬菜、水果、奶类和大豆及其制品是平衡膳食的重要组成部分，坚果是膳食的有益补充。蔬菜和水果是维生素、矿物质、膳食纤维和植物化学物的重要来源，奶类和大豆类富含钙、优质蛋白质和 B 族维生素，对降低慢性病的发病风险具有重要作用。

推荐餐餐有蔬菜，每天摄入不少于 300g 蔬菜，深色蔬菜应占 1/2。推荐天天吃水果，每天摄入 200 ～ 350g 新鲜水果，果汁不能代替鲜果。吃各种各样的奶制品，摄入量相当于每天 300ml 以上液态奶。经常吃全谷物、豆制品，适量吃坚果。

📋 **知识链接 3-3**

蔬菜与水果不能互相替换

尽管蔬菜和水果在营养成分和健康效应方面有很多相似之处，但它们是不同食物种类，其营养价值各有特点。蔬菜品种远多于水果，而且蔬菜（深色蔬菜）的维生素、矿物质、膳食维和植物化合物的含量高于水果，故水果不能代替蔬菜。在膳食中，水果可补充蔬菜摄入不足。水果中碳水化合物、有机酸、芳香物质比新鲜蔬菜多，且水果食用前不用加热，其营养成分不受烹调因素影响。成年人为了控制体重，可以在餐前吃水果，这有利于控制进餐总量，避免过饱。

（四）准则四：适量吃鱼、禽、蛋、瘦肉

鱼、禽、蛋和瘦肉可提供人体所需的优质蛋白质、维生素 A、B 族维生素等，有些也含有较高的脂肪和胆固醇。目前我国畜肉消费量高，过多摄入对健康不利，应当适量食用。动物性食物优选鱼和禽类，鱼和禽类脂肪含量相对较低，鱼类含有较多的不饱和脂肪酸。蛋类各种营养成分齐全，瘦肉脂肪含量较低。过多食用烟熏和腌制肉类可增加部分肿瘤的发生风险，应当少吃。

推荐成年人平均每天摄入动物性食物总量 120 ～ 200g，相当于每周摄入鱼类 2 次或 300 ～ 500g、畜禽肉 300 ～ 500g、蛋类 300 ～ 350g。

📋 **知识链接 3-4**

红壳鸡蛋与白壳鸡蛋、土鸡蛋与洋鸡蛋营养价值比较

有些人认为红壳鸡蛋比白壳鸡蛋的营养价值高，其实不然。测定结果表明，两者营养素含量并无显著差别。白壳与红壳鸡蛋蛋白质含量均为 12% 左右；脂肪含量

红壳鸡蛋略高，为 11.1%；白壳鸡蛋略低，为 9.0%；维生素 A 含量是白壳的较高，红壳的较低；维生素 E 是白壳的较高，红壳较低；其他营养素含量相差不明显。红壳蛋壳主要是由含有一种呈红色的卵壳卟啉物质导致的。因此，在选购鸡蛋时，无须注重蛋壳的颜色。

土鸡蛋指的是农家散养的土鸡所生的蛋，而洋鸡蛋则是指用合成饲料养的鸡下的蛋。一些人认为，土鸡在自然环境中生长，吃的也都是天然食物，产出的鸡蛋品质自然会好一些。而一般养鸡场生产的鸡蛋，因采用了专门的产蛋鸡种和人工饲料，其营养价值不如土鸡蛋。因此，即使价钱贵出许多，很多人还是愿意购买土鸡蛋，尤其是给老人、孕妇和孩子吃。那么，土鸡蛋和洋鸡蛋到底哪种营养价值更高，目前还存在争议。

📋 **知识链接 3-5**

鲍鱼和鱼翅的营养价值有多高？

鲍鱼和鱼翅自古被视为"海味之极品"。因其价格昂贵，民间传说"一口鲍鱼一口金""鱼翅价比黄金"。那么，鲍鱼和鱼翅的营养价值是否也像其价格一样高呢？其实不然。

鲍鱼，为单壳贝类，属海洋软体动物。从营养角度看，鲍鱼的价值并不很突出。从营养成分分析，鲍鱼中的营养素含量与其他水产动物比较，有高有低，营养价值并不像人们所认为的那么高。

鱼翅是鲨鱼、鳐鱼和银鲛鱼的鳍经加工而成，分析结果显示其营养成分并无特别之处。无论是从保护自然生态的角度还是从营养学角度，我们都应该拒绝购买和食用鱼翅。

（五）准则五：少盐少油，控糖限酒

我国多数居民食盐、烹调油和脂肪摄入过多，是目前肥胖、心脑血管疾病等慢性病发病率居高不下的重要因素，因此，应当培养清淡的饮食习惯，推荐成年人每天摄入食盐不超过 5g、烹调油 25～30g，避免过多动物性油脂和饱和脂肪酸的摄入。

过多摄入添加糖可增加龋齿和超重的发生风险，建议不喝或少喝含糖饮料，推荐每天摄入糖不超过 50g，最好控制在 25g 以下。儿童、青少年、孕妇、哺乳期妇女不应饮酒，成年人如饮酒，一天饮酒的酒精量不应超过 15g。

知识链接 3-6

哪些食物隐藏盐？

　　食盐在烹调中的主要作用是调制口味和增强风味。常见的"隐藏盐"主要见于调味品，如酱油、咸菜、酱豆腐、味精等。在加工食品中，一方面添加食盐能增加食品的味道；另一方面食盐也是食品保存中最常用的抑菌剂。

　　除此之外，在食品加工过程中，含钠的食品添加剂如谷氨酸钠（味精）、碳酸氢钠（小苏打）、碳酸钠、枸橼酸钠、苯甲酸钠等，都会增加加工食品的钠含量。

（六）准则六：规律进餐，足量饮水

　　规律进餐是实现合理膳食的前提，应合理安排一日三餐，定时定量、饮食有度，不暴饮暴食。早餐提供的能量应占全天总能量的 25% ～ 30%，午餐占 30% ～ 40%，晚餐占 30% ～ 35%。

　　水是构成人体成分的重要物质并发挥着多种生理作用。水摄入和排出的平衡可以维护机体适宜水合状态和健康。建议低身体活动水平的成年人每天饮 7 ～ 8 杯水，相当于男性每天喝水 1 700ml，女性每天喝水 1 500ml。每天主动、足量饮水，推荐喝白水或茶水，不喝或少喝含糖饮料。

知识链接 3-7

辟谷与轻断食

　　辟谷，又叫"断谷""绝谷"等，源自传统养生的"不食五谷"，是指在一定时间内不吃五谷杂粮，而用水、蜂蜜、果汁等充腹，或在一定时间内完全断食。从古至今，辟谷备受争议，但缺乏这方面的相关研究。有关辟谷对机体代谢等方面的影响，是来自个体的主观感受或个例报告。从现代营养学的理论分析，一段时间不吃食物或断食的做法会造成能量和营养素供应不足或缺乏，长期会影响机体正常生理功能，甚至带来生命危险。

　　轻断食，又称为间歇性断食，是近年来流行的减肥方式，是通过定时摄入食物减少能量的方法来实现减轻体重的饮食行为。轻断食作为一种饮食疗法，在减肥、血糖与血脂的调节、胰岛素敏感性的改善等方面有一定的作用。但是，目前有关轻断食的研究仍处于初步阶段，来自人群试验的数据非常有限。轻断食主要分为两个类型：

　　（1）隔日断食法：正常饮食日与断食日交替进行，即在 24 小时食物摄入不受限制后紧接着断食 24 小时；

　　（2）周期性断食：每周选择 1 ～ 2 天作为断食日，其余几天里食物摄入不受限制。

（七）准则七：会烹会选，会看标签

食物是人类获取营养、赖以生存和发展的物质基础，在生命的每一个阶段都应该规划好膳食。了解各类食物营养特点，挑选新鲜的、营养素密度高的食物，学会通过食品营养标签的比较，选择购买较健康的包装食品。

烹饪是合理膳食的重要组成部分，学习烹饪和掌握新工具，传承当地美味佳肴，做好一日三餐，家家实践平衡膳食，享受营养与美味。如在外就餐或选择外卖食品，按需购买，注意适宜份量和荤素搭配，并主动提出健康诉求。

（八）准则八：公筷分餐，杜绝浪费

日常饮食卫生应首先注意选择当地的、新鲜卫生的食物，不食用野生动物。食物制备生熟分开，储存得当。多人同桌，应使用公筷公勺、采用分餐或份餐等卫生措施。

勤俭节约是中华民族的文化传统，人人都应尊重和珍惜食物，在家在外按需备餐，不铺张不浪费。从每个家庭做起，传承健康生活方式，树饮食文明新风。社会餐饮应多措并举，倡导文明用餐方式，促进公众健康和食物系统可持续发展。

📑 知识链接 3-8

不吃野生动物

无论是出于医（药）食同源的传统观念，还是出于对新鲜食物的猎奇心理，许多人错误地认为野生动物的肉和产品味道更好，而且有滋养和某些药用功效。但是，面对滥食野生动物所引发的人类疾病和重大公共卫生安全问题，2020 年 2 月 24 日，全国人大常委会决定，全面禁止食用包括人工繁育、人工饲养类在内的陆生野生动物。随后，我国各地都陆续修订了野生动物保护条例，明确规定禁止商场、超市、农贸市场等商品交易场所、网络交易平台，为违法买卖陆生野生动物及其制品等提供交易服务。酒数、饭店、民宿、食堂等餐饮服务提供者不能购买、储存、加工、出售或提供来料加工野生动物及其制品。

二、特定人群膳食指南

特定人群膳食指南包括孕期妇女、哺乳期妇女、婴幼儿（0～6 月龄婴儿、7～24 月龄婴幼儿）、儿童（2～5 岁学龄前儿童、6～17 岁学龄儿童少年）、老年人（65～79 岁老年人、80 岁及以上高龄老年人）及素食人群的膳食指南。除 0～24 月龄婴幼儿喂养指南外，特定人群膳食指南是根据不同年龄阶段人群的生理和行为特点，在一般人群膳食指南基础上进行了补充。

（一）孕妇、哺乳期妇女膳食指南

女性的身体健康和营养状况与成功孕育新生命、获得良好妊娠结局及哺育下一代健康成长密切相关。育龄女性应在计划怀孕前做好身体健康状况、营养和心理准备，以获得孕育新生命的成功。妊娠期是生命早期 1 000 天机遇窗口期的第一个阶段。孕期妇女的营养状况对母婴近、远期健康至关重要。孕期妇女的总体营养需求有所增加，以满足孕期母体生殖器官变化和胎儿的生长发育，并为产后泌乳储备营养。哺乳期妇女营养状况直接关系到母乳喂养的成功和婴儿生长发育状况。

1. 备孕和孕期妇女膳食指南

由于备孕期和孕期妇女在膳食、营养和身体活动方面具有很多相似特征，因此，将备孕期和孕期妇女膳食指南合并。

为保证孕育质量，夫妻双方都应做好充分的孕前准备，使健康营养状况尽可能达到最佳后再怀孕。孕前应将体重调整至正常范围，即 BMI 为 $18.5 \sim 23.9 \text{kg/m}^2$，并确保身体健康和营养状况良好，特别关注叶酸、碘、铁等重要营养素的储备。备孕妇女至少应从计划怀孕前 3 个月开始每天补充叶酸 $400 \mu g$，坚持食用碘盐，每天吃鱼、禽畜瘦肉和蛋类共计 150g，每周至少摄入 1 次动物血和肝脏。

早孕反应不明显的孕早期妇女可继续维持孕前平衡膳食，早孕反应严重影响进食者，不必强调平衡膳食和规律进餐，应保证每天摄入至少含 130g 碳水化合物的食物。孕中期开始，应适当增加食物的摄入量，特别是富含优质蛋白质、钙、铁、碘等营养素的食物。孕中、晚期每天饮奶量应增至 500g；孕中期鱼、禽畜及蛋类合计摄入量增至 $150 \sim 200g$，孕晚期增至 $175 \sim 225g$；建议每周食用 $1 \sim 2$ 次动物血或肝脏、$2 \sim 3$ 次海产鱼类。

健康孕妇每天应进行不少于 30 分钟的中等强度的身体活动，保持健康生活方式，保证孕期体重适宜增长。母乳喂养对孩子和母亲都是最好的选择，夫妻双方应尽早了解母乳喂养的益处，学习正确的哺乳方法，为产后尽早开奶和成功母乳喂养做好准备。

2. 哺乳期妇女膳食指南

哺乳期妇女的营养是泌乳的基础，尤其是那些母体储备量较低、容易受膳食影响的营养素。动物性食物可提供丰富的优质蛋白质和一些重要的矿物质及维生素，建议哺乳期妇女每天摄入 200g 鱼、禽、蛋和瘦肉（蛋类 50g）。为满足蛋白质、能量和钙的需要，还要摄入 25g 大豆（或相当量的大豆制品）、10g 坚果、300g 牛奶。为保证乳汁中碘和维生素 A 的含量，乳母应选用碘盐烹调食物，适当摄入海带、紫菜、鱼、贝类等海产品和动物肝脏、蛋黄等动物性食物。

乳母的心理及精神状态是影响乳汁分泌的重要因素，哺乳期间保持愉悦的心情可以提高母乳喂养的成功率。坚持哺乳、适量的身体活动，有利于身体复原和体重恢复正常。吸烟、饮酒会影响乳汁分泌，其含有的尼古丁和酒精也可通过乳汁进入婴儿体内，影响婴儿睡眠及精神运动发育，哺乳期间应忌烟酒。茶和咖啡中的咖啡因可以导致婴儿兴奋，哺乳期妇女应限制饮用浓茶和大量咖啡。

（二）婴幼儿喂养指南

婴幼儿喂养指南是与一般人群膳食指南并行的喂养指导。出生后至满两周岁这个阶段，是构成生命早期1 000天关键窗口期中三分之二的时长，该阶段的良好营养和科学喂养是儿童近期和远期健康最重要的保障。

1.0～6月龄婴儿母乳喂养指南

6月龄内婴儿处于生命早期1 000天健康机遇窗口期的第二个阶段，营养作为最主要的环境因素对其生长发育和后续健康持续产生至关重要的影响。基于我国6月龄内婴儿的喂养需求和可能出现的问题，同时参考世界卫生组织（WHO）、联合国儿童基金会（UNICEF）和其他国际组织的相关建议，提出6条6月龄内婴儿母乳喂养指南指导准则。

（1）母乳是婴儿最理想的食物，坚持6月龄内纯母乳喂养。

母乳是婴儿最理想的食物。正常情况下，纯母乳喂养能满足6月龄内婴儿所需要的全部能量、营养素和水。母乳有利于肠道健康微生态环境的建立、肠道功能及免疫功能的成熟，降低感染性疾病和过敏发生的风险。母乳喂养营造母子情感交流的环境，给婴儿最大的安全感，有利于婴儿心理行为和情感发展，母乳喂养的婴儿最聪明。母乳喂养经济、安全且方便，并有利于避免母亲产后体重滞留，降低母亲乳腺癌、卵巢痛和2型糖尿病的发病风险。纯母乳喂养应坚持至婴儿满6个月。母乳喂养需要全社会的努力，专业人员的技术指导，家庭、社区和工作单位的积极支持。充分利用政策和法律保护母乳喂养。

（2）生后1小时内开奶，重视尽早吸吮。

初乳富含营养和免疫活性物质，有助于婴儿肠道成熟和功能发展，并提供免疫保护。母亲分娩后应即刻开始观察新生儿觅食表现并不间断地母婴肌肤接触，在生后1小时内让新生儿开始吸吮乳头和乳晕，除尽快获得初乳外，还可刺激乳头和乳晕神经感受，向垂体传递其需要母乳的信号，刺激催乳素的产生，促进乳汁分泌（下奶），这是确保母乳喂养成功的关键。婴儿出生时具有一定的能量储备，可满足至少3天的代谢需求；开奶过程中不用担心新生儿饥饿，可密切关注新生儿体重，体重下降只要不超过出生体重的7%，就应坚持纯母乳喂养。精神鼓励、专业指导、温馨环境、愉悦心情等可以辅助开奶。

（3）回应式喂养，建立良好的生活规律。

随着婴儿胃肠道的成熟和生长发育，母乳喂养将从按需喂养模式向规律喂养模式递进。婴儿饥饿是按需喂养的基础，应及时识别婴儿饥饿及饱腹信号，做出喂养回应。哭闹是婴儿饥饿的最晚信号。应避免婴儿哭闹后才哺喂，这样会增加哺喂的困难。按需喂奶，两侧乳房交替喂养；不要强求喂奶次数和时间，特别是3月龄内的婴儿。婴儿出生后2～4周就基本建立了自己的进食规律，家长应明确感知其进食规律的时间信息。一般 2 月龄后，婴儿胃容量逐渐增加，单次摄乳量也随之增加，哺喂间隔则会相应延长，特别是在夜间，喂奶次数减少，婴儿睡眠更好，逐渐建立起哺喂和睡眠的规律。如果婴儿哭闹明显不符合平日进食规律，应该首先排除非饥饿原因，如胃肠不适等。非饥饿原因哭闹时，增加哺喂次数只能缓解婴儿的焦躁心理，并不能解决根本问题，应及时就医。

（4）适当补充维生素 D，母乳喂养无须补钙。

人乳中维生素 D 含量低，母乳喂养儿不能通过母乳获得足量的维生素 D。阳光照射会促进皮肤中维生素 D 的合成，但鉴于养育方式的限制，阳光照射可能不是 6 月龄内婴儿获得维生素 D 的最方便途径。婴儿出生后应每日补充维生素 D10μg。纯母乳喂养能满足婴儿骨骼生长对钙的需求，不需额外补钙。推荐新生儿出生后补充维生素 K，特别是剖宫产的新生儿。

（5）任何动摇母乳喂养的想法和举动，都必须咨询医生或其他专业人员，并由他们帮助做出决定。

一般情况下，通过及时有效的排空乳房和专业的指导，绝大部分婴儿都可以获得成功的纯母乳喂养。在某些医学状况下，当婴儿患有某些代谢性疾病、母亲患有某些传染性疾病时，可能暂时不宜进行纯母乳喂养，此时应遵循医生的建议，选择适合的哺喂方式。

任何婴儿配方奶或代乳品都不能与母乳相媲美，只能作为纯母乳喂养失败后无奈的选择。但当不能用纯母乳喂养婴儿时，建议首选适合 6 月龄内婴儿的配方奶喂养。普通液态奶、成人奶粉、蛋白粉、豆奶粉等不宜用于喂养婴儿。任何其他食物喂养不足 6 月龄的婴儿可能会由于营养不完全匹配、代谢不适宜等原因对婴儿健康造成不利影响。

（6）定期监测婴儿体格指标，保持健康生长。

身长和体重是反映婴儿喂养和营养状况的直观指标。疾病或喂养不当、营养不足会使婴儿生长缓慢或停滞。6 月龄内婴儿应每月测一次身长、体重、头围，病后恢复期可增加测量次数，选用国家卫生行业标准《5 岁以下儿童生长状况判定》（WS/T 423-2013）判断婴儿是否得到正确、合理喂养。婴儿生长有自身规律，过快、过慢生长都不利于儿童远期健康。婴儿生长存在个体差异，也有阶段性波动，不必相互攀比生长指标。母乳喂养儿体重增长可能低于配方奶喂养儿，这是完全正常的。只要处于正常的生长曲线轨迹，即是健康的生长状态。

5 岁以下儿童生长状况判定

2. 7 ～ 24 月龄婴幼儿喂养指南

7 ～ 24 月龄婴幼儿处于生命早期 1 000 天健康机遇窗口期的第三阶段，适宜的营养和喂养不仅关系到婴幼儿近期的生长发育，也关系到长期的健康。基于我国 7 ～ 24 月龄婴幼儿营养和喂养的需求以及现有的主要营养问题，同时参考 WHO、UNICEF 和其他国际组织的相关建议，提出 6 条 7 ～ 24 月龄婴幼儿的喂养指南指导准则。

（1）继续母乳喂养，满 6 月龄起必须添加辅食，从富含铁的泥糊状食物开始。

　　7～24月龄婴幼儿应继续母乳喂养。母乳仍然是6月龄后婴幼儿能量的重要来源。母乳可为7～12月龄婴儿提供总能量的1/2-2/3，13～24月龄幼儿总能量的1/3。母乳也为婴幼儿提供优质蛋白质、钙等重要营养素，以及各种免疫保护因子等。继续母乳喂养可减少感染性疾病的发生，持续增进母子间的亲密接触，促进婴幼儿认知发育。

　　必须在继续母乳喂养的基础上添加辅食。纯母乳喂养不能为满6月龄后婴儿提供足够的能量和营养素；且经过最初半岁的生长发育，婴儿胃肠道及消化器官、消化酶发育也已相对成熟；婴儿的口腔运动功能，味觉、嗅觉、触觉等感知觉，以及心理、认知和行为能力也已准备好接受新的食物。满6月龄时开始添加辅食，不仅能满足婴儿的营养需求，也能满足其心理需求，并促进其感知觉、心理及认知和行为能力的发展。

　　我国7～12月龄婴儿铁的推荐摄入量为10mg/d，其中97%的铁需要来自辅食。同时我国7～24月龄婴幼儿贫血高发，铁缺乏和缺铁性贫血可损害婴幼儿认知发育和免疫功能。添加富含铁的辅食是保证婴幼儿铁需要的主要措施。

　　（2）及时引入多样化食物，重视动物性食物的添加。

　　辅食添加的原则：每次只添加一种新的食物，由少到多、由稀到稠、由细到粗，循序渐进。从一种富铁泥糊状食物开始，如强化铁的婴儿米粉、肉泥等，逐渐增加食物种类，过渡到半固体或固体食物，如烂面、肉末、碎菜、水果粒等。每引入一种新的食物应适应2～3天，密切观察是否出现呕吐、腹泻、皮疹等不良反应，适应一种食物后再添加其他新的食物。

　　畜禽肉、蛋、鱼虾、肝脏等动物性食物富含优质蛋白质、脂类、B族维生素和矿物质。蛋黄中含有丰富的磷脂和活性维生素A。鱼类还富含n-3多不饱和脂肪酸。畜肉和肝脏中的铁主要是易于消化吸收的血红素铁，肝脏还富含活性维生素A。

　　婴儿开始添加辅食后适时引入花生、鸡蛋、鱼肉等易过敏食物，可以降低婴儿对这些食物过敏或特应性皮炎的风险；1岁内婴儿避免食用这些食物对防止食物过敏未见明显益处。

　　（3）尽量少加糖盐，油脂适当，保持食物原味。

　　家庭食物的质地多不适合婴幼儿食用，添加盐、糖等调味品常超过婴幼儿需要量，因此婴幼儿辅食需要单独制作，尽量不加盐、糖及各种调味品，保持食物的天然味道。淡口味食物有利于提高婴幼儿对不同天然食物口味的接受度，培养健康饮食习惯，减少偏食挑食的风险。淡口味食物也可减少婴幼儿盐、糖的摄入量，降低儿童期及成人期肥胖、糖尿病、高血压、心血管疾病的发生风险。吃糖还会增加儿童患龋齿的风险。辅食添加适量和适宜的油脂，有助于婴幼儿获得必需的脂肪酸。

　　（4）提倡回应式喂养，鼓励但不强迫进食。

　　在喂养过程中，父母或喂养者应及时感知婴幼儿发出的饥饿或饱足的信号，并做出恰当的喂养回应，决定开始或停止喂养。尊重婴幼儿对食物的选择，耐心鼓励和协助婴幼儿进食，但绝不强迫进食。

随着月龄增加，父母或喂养者应根据婴幼儿营养需求的变化，以及婴幼儿感知觉、认知、行为和运动能力的发展，给予相适应的喂养，帮助婴幼儿逐步达到与家人一致的规律进餐模式，并学会自主进食，遵守必要的进餐礼仪。

父母或喂养者还有责任为婴幼儿营造良好的进餐环境，保持进餐环境安静、愉悦，避免电视、玩具等对婴幼儿注意力的干扰。控制每次进餐时间不超过 20 分钟。父母或喂养者应该是婴幼儿进食的好榜样。

（5）注重饮食卫生和进食安全。

选择新鲜、优质、无污染的食物和清洁的水来制作辅食。制作辅食前须先洗手。制作辅食的餐具、场所应保持清洁。辅食应煮熟、煮透。制作的辅食应及时食用或妥善保存。进餐前洗手，保持餐具和进餐环境清洁、安全。

婴幼儿进食时一定要有成人看护，以防进食意外。整粒花生、坚果、果冻等食物不适合婴幼儿食用。

（6）定期监测体格指标，追求健康生长。

适度、平稳生长是婴幼儿最佳的生长模式。每 3 个月一次监测并评估 7～24 月龄婴幼儿的体格生长指标有助于判断其营养状况，并可根据体格生长指标的变化，及时调整营养和喂养。对于营养不足、超重肥胖以及处于急慢性疾病期间的婴幼儿应增加监测次数。

知识链接 3-9

婴儿配方奶粉

婴儿配方奶粉是参考婴幼儿营养需要和母乳成分研究资料，以乳及乳制品、大豆及大豆蛋白制品为主要蛋白类源，经过一定配方设计和工艺处理而生产的用于喂养不同生长发育阶段和健康状况的婴儿的食品。由于经过了一定的配方设计（食物成分调整、营养素强化和功能成分的添加），婴儿配方食品比普通牛、羊乳或其他一般普通食品更符合婴儿的营养和代谢需求，可以在某些特定方面，在一定程度上模拟母乳的功能。因此，婴儿配方奶粉可以作为母乳喂养不成功时的首选替代。但无论经过怎样的配方设计和先进研发，任何婴儿配方奶均无法与母乳相媲美。

婴儿配方奶粉根据适用对象不同主要分为以下几类：①婴儿配方食品，常见 1 段奶粉，作为母乳替代品其营养成分能满足 6 月龄内正常婴儿的营养需要；②较大婴儿和幼儿配方食品，适用于 6 月龄以后婴儿和幼儿食用，作为其混合食物中的组成部分；③特殊医学用途婴儿配方食品，适用于生理上有特殊需要或患有代谢疾病的婴儿，例如为早产儿、遗传性代谢缺陷儿、乳糖不耐受儿等设计的配方食品。

（三）儿童膳食指南

儿童膳食指南适用于满2周岁至不满18周岁的未成年人。分为2～5周岁学龄前儿童和6～17周岁学龄儿童少年两个阶段。该指南是在一般人群指南基础上的补充说明和指导。

1. 学龄前儿童膳食指南

家庭和托幼机构应遵循食物丰富、规律就餐原则安排学龄前儿童的膳食和餐次，注重合理烹调，控制高盐、高脂、高糖食品及含糖饮料摄入。有意识地培养儿童使用餐具、自主进食，养成每天饮奶、足量饮水、正确选择零食和不挑食不偏食的良好饮食习惯。引导儿童参与食物选择和制作，增进对食物的认知和喜爱。积极鼓励儿童进行身体活动尤其是户外活动，限制久坐和视屏时间，保证充足睡眠，定期体格测量，保障儿童健康成长。

2. 学龄儿童少年膳食指南

学龄儿童少年正处于生长发育阶段，对能量和营养素的需要量相对高于成年人。全面、充足的营养是其正常生长发育，乃至一生健康的物质保障，因此，更需要强调合理膳食。

《中国儿童青少年零食指南（2018）》简介

学龄期是建立健康信念和形成健康饮食行为的关键时期。学龄儿童少年应积极学习营养健康知识，主动参与食物选择和制作，提高营养健康素养。在一般人群膳食指南的基础上，应吃好早餐，合理选择零食，不喝含糖饮料，积极进行身体活动，保持体重适宜增长。家长应学习并将营养健康知识应用到日常生活中，同时发挥言传身教的作用；学校应制定和实施营养健康相关政策，开设营养健康教育相关课程，配置相关设施与设备，营造校园营养健康支持环境。家庭、学校和社会要共同努力，帮助学龄儿童少年养成健康的饮食行为和生活方式。

（四）老年人膳食指南

老年人的期望寿命延长，老年人群特别是80岁及以上老年人的人数增加，其系统功能衰退更显著且常患多种慢性病，需要更专业、精细、个体化的指导，因此老年人在膳食及运动方面更需要特别关注，将老年人膳食指南细分为一般老年人（65～79周岁）和高龄老年人（80周岁及以上）两个部分。

1. 一般老年人膳食指南

在一般成年人平衡膳食的基础上，应为老年人提供更加丰富多样的食物，特别是易于消化吸收、利用，且富含优质蛋白质的动物性食物和大豆类制品。老年人应积极主动参与家庭和社会活动，积极与人交流；尽可能多地与家人或朋友一起进餐，享受食物美味，体验快乐生活。

老年人应积极进行身体活动，特别是户外活动，更多地呼吸新鲜空气、接受阳光，促进体内维生素 D 合成，延缓骨质疏松和肌肉衰减的进程。

需要关注老年人的体重变化，定期测量；用体质指数评判，适宜范围在 20.0 ～ 26.9kg/m^2。不要求偏胖的老年人快速降低体重，而是应维持在一个比较稳定的范围内。在没有主动采取措施减重的情况下出现体重明显下降时，要主动去做营养和医学咨询。

老年人应定期到正规的医疗机构进行体检，做营养状况测评，并以此为依据，合理选择食物、预防营养缺乏，积极健康，快乐生活。

2. 高龄老年人膳食指南

高龄、衰弱的老年人往往存在进食受限、味觉、嗅觉、消化吸收能力降低，营养摄入不足，因此，需要能量和营养密度高、品种多样的食物，多吃鱼、畜禽肉、蛋类、奶制品及大豆类等营养价值和生物利用率高的食物，同时配以适量的蔬菜和水果。精细烹制，口感丰富美味，食物质地细软，适应老年人的咀嚼、吞咽能力。

体重丢失是营养不良和老年人健康状况恶化的征兆信号，增加患病、衰弱和失能的风险。老年人要经常监测体重，对于体重过轻（BMI<20kg/m^2）或近期体重明显下降的老年人，应进行医学营养评估，及早查明原因，从膳食上采取措施进行干预。如膳食摄入不足目标量的 80%，应在医生和临床营养师指导下，适时合理补充营养，如特医食品、强化食品和营养素补充剂，以改善营养状况，提高生活质量。高龄、衰弱老年人需要坚持身体和益智活动，动则有益，维护身心健康，延缓身体功能的衰退。

📋 **知识链接 3-10**

老年人和老龄化社会

WHO 对老年人的定义为 60 周岁及以上的人群，其中 60 ～ 74 周岁定为年轻老年人；75 ～ 89 周岁定为一般老年人；90 周岁及以上定为长寿老年人，而一些国家则将 65 岁以上的人定为老年人。我国《老年人权益保障法》第 2 条规定老年人指 60 周岁以上的公民。《中国居民膳食指南（2022）》定义 65 周岁及以上为老年人。也有一些国家将 65 ～ 75 周岁定为年轻老年人，75 周岁以上定为高龄老年人。

社会的老龄化程度通过老年人口占全人口的百分比来体现，WHO 规定，60 周岁及以上人口超过 10%，或 65 周岁及以上人口超过 7%，即属老年型社会。

（五）素食人群膳食指南

素食人群是指以不食畜禽肉、水产品等动物性食物为饮食方式的人群。完全戒食动物性食物及其产品的为全素人群；不戒食蛋奶类及其相关产品的为蛋奶素人群。素食是一种饮食习惯或饮食文化，实践这种饮食文化的人称为素食主义者。

素食人群更应认真设计自己的膳食，合理利用食物，搭配恰当，以确保满足营养需要和促进健康。建议素食人群尽量选择蛋奶素。所有素食者更应做到食物多样化，保证每周 25 种以上食物；谷类是素食者膳食能量的主要来源，全谷物、薯类和杂豆可提供更多的蛋白质、维生素、矿物质、膳食纤维和其他膳食成分，应每天食用；大豆及其制品是素食者的重要食物，含有丰富的蛋白质、不饱和脂肪酸和钙；发酵豆制品中还含有维生素 B_{12}，建议素食者应比一般人摄入更多大豆及其制品，特别是发酵豆制品；蔬菜水果含有丰富的维生素 C、β - 胡萝卜素、膳食纤维、矿物质及植物化学物，应足量摄入；藻类（特别是微藻）含有 n-3 多不饱和脂肪酸及多种矿物质，菌菇、坚果也应当经常适量食用；选择多种植物油，特别是亚麻籽油、紫苏油、核桃油，以满足素食者 n-3 多不饱和脂肪酸的需要。定期监测营养状况，及时发现和预防营养缺乏。

📖 知识链接 3-11

关于"素食"

　　东方的素食文化以中国较为典型，素食在中华传统文化和历史长河中占有重要的地位。"素食"一词较早来源于墨家《墨子·辞过》。

　　素食主义是一种饮食方式，更是一种饮食文化，践行这种饮食文化的人被称为素食主义者。虽部分素食者与其宗教信仰有关，但大部分素食者则出于个人对健康的追求、保护动物、保护环境（降低温室效应）或饮食偏好等原因。

　　素食可分为两类人群：一是全素（或纯素），也称为"严格素食"，是指饮食中没有任何动物性食品，甚至连蜂蜜都不吃；二是奶蛋素食，也称为"不严格素食"，是指饮食中有奶类和蛋制品及植物性食品的素食。

　　"弹性素食者"是近年出现的素食者，即大部分时间吃素，偶尔为补充蛋白质而摄入一些畜禽肉类或水产类的素食者。弹性素食者最初由众多热爱瑜伽的素食者转变而来，他们发现有"弹性"地摄入动物性食物对健康和瘦身塑形更有益。

　　素食人群需要吃营养素补充剂吗？通过合理搭配食物是可以满足机体对营养素的需要，素食者应优先选择从膳食中获取充足的营养素。只有当膳食不能满足营养需要时，素食者才需要根据自身的生理特点和营养需求，选择适当的营养素补充剂。

（六）大学生膳食指南

《中国居民膳食指南（2022）》虽然未将大学生膳食列入特定人群膳食指南，但大学生处于青春期的后期（18 ～ 25 周岁），是由青春期向成熟期转变的阶段，有其自身突出的生理特点，如：不仅身体发育需要足够的能量和各种营养素，而且繁重的脑力劳动和较大量的体育锻炼也需消耗大量的能量，其能量及各种营养素的需要量

大学生
膳食指南

相当于中等体力劳动的成年人，因此，有必要引导大学生合理膳食。

（1）首先，由于大学生三餐几乎都在校食用，学校食堂应保证食物丰富。

（2）做到食物多样化，粗细搭配、干稀搭配，保证营养素摄入全面，还可增加食欲。

（3）做到荤素搭配，确保副食品中含有充足的优质蛋白质。

（4）食用蔬菜和水果要充足，蔬菜中应有一半为深色蔬菜或叶菜。

（5）脂肪供能控制在总能量的 20% ～ 30%，以植物油为主，动物脂肪摄入适量。

（6）控制食盐摄入量。

（7）大学生的学习任务较重，在三餐能量分配上应为 30%、35%、35%。

（8）大学生晚上学习时间较长，能量消耗较大，应有一定的加餐。

项目三　膳食宝塔

为了方便记忆和理解中国居民膳食指南和平衡膳食的理念，可制作膳食指南的可视化宣传图形，包括中国居民膳食宝塔、中国居民平衡膳食餐盘和中国儿童平衡膳食算盘，以阐释平衡膳食的主旨思想和食物组成结构。

一、中国居民平衡膳食宝塔

（一）中国居民平衡膳食宝塔的结构

中国居民
平衡膳食宝塔

中国居民平衡膳食宝塔（以下简称膳食宝塔）是根据《中国居民膳食指南（2022）》的核心内容，结合中国居民膳食的实际状况，将平衡膳食的原则转化成各类食物的数量和所占比例图形化表示，便于人们在日常生活中实行，如图 3 - 1 所示。

膳食宝塔共分 5 层，包含一般健康成人每天应摄入的主要食物种类。膳食宝塔利用各层位置和面积的不同反映了各类食物在膳食中的地位和应占的比重。宝塔旁边的文字注释，提示在能量 1 600kcal ～ 2 400kcal 时，一段时间内（如一周）健康成年人平均每天的各类食物摄入量范围。膳食宝塔还包括身体活动量、饮水量的图示，强调增加身体活动和足量饮水的重要性。

（1）第一层，谷薯类食物：谷薯类是膳食能量的主要来源，也是多种微量营养素和膳食纤维的良好来源。谷类为主是合理膳食的重要特征。建议成年人每人每天摄入谷类 200 ～ 300g，其中全谷物和杂豆类 50 ～ 150g；另外，薯类 50 ～ 100g，从能量角度，相当于 15 ～ 35g 大米。

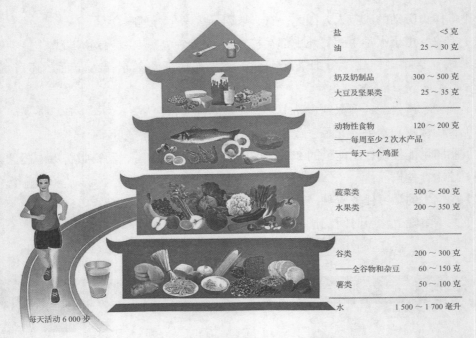

图 3-1　中国居民平衡膳食宝塔（2022）

（2）第二层，蔬菜水果：蔬菜水果是膳食指南中鼓励多摄入的两类食物。蔬菜水果是膳食纤维、微量营养素和植物化学物的良好来源。推荐成年人每天蔬菜摄入量至少达到 300g，水果 200～350g。深色蔬菜是指深绿色、深黄色、紫色、红色等有颜色的蔬菜，其营养丰富，推荐每天占总体蔬菜摄入量的 1/2 以上。

（3）第三层，鱼、禽、肉、蛋等动物性食物：鱼、禽、肉、蛋等动物性食物是膳食指南推荐适量食用的食物。新鲜的动物性食物是优质蛋白质、脂肪和脂溶性维生素的良好来源。推荐每天鱼、禽、肉、蛋摄入量共计 120～200g。建议每天畜禽肉的摄入量为 40～75g，少吃加工类肉制品。目前我国汉族居民的肉类摄入以猪肉为主，且增长趋势明显。猪肉含脂肪较高，应尽量选择瘦肉或禽肉。建议每天水产品摄入量为 40～75g，有条件可以优先选择。建议每天 1 个鸡蛋（相当于 50g 左右），吃鸡蛋不能丢弃蛋黄，蛋黄含有丰富的营养成分，无论对多大年龄的人群都具有健康益处。

（4）第四层，奶类、大豆和坚果：奶类和豆类是鼓励多摄入的食物。奶类、大豆和坚果是蛋白质和钙的良好来源，营养素密度高。推荐每天应摄入至少相当于鲜奶 300g 的奶类及奶制品。在全球奶制品消费中，我国居民摄入量一直很低。部分坚果的营养价值与大豆相似，富含必需脂肪酸和必需氨基酸。推荐大豆和坚果摄入量共为 25～35g。坚果无论作为菜肴还是零食，都是食物多样化的良好选择，建议每周摄入 70g 左右（相当于每天 10g 左右）。

（5）第五层，烹调油和盐：油盐作为烹饪调料必不可少，但建议尽量少用。推荐成年人平均每天烹调油不超过 30g，食盐摄入量不超过 5g。在 1 600～2 400kcal 能量需要量水平下脂肪的摄入量为 36 ～ 80g。按照 25 ～ 30g 计算，烹调油提供 10% 左右的膳食能量。烹调油也要多样化，应经常更换种类，以满足人体对各种脂肪酸的需要。我国居民食盐用量普遍较高，盐与高血压关系密切，限制食盐摄入量是我国长期行动目标。酒和添加糖不是膳食组成的基本食物，烹饪使用和单独食用时也都应尽量避免。

（6）身体活动和饮水：身体活动和水的图示仍包含在可视化图形中，强调增加身体活动和足饮水的重要性。在温和气候条件下生活的低身体活动水平的成年人每天至少饮水 1 500ml（7 杯）。在高温或高身体活动水平的条件下，应适当增加饮水量。

推荐成年人每天进行至少相当于快步走 6 000 步以上的身体活动，每周最好进行150 分钟中等强度的运动，如骑车、跑步、庭院或农田的劳动等。身体运动或活动能有效地消耗能量和保持身体健康，促进精神和机体代谢的活跃性。一般而言，低身体活动水平的能量消耗通常占总能量消耗的 1/3 左右，而高身体活动水平者可高达 1/2。

（二）平衡膳食宝塔的应用及需注意的问题

1. 确定自己的食物需要

膳食宝塔建议的每人每日各类食物适宜摄入量适用于一般健康成人，应用时要根据个人年龄、性别、身高、体重、劳动强度、季节等适当调整。例如年轻人、劳动强度大的人需要能量高，应适当多吃些主食；年老、活动少的人需要能量少，可少吃些主食。表 3－1 列出了 11 个能量水平各类食物的参考摄入量（g/d）。

表 3－1　不同能量水平建议的食物摄入量（g/d·人）

能量水平（kcal）		1 000	1 200	1 400	1 600	1 800	2 000	2 200	2 400	2 600	2 800	3 000
1	谷类	85	100	150	200	225	250	275	300	350	375	400
	- 全谷物和杂豆	适量			50 ～ 150					125 ～ 200		
	- 薯类（鲜重）	适量			50		75		100	125		
2	蔬菜	200	250	300	300	400	450	450	500	500	500	600
	- 深色蔬菜	占所有蔬菜的二分之一										
3	水果	150	150	150	200	200	300	300	350	350	400	400
4	畜禽肉类	15	25	40	40	50	50	75	75	75	100	100
	蛋类	20	25	25	40	40	50	50	50	50	50	50
	水产品	15	20	40	40	50	50	75	75	75	100	125
5	乳制品	500	500	350	300	300	300	300	300	300	300	300
6	大豆	5	15	15	15	15	25	25	25	25	25	25
	坚果	-	适量		10	10	10	10	10	10	10	10
7	烹调用油	15 ～ 20	20 ～ 25		25	25	25	30	30	30	35	35
8	烹调用盐	<2	<3	<4	<5	<5	<5	<5	<5	<5	<5	<5

　　表3-1列出了从1 000kcal至3 000kcal能量需要量水平下的膳食构成（其中1 600kcal至2 400kcal是膳食宝塔的能量范围），涵盖了2周岁儿童以上全人群的能量需要量水平。膳食由五大类食物组成，每一组基本食物都至少提供了一种以上的营养素，每天摄入多种多样的食物是很重要的。例如在2 000kcal能量需要水平下，平衡膳食模式的食物构成是谷类250g，其中全谷物和杂豆类75g，新鲜薯类75g（相当于干重量15g左右）；蔬菜450g；水果300g；水产、禽畜肉、蛋各50g，共150g；牛奶或者酸奶300g；其他还包括大豆、坚果和食用油等。

　　从事轻体力劳动的成年男子如办公室职员，可参照中等能量（2 250kcal）膳食来安排进食量；从事中等强度体力劳动者如钳工、卡车司机和农田劳动者，可参照高能量（2 600kcal）膳食进行安排；不参加劳动的老年人可参照低能量（1 600kcal）膳食来安排；女性需要的能量往往比从事同等劳动的男性低。

　　平衡膳食宝塔建议的各类食物摄入量是一个平均值和比例，日常生活无须每天都照着平衡膳食宝塔的推荐量吃。例如烧鱼比较麻烦就不一定每天都吃50g鱼，可以改成每周吃2～3次鱼、每次150g～200g。平日爱吃鱼的多吃鱼、愿吃鸡的多吃些鸡都无妨，重要的是要遵循宝塔各层各类食物的大体比例。

2. 同类互换，调配丰富多彩的膳食

　　应用平衡膳食宝塔应当把营养与美味结合起来，按照同类互换、多种多样的原则调配一日三餐。同类互换就是以粮换粮、以豆换豆、以肉换肉。例如大米可与面粉或杂粮互换；大豆可与相当量的豆制品或杂豆互换；瘦猪肉可与等量的鸡、鸭、牛、羊、兔肉互换；鱼可与虾、蟹等水产品互换；牛奶可与羊奶、酸奶等互换。多种多样就是选用品种、形态、颜色、口感多样的食物，变换烹调方法。

3. 合理分配三餐食量

　　我国多数地区居民习惯于一天吃三餐。三餐食物量的分配及间隔时间应与作息时间和劳动状况相匹配。一般早、晚餐各占30%，午餐占40%为宜，特殊情况可适当调整。

4. 因地制宜充分利用当地资源

　　我国幅员辽阔，各地的饮食习惯及物产不尽相同，只有因地制宜充分利用当地资源，才能有效地应用平衡膳食宝塔。例如，牧区奶类资源丰富，可适当提高奶类摄取量；渔区可适当提高鱼及其他水产品摄取量；农村山区则可多利用山羊奶及花生、瓜子、核桃等资源。在某些情况下，由地域、经济或物产所限无法采用同类互换时，也可以暂用豆类替代乳类、肉类，或用蛋类替代鱼、肉。

5. 要养成习惯，长期坚持

　　膳食对健康的影响是长期的结果。应用平衡膳食宝塔需要自幼养成习惯，并坚持不懈，才能充分体现其对健康的促进作用。

二、中国妇幼人群膳食宝塔

孕妇、乳母和婴幼儿等妇幼人群是一个非常特殊的群体，其膳食营养对健康影响尤其突出和重要，同时该人群膳食又非常特殊，生理状态和营养需要变化大，该人群膳食或喂养面临更多挑战。2018 年 1 月，中国营养学会妇幼营养分会依据《中国居民膳食指南（2016）》发布了《中国妇幼人群平衡膳食宝塔》，即用平衡膳食宝塔这一简单的示意图形式，来准确表达妇幼各人群的膳食结构信息及关键喂养措施。2022 年 5 月，中国营养学会根据《学龄儿童膳食指南（2022）》发布了《中国学龄儿童平衡膳食宝塔（2022）》。按照不同年龄阶段学龄儿童的能量需求，制定了 6 ～ 10 岁学龄儿童平衡膳食宝塔，11 ～ 13 岁学龄儿童平衡膳食宝塔和 14 ～ 17 岁学龄儿童平衡膳食宝塔。食物量根据不同能量需求量水平设计。

中国学龄儿童平衡膳食宝塔（2022）

三、中国居民平衡膳食餐盘与中国儿童平衡膳食算盘

为了更好地理解和传播中国居民膳食指南和平衡膳食的理念，除了用《中国居民平衡膳食宝塔》体现中国居民平衡膳食模式外，还常用中国居民平衡膳食餐盘和中国儿童平衡膳食算盘。中国居民平衡膳食餐盘是按照平衡膳食原则，在不考虑烹饪用油盐的前提下，描述了一个人一餐中膳食的食物组成和大致比例。平衡膳食算盘是根据平衡膳食的原则转化各类食物的份量图形化的表示，算盘主要针对儿童。

中国居民平衡膳食餐盘

中国儿童平衡膳食算盘

项目四　合理烹饪

案例 3-2　"糖醋黄河鲤鱼"的烹饪

"糖醋黄河鲤鱼"是山东济南的传统名菜。它的烹饪流程如下：

（1）鲤鱼去鳞、去内脏、洗净，间隔 2.5cm 距离，先直刻后斜剖约 1.5cm 深刀纹，然后提起刀，使鱼身张开，将精盐撒入鱼身内稍腌。

（2）炒锅倒油，旺火烧至七成热，把鲤鱼入热油反复炸制 4 次，每次约 2 分钟，至鲤鱼呈金黄色即可。

（3）炒锅留油少许，烧至六成热，放入葱、姜、蒜末、醋、酱油、白糖、清汤，放入鲤鱼，烧至鲤鱼熟烂入味，用湿淀粉勾芡，淋上熟油少许即可。

与糖醋鲤鱼类似的菜肴还有很多，比如梁溪脆鳝、松鼠鳜鱼等，均需要把原料反复炸透，再进行其他烹饪操作。炸制由于温度较高，可以形成较好的风味。原料炸制后形成酥松多孔的状态，易于在烹调时入味，因此很多厨师爱用炸制方法，用这样的方法做成的菜肴要么外酥里嫩、香味浓郁，要么酥烂多汁、鲜香可口。

炸制方法虽可形成较好的风味，却不是任何食品都适合。鳝鱼、鳜鱼等从营养与安全角度就不适合高温油炸。一方面，这些水产鱼类富含优质蛋白质和肌酸，油炸容易产生苯并（α）芘和杂环胺等致癌物；另一方面，极高的烹调温度易导致蛋白质过度变性，不利于人体消化吸收。同时，鱼类中所富含的维生素特别是B族维生素会被大量破坏，矿物质也会因为油脂的影响而不易吸收。所以这类方法烹调出来的食品在营养上是得不偿失的。如果在油炸前，用面粉、水等调制面糊，裹在鱼体表面，再进行油炸，就可以减少上述弊端。

多数食物原料在被人体摄取之前都要经历烹饪过程，是使食物原料获得最佳的口感、安全性和营养价值所必需的。烹饪过程对食物的营养价值影响很大，不懂得如何合理烹饪食物原料，就无法通过膳食来向人们提供均衡的营养。

问题：在烹饪过程中，营养素会发生什么变化？营养素损失的原因有哪些？在烹饪中如何减少营养素的损失？

烹饪原义是对食物原料进行热加工，将生的食物原料加工成熟食品；现在泛指菜肴、主食和小吃等饭食的制作。烹调与烹饪常通用，但烹调一般单指制作菜肴而言，其含义是指将可食性的物质原料进行加工切配、热处理及投放调味品等熟制成菜肴的操作过程。从烹饪营养学角度来讲，合理烹饪最有利于人体摄取和利用食物，它的目标应该是使烹饪成品对人体的营养价值达到最高。合理烹饪具有以下几个特征：

（1）增强了食品的安全性。即在合理烹饪过程中，能有效地消除食物原料中的有害成分，同时又不产生新的有害成分。

（2）能最大限度地保留食品的营养价值。烹饪当中，从原料的初加工到切配、制熟，都要遵循营养学原则，使营养素得到最大程度的保留。

（3）兼顾烹饪成品的营养与风味。一般要做到保护营养可能会牺牲食物的风味，但合理烹饪绝不能不顾及食物的风味。因为良好的食物风味也会促进消化，提高食物的营养价值。所以合理烹饪在满足安全的前提下，还需兼顾营养和食品风味。

通过合理烹饪，能够为人们提供安全、美味、营养价值高的食物，从而为人体获得全面而均衡的营养打下基础。

一、营养素在烹饪过程中的变化

（一）蛋白质在烹饪中的变化

1. 蛋白质变性

凡是能引起蛋白质天然构象变化而不涉及肽键断裂的过程都叫蛋白质变性。蛋白质变性之后结构更加松散，更容易为人体所消化。烹饪中，主要利用加热使蛋白质发生变性。

在烹饪中采用爆、炒等方法，由于进行快速高温加热，加快了蛋白质变性的速度，原料表面因变性凝固、细胞孔隙闭合，从而减少原料内部的营养素和水分外流，可使菜肴的口感鲜嫩，并能减少营养成分的损失。经过初加工的鱼、肉在烹饪前有时先用沸水烫一下，或在较高的油锅中速炸一下，也可达到上述目的。

2. 蛋白质的水解作用

在烹饪过程中，蛋白质分子受热、酸、碱等因素影响分解为肽或氨基酸的过程，称为蛋白质水解。水解生成的许多氨基酸都具有明显的味感，呈现出甜味、酸味或鲜味等。低聚肽，特别是二聚肽，能使食品中各种呈味物质变得更突出、更协调。例如，炖制牛肉过程中因产生肌肽、鹅肌肽等低聚肽，形成了牛肉汁特有的风味。烧制鱼时会产生天门冬氨酸、谷氨酸以及由这些氨基酸组成的低聚肽，所以鱼汤的味道特别鲜美。动物的骨、皮、筋和结缔组织中的蛋白质主要是胶原蛋白质，经长时间煮沸，或在酸、碱介质中加热，可被水解为明胶，生成胶体溶液。胶原蛋白水解为明胶后容易消化吸收，菜肴也变得柔软、爽滑，使营养价值提高。

3. 蛋白质的胶凝作用

明胶冷却后即凝固成富有弹性的凝胶，即蛋白质胶凝作用。可利用此特性制作水晶菜肴，如猪皮冻、鱼鳞冻、水晶肴肉等。

胶凝是蛋白质的一种聚合反应。凝胶体是由展开的蛋白质肽链相互交织、缠绕，并以部分共价键、离子键、疏水键及氢键键合而成的三维空间网状结构。凝胶体保持的水分越多，凝胶体就越软嫩。

4. 蛋白质的羰氨褐变

如果加热过度，在有糖（还原糖）存在的情况下，蛋白质或氨基酸分子中的氨基与糖分子中的羰基间发生反应，生成具有特殊香味的棕色甚至是黑色的大分子物质类黑精或拟黑素，称为羰氨反应（美拉德反应）。羰氨反应不仅会引起制品褐变，也会破坏营养成分，特别是赖氨酸的损失较大，从而降低蛋白质的营养价值。

（二）碳水化合物在烹饪中的变化

碳水化合物种类很多，在烹饪中较常用到的是淀粉和蔗糖。

1. 淀粉的糊化

在蒸、煮等水热烹调中，淀粉分子因受水分子撞击，分子能量增加，分子间间隙加大，并与水形成较稳定的分散系，使食物呈现出黏而松软的形态，这种变化称为淀粉的糊化。糊化后的淀粉口感更好，有利于消化吸收。在煮米饭、煮粥、蒸馒头等过程中，大米、面粉等含有的淀粉糊化，提高了食物的营养价值。在烹饪中给原料上浆、勾芡或挂糊，也利用了淀粉糊化的特性，不仅可以增香、去异味，而且对原料中的营养素起保护作用。

2. 淀粉的回生

淀粉的回生也称凝沉或老化，是指由淀粉糊化所形成的稀溶液或淀粉糊在低温静置一定时间，混浊度增加，在稀溶液中会有沉淀析出，淀粉糊会变成凝胶体，丧失黏糯特性的现象。回生后的淀粉因为溶解性较差而影响了人体消化吸收，营养价值降低。直链淀粉比支链淀粉更易回生，比如普通大米主要含直链淀粉，普通大米煮成的米饭更容易回生；而糯米主要含支链淀粉，能长时间保持黏软的状态。

3. 淀粉的焦化

淀粉在炸、烤等高温烹调中因分子失水，部分碳化，导致食物的颜色变成黄褐色，这就是淀粉的焦化。像烤制的面包，表层淀粉由于受到高温发生焦化是其呈现黄褐色的原因之一；土豆条经过炸制后变成黄褐色，也是因为淀粉发生了焦化。焦化后淀粉的营养价值会降低。

4. 蔗糖的拔丝与焦糖化反应

当蔗糖在与少量的水混合加热熔化成糖稀后，经拉扯降温后，可重新固化形成丝状。烹饪中常用此原理制作拔丝菜。此时尚未发生化学反应，蔗糖的营养不受影响。当被加热温度超过其熔点，糖会分解而发生降解作用，产生小分子物质，经过聚合、缩合后，生成褐红色的焦糖色素，这就是糖的焦糖化反应，形成了焦糖色素，糖的营养价值会降低。

（三）油脂在烹饪中的变化

1. 油脂的水解与酯化

在烹饪过程中，一部分甘油三酯水解形成脂肪酸和甘油。当加入某些调味品时，如酒、醋等，相应的醇与酸就会分别与脂肪酸和甘油结合形成酯而产生特殊的香气。在烹饪中学会运用酒和醋，掌握其用量和加入的时机能为菜肴赋予浓重的酯香。

2. 油脂的乳化

乳化是指在较高温度下或在乳化剂的作用下，原本与水不能融合的脂类物质以极小的颗粒均匀地分散在水中，形成乳浊液的过程。在烹饪当中炖煮一些富含脂肪的食物原料通常可以看到乳化现象，如炖猪蹄、煮鲫鱼形成的汤，颜色呈奶白色，就是因为猪蹄和鲫鱼的脂类在高温和蛋白质等催化作用下发生了乳化反应。乳化后的脂肪更容易被人体消化吸收。

3. 油脂热聚合或过氧化

当温度达到250℃～300℃时，同一分子的甘油酯中的脂肪酸之间，或者不同分子的甘油酯之间，就会发生聚合反应。其结果使油脂的稠度及黏度增高，过氧化脂质含量升高。油脂在煎炸过程中，随着温度升高黏度越来越大，过氧化反应越来越强。在煎炸食品时，应尽量避免油温过高，一般控制在170℃～200℃就不会出现对机体有害的热聚合物和过氧化产物。

反复高温油炸的脂肪，会产生色泽变深、变稠变黏、泡沫增加、发烟点下降，这种现象称为油脂的老化。老化脂肪营养价值和食用安全性都会降低。为减少老化脂肪对食物的影响，煎炸用油应不断更新，不断增加新油，不要反复使用陈油。

4. 油脂的酸败

脂肪在特定的条件下会变质，产生不正常的、令人厌恶的气味，这种变化叫作酸败。酸败是由空气中的氧、水分或微生物作用引起的。油脂含水量高、与空气接触面积大或微生物大量繁殖都会使油脂更加容易酸败。酸败后油脂含有过氧化产物、游离脂肪酸、酮及醛等，会造成油脂口感变差，甚至可能引起食物中毒。

（四）维生素在烹饪中的变化

案例 3-3 猛火快炒，锁住营养跑不了

刘阿姨为家人做了大半辈子菜，却被上大学的儿子说烹饪方法不科学，可把她气坏了。儿子说："食物真正的营养价值，既取决于食物原料的营养成分，还取决于加工过程中营养成分的保存率。如炒青菜大有学问，要猛火快炒，'炒'得恰到好处，既保护营养又味美。因此，烹饪加工的方法是否科学、合理，将直接影响食物的质量。"刘阿姨后来仔细想想，觉得儿子说得有些道理。

问题：烹饪过程中维生素损失的原因有哪些？怎样减少维生素的损失？为什么要猛火快炒？

在烹饪过程中，从原料的洗涤、初加工到烹制成菜，食物中的各种维生素会因水浸、受热、氧化、酶促反应等原因而流失或破坏，从而导致膳食的营养价值降低。

1. 烹饪中维生素损失的原因

维生素在烹饪过程中的损失主要是由于维生素的性质所决定的。引起其损失的途径主要有以下几个方面：

（1）氧化反应。对氧敏感的维生素有维生素 A、E、K、B_1、B_{12}、C 等，它们在食品的烹饪过程中很容易被氧化破坏。尤其是维生素 C 对氧气很不稳定，特别是在水溶液中更易被氧化，氧化的速度与温度和时间关系密切。烹饪时间越长，维生素 C 氧化损失就越多，因此在烹饪中应尽可能缩短加热时间，以减少维生素 C 的损失。

（2）溶解流失。烹饪过程中，加水量越多或汤汁溢出越多，溶于菜肴汤汁中的维生素也就越多。汤汁溢出的程度与烹调方法有关，一般采用蒸、煮、炖、烧等烹制方

法，汤汁溢出量可达 50%，因此水溶性维生素在汤汁中含量较大。采用炒、滑、熘等烹调法，成菜时间短，尤其是原料经勾芡下锅汤汁溢出不多，因此水溶性维生素从菜肴原料中溢出量不多。脂溶性维生素用油作传热介质时，部分脂溶性维生素会溶于油脂中。

（3）热分解作用。一般情况下，水溶性维生素对热的稳定性较差，而脂溶性维生素对热较稳定，但易氧化的例外。如维生素 A 在隔绝空气时对热稳定，但在空气中长时间加热的破坏程度会随时间延长而增加，尤其是油炸食品，因油温较高会加速维生素 A 的氧化分解。

（4）酶的作用。在动植物性原料中存在多种酶，有些酶对维生素具有分解作用，如蛋清中的抗生物素酶能分解生物素，果蔬中的抗坏血酸氧化酶能加速维生素 C 的氧化。这些酶在 90℃～100℃下经 10min～15min 的热处理即失去活性。如未加热的菜汁中维生素 C 因氧化酶的作用，氧化速度较快，而加热后菜汁中的氧化酶失活，维生素 C 氧化速度则相应地减慢。

此外，维生素的变化还受光、酸、碱等因素的影响。

2. 维生素在烹饪过程中的损失

（1）洗涤和焯水引起的损失。绝大多数烹饪原料在烹制之前要经过洗涤，有些原料还要进行焯水。在洗涤和焯水过程中，原料中的水溶性维生素，如维生素 B_1、B_2、B_6、PP、C 和叶酸等，有一部分会溶于水中造成损失。

原料的表面积越大、水量越多、水流速越快、水温越高，则维生素的损失就越严重。如去皮的土豆，浸水 12 小时，未切碎和切碎的维生素 B_1 的损失率分别为 8% 和 15%，维生素 C 的损失率分别为 9% 和 51%。蔬菜洗后再切比切后再洗，维生素的保存率要高得多，因此蔬菜宜先洗后切。另外，做菜时勿浸泡、挤汁，以减少维生素的损失。

淘米时要合理洗涤，若反复用力搓洗或长时间浸泡，会造成水溶性维生素的大量损失，如维生素 B_1 可损失 30%～60%，维生素 B_2、PP 可损失 20%～25%。

（2）烫漂和沥滤引起的损失。果蔬在加工中常需要烫漂以满足其卫生要求。烫漂时的维生素损失可能较大，主要由食物的切面或其他易受影响的表面被萃取出来，以及水溶性维生素的氧化和加热破坏所引起。

应当指出，尽管烫漂会引起维生素损失，但却又是保全维生素的一种方法。例如，把果蔬放在沸腾的水中进行高温瞬时烫漂处理，由于沸水中几乎不含溶解的氧，而且此时氧化酶很快失去活性，则可以减少维生素 C 的损失。用这种方法烹制的马铃薯，其维生素 C 含量的损失要比普通方法减少 50%。

（3）烹调加热过程中引起的损失。食物在烹调时要经受高温，并在加热条件下与氧气、酸、碱和金属炊具接触，引起许多维生素被氧化与破坏，造成不同程度的损失。

多数水溶性维生素不耐热或光，在碱性条件下很容易遭受破坏。如谷类中的维生素 B_1 经蒸或烤约损失 10%，水煮则损失 25%，若受高温和碱的作用则损失更大，如炸油条时，维生素 B₁ 几乎全部被破坏。在烹制中，加热时间越长，维生素 C 的损失就越严重，如蔬菜旺火快炒 2 分钟，损失率为 30% ～ 40%，延长 10 分钟，损失率达 50% ～ 80%；维生素 C 在酸性介质中比较稳定，因此在烹调时加点醋，有利于维生素 C 的保护。

脂溶性维生素对热比较稳定，但容易被氧化分解，特别是在高温的条件以及与酸败的油脂接触时，其氧化的速度会明显加快。脂溶性维生素在油炸食品时，有部分会溶于油中而损失；而与脂肪一起烹制，则可大大提高脂溶性维生素的吸收利用率。经过短时间的烹调，食物中维生素 A 和胡萝卜素的损失率不超过 10%。维生素 E 容易被氧化，尤其是在高温、碱性介质和有铁存在的情况下，其破坏率可达到 70% ～ 90%。使用酸败的油脂，维生素 E 的破坏率更高。

（五）矿物质在烹饪中的变化

食物原料所含的矿物质在烹调过程中也可能因为物理或化学因素导致损失。

1. 物理因素

许多矿物质以可溶性盐的形式存在于食物中，随洗涤、加汤、原料汁液流失而溶解流失。一般在酸性溶液里矿物质溶解量较大，溶解量还与原料切割大小、水的量、温度、水中浸泡或加热时间长短有关。普通大米淘洗 2 ～ 3 次后表层无机盐流失 15% 左右。所以比较科学的淘米的方法是：淘米要用冷水，不要用热水和流水淘洗，并适当控制淘洗的遍数，以能淘去泥沙杂屑为度，一般以 2 次为宜。淘米前不要把米放在水中浸泡，淘米时也不能用力搓洗，以防止米粒表层可溶性营养大量随水流失。

2. 化学因素

矿物质离子可以和食物中的草酸、植酸等弱酸形成难溶的盐，从而减少人体对矿物质的吸收。比如豆腐在与菠菜同时烹调时，豆腐中的钙和菠菜中的草酸形成草酸钙，降低了人体对钙的吸收率。这在菜肴搭配时必须要考虑，如果必须要做这样的搭配，则可以用焯水方法降低原料中草酸、植酸的含量。

二、烹饪中的营养素保护

烹饪中，菜肴制作的步骤一般可描述为：选料—原料的初步加工—原料的切配—糊浆处理—原料熟处理—加热调味—烹调成菜—出锅装盘。

食物在烹调加工的每一个过程中都会发生生理化变化，使一些营养素受到损失。因此，要求烹饪者在食品烹制的全过程中，既要认真选料，又要做得当的初加工、合理的切配、正确的熟处理和科学的烹调，以使食物营养素的流失降低到最低限度，使食物发挥最大的营养效能，从而提高菜肴质量。

（一）合理的初加工

烹调前的初加工主要包括宰杀、摘剔、洗涤、剖剥等。在初加工时应尽可能保存原料的营养成分，避免不必要的浪费。如各种食品原料在烹饪前都要洗涤，蔬菜用流水冲洗，米不能用热水淘洗，更不可用力搓洗。各种蔬菜应先洗后切，这样可减少矿物质和维生素的流失。

（二）科学的切配

大部分的烹饪原料都必须用刀切配后方可烹调和食用。切配是否科学将直接影响原料的营养价值。若将原料切得过碎，则原料中易氧化的维生素就损失得多，这是因为蔬菜切得碎，很多细胞膜被坏，氧化酶与水和空气的接触面就增加，从而加速维生素的氧化。如小白菜，切段炒后维生素 C 的损失率为 31%，而切成丝炒后损失率为 51%。另外，应现切现烹，现做现吃，以保护维生素少受氧化而致损失。对烹调原料切配的数量要估计准确，若一次切配过多又不及时烹调或食用，则会使原料的维生素氧化，且放的时间越长，其损失就越大。因此要保存原料的营养素，就必须讲究科学的切配和切配后及时烹调，并及时食用。

（三）适时的焯水

焯水可以去除蔬菜中的草酸，使蔬菜色泽鲜艳、味美脆嫩；可使肉类排出血污，除去异味；也可调整不同性质原料的加热时间，使其正式烹调时成熟时间一致。但食物原料在焯水时，一定要控制好时间，掌握好成熟度。一般应用大火沸水、原料分次下锅、沸进沸出的方法，加热时间则宜短，操作宜快，这样不仅能减轻原料色泽的改变，同时可减少维生素的损失。如蔬菜中维生素 C 氧化酶，焯水可有效去除该氧化酶的影响，减少对维生素的破坏。注意，原料焯水后切勿挤去汁水，否则会使水溶性维生素大量流失。动物性原料也需用旺火沸水焯水法，因原料瞬间受到高温，会使蛋白质凝固，从而保护营养素不致外溢。

（四）使用糊浆保护烹饪原料

上浆挂糊可使其原料表面形成一层保护外壳。其作用首先是使原料中的水分和营养素不致大量溢出；其次可避免营养素更多被氧化；另外，原料受糊糊层的保护不会因直接高温而使蛋白质过度变性，也可使维生素少受高温分解而被破坏。这样烹制出来的菜肴不仅色泽好、味道鲜嫩、营养素保存得当，而且人体消化吸收率也高。

（五）烹调方法要得当

我国的烹调方法繁多，为使原料中营养成分少受损失，应尽量选用较科学的方法，如蒸、煮、熘、炒、爆等。因这些烹调方法加热短，可使原料中营养素损失大大降低。如猪肉切成丝，旺火急炒，其维生素 B_1 的损失率为 13%、维生素 B_2 的损失率为 21%；而切成块用文火炖，则维生素 B_1 的损失率为 65%、维生素 B_2 的损失率为 41%。叶菜类蔬菜要用旺火急炒的方法。

（六）适当加醋，不加碱

碱可以破坏绝大部分 B 族维生素，而酸则可以起到保护维生素 C，并增加矿物质吸收的作用。在菜肴烹制过程中，适当放些醋能增加鲜味、解腻去腥，还能使维生素少受破坏，也可使食物中钙质分解，起到促进人体消化吸收的作用。

（七）勾芡保护

勾芡是指菜肴接近成熟时，将调好的淀粉汁淋入锅内使卤汁稠浓，增加卤汁对原料的附着力的一种方法。原料在加热过程中，部分营养成分流失在汤汁中，勾芡可以使这些营养物质裹在原料上被一同食用，达到充分利用营养素的目的。因此，勾芡不仅可使汤汁浓稠，还可使汤汁与菜肴融和，既使菜肴味美可口又保护了营养素。

📖 思考与训练

一、解释基本概念

膳食结构　　平衡膳食宝塔　　淀粉糊化　　淀粉回生　　焦糖化反应
油脂乳化　　油脂酸败

二、简答题

1.《中国居民膳食指南（2022）》关于一般人群的主要内容是什么？
2.《中国居民膳食指南（2022）》关于特殊人群的主要内容是什么？
3. 说明一般人群平衡膳食宝塔的内容。
4. 烹饪过程中维生素损失情况如何？
5. 如何控制油脂在烹饪中产生对人体有害的聚合物和过氧化物？

三、客观题

（一）单项选择题

1. 欧美国家的膳食结构是（　　　　）。

A. 地中海膳食　　　　　　　　　　　　B. 以动物性食物为主

C. 以植物性食物为主　　　　　　　　　D. 以动植物性食物为主

2. 日本的膳食模型是（　　　　）。

A. 动植物平衡型　　　　　　　　　　　B. 植物为主型

C. 地中海膳食型　　　　　　　　　　　D. 动物为主型

3. 我国传统膳食中谷类供能比在（　　　　）。

A. 80% 以上　　　　B. 70% 以上　　　　C. 50% 以上　　　　D. 40% 以上

4. 下列属于平衡膳食的是（　　　　）。

A. 摄入的食物中的能量和营养素满足人体的需要

B. 摄入的食物中的营养素部分丰富

C. 摄入的食物是无毒无害的

D. 摄入的食物是定量和比例合适的

5. 烹调的含义是（　　　）。

A. 等同于烹饪　　　　　　　　B. 烹调是制成菜肴的一门技术

C. 烹调是加热过程　　　　　　D. 烹调是调味过程

6. 下列不是烹饪的作用的是（　　　）。

A. 对食物消毒　　　　　　　　B. 帮助食物消化

C. 合成人体必需的营养素　　　D. 调和滋味，促进食欲

7. 淀粉糊化（勾芡）后（　　　）。

A. 有利于人体消化　　　　　　B. 不利于人体消化

C. 降低了营养价值　　　　　　D. 对人体消化没有影响

（二）多项选择题（至少选择两项）

1. 下列说法正确的是（　　　）。

A. 食物选择要多样化，每天最好能吃 6 种以上的食物，以满足身体对营养素的需要

B. 成人每天最好食用 2 种以上的谷类食物

C. 成人每天最好食用 1 ~ 2 种水果

D. 膳食中应有适当比例的动物性食物

E. 成人应常喝糖水和纯净水

2. 以下说法正确的是（　　　）。

A. 平衡膳食宝塔建议量均为食物可食部分的生重

B. 每日膳食要严格按照平衡膳食宝塔建议的各类食物的量吃

C. 一定要经常遵循膳食宝塔各层中各类食物的大体比例

D. 一般一周内各类食物摄入量的平均值应当符合膳食宝塔的建议量

E. 因鱼类营养价值高，应每天严格按要求量食用

3. 老年人的合理膳食措施包括（　　　）。

A. 以优质蛋白质为主

B. 荤素合理搭配

C. 提倡多吃奶类、鱼类蛋白

D. 碳水化合物以淀粉为主，重视膳食纤维和多糖类物质的摄入

E. 多吃新鲜蔬菜水果，增加抗氧化营养素的摄入

4. 哺乳期女性的膳食指南主要为（　　　）。

A. 食物种类齐全多样化，多食含钙丰富的食品

B. 供给充足的优质蛋白质

C. 多食含铁丰富的食品

D. 摄入足够的新鲜蔬菜、水果和海产品

E. 少食多餐，想吃就吃

5. 烹饪的作用包括（　　　）。

A. 杀菌消毒

B. 使生变熟

C. 促进大分子营养成分变化，利于消化

D. 调解色泽、增加美感

E. 调和滋味

6. 碳水化合物在烹饪加工过程中能够发生的变化有（　　　）。

A. 淀粉的糊化　　　B. 淀粉的老化　　　C. 淀粉的焦化　　　D. 蔗糖焦化

E. 糖类水解

7. 通常下列哪些措施可以保护或减少维生素的损失？（　　　）

A. 加醋　　　　　　B. 加碱　　　　　　C. 勾芡　　　　　　D. 焯水

E. 挂糊上浆

8. 调配丰富多彩的膳食可以（　　　）。

A. 以粮换粮　　　B. 以豆换豆　　　C. 选用多样食物　　　D. 多用调味品

E. 荤素搭配

（三）判断题

1. 平衡膳食宝塔建议的每人每日各类食物适宜摄入量范围适用于所有人。（　　　）

2. 孕晚期营养要点包括补充长链多不饱和脂肪酸，增加钙的补充，保证适宜的体重增长。（　　　）

3. 中国居民的传统膳食以植物性食物为主，肉类的摄入量比较低，但豆制品和奶类消费在大多地区较高。（　　　）

4. 烹调过程中，煮对糖类及蛋白质起部分水解作用，会使水溶性维生素及矿物质溶于水中，但对脂肪影响不大。（　　　）

5. 淘米要用热水，而不能用流水淘洗，并适当控制淘洗的遍数，以能淘去泥沙杂屑为度。（　　　）

四、综合训练题

1. 张明，男，36岁，某国企职工，身高176cm，体重73kg。下面是他的一天饮食情况：

早餐：小米粥200g（小米40g），煎饼200g（标准粉80g、大白菜30g、五花猪肉30g、油3g），凉拌芹菜（芹菜50g、油3g）。

午餐：二米饭（大米、小米各75g），凉拌莴笋（莴笋225g、油3g），鲜蘑熘鱼片（草鱼100g、蘑菇120g、油5g），火腿白菜汤（大白菜30g、火腿20g、油3g）。

晚餐：芝麻烧饼（富强粉 100g、芝麻 10g），素炒圆白菜甘蓝（圆白菜 50g、甘蓝 50g、油 5g），黄瓜木耳汤（黄瓜 30g、木耳 20g、油 3g）。

请定量分析他的膳食是否合理（仅从平衡膳食宝塔和三大营养素供能比例的角度来分析即可）。

2. 从均衡膳食的角度评价以下三位同学的早餐食物，看看哪位同学的早餐最符合营养需求，说明理由并试着提出你的建议。

甲：两个菠萝面包、一杯可乐。

乙：一个鸡蛋、一杯牛奶。

丙：一个火腿鸡蛋三明治、一杯鲜橙汁。

3. 一位 18 岁男生经常吃方便面，请根据方便面的营养成分（见表 3-2）与该年龄男性的膳食营养素参考摄入量（见表 3-3）评价方便面的营养价值，并根据平衡膳食原则给该男生提出合理饮食建议。

表 3-2 方便面营养成分

食物 /100g	含量
能量（kcal）	472
蛋白质（g）	9.5
碳水化合物（g）	60.9
脂肪（g）	21.1
维生素 A（μg RAE）	0
维生素 B_1（mg）	0.12
维生素 B_2（mg）	0.06
维生素 C（mg）	0
维生素 E（mg）	2.28
钙（mg）	25
铁（mg）	4.1

表 3-3 18 岁男性的每日膳食营养素参考摄入量

能量 / 营养素	RNI
能量（kcal）	2 600
蛋白质（g）	65
碳水化合物（g）	390（根据占能量的 60% 估算）
脂肪（g）	72（根据占能量的 25% 估算）
维生素 A（μg RAE）	800
维生素 B_1（mg）	1.4

能量 / 营养素	RNI
维生素 B_2（mg）	1.4
维生素 C（mg）	100
维生素 E（mg）	14
铁（mg）	12
钙（mg）	800

4. 天夫罗炸蔬菜做法如下：新鲜蔬菜洗净，胡萝卜切薄斜片、青红椒切三角片，茄子切斜片。调制天夫罗面糊：天夫罗粉（主要成分是面粉）100g，盐 10g，蛋黄一个，水 140ml，调成面糊。将油烧至 180℃左右，蔬菜表面裹上面糊，入油，炸至外皮微黄、发脆时捞出沥油。要求：蔬菜现用现切，成品及时食用。

请从合理烹饪角度，评价上述天夫罗炸蔬菜中的可取之处，并说明原因。

单元四

膳食调查与评价

项目一 膳食调查

1954 年，日本国会通过《学校供食法》，明确规定在全国施行义务制教育的中小学校推行学生营养午餐，目标是培养学生正确的饮食习惯与促进身心素质的健康发展，使学生终身受益。六十余年过去了，"食育"已经成了日本教育体系中的一部分，被认为是智育、德育、体育的基础。迄今，日本政府已多次修订中小学生营养素供给量基准，各地方政府还因地制宜地研究制定各类学生（包括残疾学生）食物的标准供应量。经过不断发展和总结，日本已经将简单的一顿午餐发展到细致入微、潜移默化的饮食科学、饮食习惯、饮食道德和饮食文化教育，日本学生的生长发育指标，尤其是身高等具有代表性的指标增长幅度之大、速度之快也获得举世公认。

问题： 日本多次修订（学生）"营养素供给量基准"对我国有何启示？每天平均摄入的食物是否满足营养需求，要通过膳食调查才能计算比较，常用的膳食调查方法有哪些？

膳食调查的目的是了解不同个体和人群的膳食习惯以及摄入的食物品种，根据食物成分表计算出调查群体或个体平均通过膳食所摄取的能量和营养素的数量，借此来评定正常营养需要得到满足的程度。对于一个国家来说，通过开展全国性膳食调查和评价，全面分析和了解居民的膳食营养状况，发现国民在膳食营养中存在的问题，提出相关的政策建议，可为政府制定营养改善策略和行动计划提供依据。

膳食调查通常采用的方法有询问法（包括 24h 回顾法和膳食史回顾法）、称重法、记账法及膳食史法等。这些方法可单独运用，也可联合运用。无论采用哪种膳食调查方法，都是对食物摄入量的一个估计。尽可能准确地估计食物的质量是提高膳食调查准确度的重要保障。

一、常用膳食调查方法的基本概念

（一）称重法

称重法是一种常用的膳食调查方法，它可以了解调查对象每人每日对各种主副食的摄入量，通过食物成分计算摄取的能量和各种营养素的种类和数量，借此来评定能量和各种营养素是否达到供给量标准的要求，以及是否能满足人体正常营养需要的程度。称重法能测定食物份额的大小或重量，比其他方法准确、细致，更能准确反映被调查对象的食物摄取情况。

（二）24h 回顾法

24h 回顾法是通过询问的方法，使被调查对象回顾和描述在调查时刻以前 24h 内摄入的所有食物的种类和数量，借助食物模型、家用量具或食物图谱对其食物摄入进行计算和评价。24h 一般是指从最后一餐吃食物开始向前推 24h。

无论是大型的全国膳食调查还是小型的研究课题，都可以采用 24h 回顾法来评估个体的膳食摄入情况，它是目前获得个人膳食摄入量资料最常用的一种调查方法。近年来，我国全国性的住户调查中，个体食物摄入状况的调查均采用此方法。

（三）记账法

记账法多用于建有伙食账目的集体食堂等单位，根据该单位每日购买食物的发票和账目、就餐人数的记录，得到在一定时期内的各种食物消耗总量和就餐者的人日数，从而计算出平均每人每日的食物消耗量，再按照食物成分表计算这些食物所供给的能量和营养素数量。

（四）称重记账法

称重记账法是由调查对象或研究者称量记录一定时期内的食物消费总量，利用一些计算和分析方法获得进食人群平均食物摄入量和营养素摄入量等信息。它是称重法和记账法相结合的一种膳食调查方法。这种膳食调查方法兼顾称重法部分优点，是目前应用非常广泛的一种膳食调查方法。通常用于调查集体伙食单位或家庭中食物消费。

二、常用膳食调查方法的优缺点

常用膳食调查方法的优缺点及适用范围见表 4-1。

表 4-1　常用膳食调查方法的优缺点及适用范围

调查方法	优点	缺点	适用范围
称重法	1. 能够准确反映调查对象的食物摄取情况。 2. 能看出一日三餐食物的分配情况。	1. 花费人力和时间较多。 2. 不适合大规模的营养调查。	适用于个人和家庭或团体的膳食调查。
24h 回顾法	1. 所用时间短。 2. 应答者不需要有较高文化。 3. 能得到个体的膳食营养素摄入状况。 4. 便于与其他相关因素进行分析比较，这种膳食调查结果对于人群营养状况的分析也是非常有价值的。	1. 应答者的回顾依赖于短期记忆。 2. 对调查员要严格培训，调查员之间的差别很难标准化。	适用于家庭中个体的食物消耗状况调查。

续表

调查方法	优点	缺点	适用范围
记账法	1. 操作较简单。 2. 费用低。 3. 所需人力少。 4. 适用于大样本膳食调查。 5. 易于为膳食管理人员所掌握，使调查单位能定期地自行调查计算，并可作为改进膳食质量的参考。	调查结果只能得到全家或集体中人均的膳食摄入量，难以分析个体膳食摄入情况。	1. 适合家庭调查，也适合幼儿园、中小学校或部队的调查。 2. 适合调查长时期的膳食，且适合全年不同季节进行调查。
称重记账法	1. 操作简单。 2. 所需费用低。 3. 人力少。 4. 适合于大样本调查。 5. 比单纯记账法精确，能够得到较准确的结果。 6. 较少依赖记账人员的记忆，食物遗漏少。 7. 伙食单位的工作人员经过短期培训即可掌握这种方法，能够定期自行调查。	只能得到全家或集体中人均的摄入量，难以分析个体膳食摄入情况。	适合进行全年不同季节的调查。

三、膳食调查的相关计算

（一）人日数计算

人日数可代表被调查者用餐的天数，按照一般的饮食习惯，一个人吃早、中、晚三餐即为一个人日。个人人日数的计算在家庭和集体就餐单位调查中很重要。用24h回顾法时，在外就餐也要询问，并计算在餐次总数内。

1. 个人人日数计算

个人人日数的计算公式如下：

$$个人人日数 = 早餐餐次总数 × 早餐餐次比 + 中餐餐次总数 × 中餐餐次比 + 晚餐餐次总数 × 晚餐餐次比$$

2. 全家总人日数计算

全家总人日数等于所有在家用餐个人的人日数之和。

在做集体膳食调查时，例如在某托儿所调查，早餐有20名儿童进餐、午餐有30名、晚餐有25名。人日数计算如下：

（1）确定餐次能量比。餐次能量比的确定一般早餐为30%、中晚餐各为30%～40%为宜，也可按照儿童的三餐能量比各占1/3计算。

（2）计算群体总人日数。若假设儿童的三餐能量比各占1/3。总人日数=（20＋30＋25）×1÷3＝25人日。若该托儿所三餐能量分配比例为早餐20%、午餐40%、晚餐

40%，则总人日数计算 =（ 20 × 20% + 30 × 40% + 25 × 40%）= 26 人日。

（二）食物实际消费量及营养素摄入量计算

1.计算家庭每种食物实际消费量

其根据记账法统计三天内家庭的食物结存量、购进总量、废弃总量和剩余总量来计算。公式为：

$$家庭每种食物实际消耗量（g）=食物结存量+购进食物总量-废弃食物总量-剩余食物总量$$

2.计算家庭每人每日各种食物的摄入量

$$家庭平均每人每日每种食物摄入量=实际消耗量（g）/家庭总人日数$$

3.计算每人每日各种营养素的摄入量

平均每人每日营养素摄入量是根据食物成分表中各种食物的能量及营养素的含量来计算的。家庭某种营养素的总摄入量为家庭摄入所有食物中的营养素的量之和。相关公式为：

$$食物中某营养素含量=［食物量（g）× 可食部分比例］× 食物中营养素百分含量（%）$$

$$平均每人每日某营养素摄入量=家庭某种营养素摄入量/家庭总人日数$$

（三）标准人日数的计算

由于被调查的不同人群的年龄、性别和劳动强度有很大的差别，因此无法用营养素的平均摄入量进行相互间的比较。为此，一般将各人群都折合成标准人进行比较。折合的方法是以体重 60kg 成年男性从事轻体力劳动者为标准人，以其能量供给量 9.41MJ（ 2 250kcal）作为 1，其他各类人员按其能量推荐量与 9.41MJ（ 2 250kcal）之比得出各类人的折合系数，即标准人系数，标准人系数计算样例见表 4 - 2。

表 4 - 2　标准人系数计算样例（成人）

年龄（岁）与活动水平		男		女	
		EER（kcal/d）	标准人系数	EER（kcal/d）	标准人系数
18 ～	轻体力活动水平	2 250	1.00	1 800	0.80
	中体力活动水平	2 600	1.16	2 100	0.93
	重体力活动水平	3 000	1.33	2 400	1.07
50 ～	轻体力活动水平	2 100	0.93	1 750	0.78
	中体力活动水平	2 450	1.09	2 050	0.91
	重体力活动水平	2 800	1.24	2 350	1.04

续表

年龄（岁）与活动水平		男		女	
		EER（kcal/d）	标准人系数	EER（kcal/d）	标准人系数
65～	轻体力活动水平	2 050	0.91	1 700	0.76
	中体力活动水平	2 350	1.04	1 950	0.87
	重体力活动水平	—	0.00	—	
80～	轻体力活动水平	1 900	0.84	1 500	0.67
	中体力活动水平	2 200	0.98	1 750	0.78
	重体力活动水平	—		—	
孕妇（早）	轻体力活动水平	—		+0	0.80
	中体力活动水平	—		+0	0.93
	重体力活动水平	—		+0	1.07
孕妇（中）	轻体力活动水平	—		+300	0.93
	中体力活动水平	—		+300	1.07
	重体力活动水平	—		+300	1.20
孕妇（晚）	轻体力活动水平	—		+450	1.00
	中体力活动水平	—		+450	1.13
	重体力活动水平	—		+450	1.27
乳母	轻体力活动水平	—		+500	1.04
	中体力活动水平	—		+500	1.18
	重体力活动水平	—		+500	1.31

注：未制定参考值者用"-"表示；"+"表示在同龄人群参考值基础上的额外增加量。

资料来源：中国营养学会.中国居民膳食营养素参考摄入量（2013 版）.北京：科学出版社，2014.

1. 标准人日数计算

标准人日数＝标准人系数 × 人日数

总标准人日数为全家或集体每个人标准人日数之和。

2. 混合系数计算

混合系数＝总标准人日数／总人日数

$$家庭混合系数 = \left(家庭成员1标准人系数 × 人日数 + 家庭成员2标准人系数 × 人日数 + …… \right) \Big/ 全家总人日数$$

3. 标准人的平均每日食物或某营养素摄入量计算

标准人的平均每日食物或某营养素摄入量 ＝ 平均每人每日食物或某营养素摄入量／混合系数

计算出人群标准人的平均每日食物和营养素摄入量后，就能够在不同年龄、性别和劳动强度的人群之间进行比较。

四、膳食调查方法的实施

（一）称重法

1. 工作程序

（1）入户。携带食物称量器具、记录表、笔等到调查单位，说明目的和意义，并征得相关负责人的同意和协作。

膳食调查方法：
称重法

（2）记录各种食物的重量。按照早餐、中餐和晚餐的时间顺序，准确称取调查单位每餐各种食物的烹调前毛重和废弃部分的重量，并记录。

（3）记录调味品的名称。记录每餐各种食物的烹调方法、调味品的名称和使用量。

（4）称取摄入食品的重量。准确称取烹调后的每份食品熟重，待调查单位进餐人员吃完后，及时称取吃剩饭菜的重量。

（5）核对各种数据。与调查单位核对每餐吃饭人数、食品名称和种类，以及各种食品量，然后请调查单位相关负责人签名。

（6）计算生熟重量比值和每日实际消耗食物量。根据烹调前、后食物的重量计算生熟折合率（生熟重量比值）：

生熟重量比值＝生食物重量／熟食物重量

实际消耗食物生重＝实际消耗食物熟重 × 生熟重量比值

＝（熟食物重量 － 熟食剩余量）× 生熟重量比值

（7）统计每餐就餐人数。统计每餐就餐人数，如果调查单位进餐人员的组成在年龄、性别、劳动强度上差别不大时，如部队战士、幼托单位食堂，也可不作个人进餐记录，只准确记录进餐人数，由食品总消耗量求出相当于每人每日各种食品的平均摄取量。如果年龄、劳动强度相差很大，则将各类别的总人数进行分别登记，不能以人数的平均值作为每人每日营养素摄入水平，必须用混合系数（又称折合系数）的折算方法算出相应"标准人"的每人每日营养素摄取量。

调查结果记录在食物消耗量记录表内，见表4－3。

（8）计算每人每日平均摄入的生食物重量。将调查期间所消耗的食物按品种分类，求得每人每日的各类食物消耗量：

平均摄入量＝各种食物实际消耗量（生重）／总就餐人数

2. 注意事项

（1）调查期间所有主副食（包括零食）的名称、数量需详细记录。如要写出具体的食物品牌（如米、面），必须注明等级，最好注明产地。

表4-3 称重法食物摄入量记录表

单位： 日期：

餐别	食物名称	生重（g）	熟重（g）	生熟比	熟食剩余量（g）	实际摄入量		就餐人数
						熟重（g）	生重（g）	
早餐	米饭	粳米114.0	米饭309.0	0.37	米饭57.0	米饭252.0	粳米93.2	1人
	肉炒豆芽	绿豆芽150.0	160.0	0.94	20.0	140.0	绿豆芽131.6	
		猪肉30.0		0.19			猪肉26.6	
午餐								
晚餐								

（2）在称重法中，剩余量应包括厨房里剩余的食物及所有用膳者进食后所剩余的食物。

（3）调味品及食用油不必每餐前后均称量，只要早餐前称一次，晚餐结束后再称一次即可，二者之差为全日食用量。

（4）实际调查时，还要注意三餐之外所摄入的水果、糖果和点心、花生、瓜子等零食的称重记录。

（5）因为食物成分表中给出的数据是每100g未经烹调的（生的）食物可食用部分中的营养素含量，所以，应该先计算出每个人食用的各种食物配料的生重，再按食物成分表计算各种营养素的摄入量。

（6）如果条件不允许，只能获得食物最初的熟重，可以减去就餐后熟食的剩余量，得到实际消费的熟重；然后通过查询食物成分表中该食物的生熟重量比值，计算出实际生重，得出营养素大概的摄入量。

（7）个别调查对象会因调查活动干扰了其日常的膳食习惯而不能反映其真实情况。所以，在数据记录和膳食评价时也应该考虑到这些因素。

（二）24h回顾法

1. 24h回顾法的技术要点

24h回顾法可用于家庭中个体的食物消费状况调查，也适用于描述不同人群个体的食物摄入情况。最典型的24h回顾法是使用开放式调查表进行面对面的询问。设计相应合理的调查表是关系到膳食调查质量的关键因素。

膳食调查方法：
24 小时回顾法

调查员一定要经过认真培训，掌握某些引导询问的方法。24h 回顾法一般要求在 15min ～ 40min 完成，面对面进行调查，应答率较高，对于所摄入的食物可进行量化估计。对于回忆不清楚的老人和儿童，可以询问其看护人。

在实际工作中，一般选用与膳食史结合的方法，或者采用 3 天连续调查方法。

2. 24h 膳食回顾调查表的设计

24h 膳食回顾调查表的样式见表 4 - 4。

表 4 - 4　无锡市 ×× 街道居民 24h 膳食回顾调查表

个体编码：　　　　　调查日期：　　　　　生理状况：　　　　　劳动强度：

姓名：		性别：		住址：		电话：	
餐次	食品名称	原料名称	原料编码 D1	原料重量（g）D2	进餐时间 D3	进餐地点 D4	
早							
中							
晚							

表头要一目了然，如"无锡市 ×× 街道居民 24h 膳食回顾调查表"。由表 4 - 4 看出 24h 膳食回顾调查表的主要内容如下：

（1）调查表的设计首先要明确调查对象、时间、地区等基本信息。生理状况：正常、孕妇、乳母。劳动强度：轻体力活动（一般指办公室工作、修理电器钟表、售货员、服务员、实验操作讲课等）、中等体力活动（学生日常活动、机动车驾驶、电工安装、车床操作、金属制造）、重体力活动（非机械农业劳动、炼钢、舞蹈、体育运动、装卸、采矿等）。

（2）食物名称。食物名称是指调查对象在过去的 24h 内进食的所有食物的名称，可以是主食，如米饭、馒头、面条、大米粥等；可以是菜名，如宫保鸡丁、冬笋炒肉等；

也可以是水果、小吃等名称。

（3）原料名称。原料名称是指前述"食物名称"中所列食物的各种原料名称。例如，馒头的原料是面粉，冬笋炒肉的原料是冬笋和猪肉。注意，原料名称是计算各种营养素摄入量的依据，各种食物中所含的营养素可以通过食物成分表查得。

（4）原料编码。原料编码是指食物成分表中各种原料的编码。每种食物的原料应和唯一的编码一一对应。输入原料编码是为了输入计算机和统计分析需要。

（5）原料重量。原料重量是指各种原料的实际摄入量（g）。由被调查对象回忆过去24h内进食各种食物的原料重量。

（6）进餐时间。进餐时间通常分为早、中、晚餐，以及上午小吃、下午小吃和晚上小吃。

（7）进餐地点。进餐地点是指进食每餐以及各种小吃的地点。如在家、单位/学校、饭馆/摊点等。

3天的24h膳食回顾调查表和一天的调查表基本相同，只是需要连续调查3天。在设计24h调查时一般都希望这3天能代表被调查者日常的膳食习惯，因此设计3天时应尽可能包括一个周末。为了修正仅调查一日可能出现的片面性，一般选用与膳食调查史结合的方法，与24h回顾法一起记录膳食情况，一般需增加膳食史记录，见表4-5。

表4-5　近期膳食史调查记录（一个月内食品消耗情况）

食品名称	消耗量	食品名称	消耗量
谷类		禽肉类	
薯类		畜肉类	
蔬菜类		水产类	
豆类		蛋类	
植物油		奶类	

3. 24h 回顾法的工作程序

调查表设计完成后，应在调查前做好以下准备工作：（1）准备食物模型、图谱、各种标准容器（如标准的碗、盘、杯子、瓶子）等，以掌握各种食物不同大小的参考量，从而可对摄入食物进行数量估计。（2）熟悉当地调查户中常用的容器和食物分量，熟悉其容器或分量大小，常见食物重量折算参见表4-6。（3）熟悉食物成分表或营养计算软件。（4）调查者要掌握一定的调查技巧，如要了解市场上主副食供应的品种和价格，了解食物生熟比值和体积之间的关系，在家庭就餐时，一般是一家人共用几盘菜肴，在调查时就要注意耐心询问每人就餐时的比例，这样在掌握每道菜所用原料的基础上，即能计算出每人的实际摄入量。

表4-6 常见食物重量折算参照表

食物名称	单位	重量（生重）		备注
		克	两	
大米饭	1小标准碗	75	1.5	碗直径12cm
	1大标准碗	150	3	碗直径16cm
大米粥	1小标准碗	30	0.6	碗直径12cm
	1大标准碗	50	1	碗直径16cm
馒头	1个	100	2	自制品需看大小折算
面条（湿切面）	1小标准碗	100（湿面重）	2（湿面重）	每斤湿面折合面粉0.8斤，3两湿面
	1大标准碗	150（湿面重）	3（湿面重）	可折算成面粉2.4两
面条（干切面）	1小标准碗	75	1.5	干面条按面粉重量计算
	1大标准碗	100	2	
包子	1个	50	1	小笼包：3～4个/两（1两=50g）
饺子	平均6个	50	1	面粉重量，不包括馅
馄饨	9～10个	50	1	面粉重量，不包括馅
油条	1	50	1	
油饼	1个	70～80	1.4～1.6	
炸糕	1个	50	1	江（糯）米粉35克，红小豆15克
豆包	1个	50	1	面粉35克，红小豆15克
元宵	3个	50	1	每个含糖3克
烧饼	1个	50	1	
鸡腿	1个	约220	约4.5	含骨头
鸡翅	1个	约200	约4.5	含骨头
香肠（广式）	1根	约27	约4.5	
炒蔬菜	1标准盘（9寸盘）	约500	10	指白菜、油菜、豆角、藕片等蔬菜的生重
牛奶	1标准杯	约250	约5	不包括含乳饮料
酸奶	1标准杯	约250	约5	指固体类发酵奶，非酸奶饮料
奶粉	1标准勺	10	0.2	
鸡蛋	1个	60	1.2	
鸭蛋	1个	70	1.4	
鹌鹑蛋	5个	50	1	
豆腐脑、豆浆	1小标准碗	约250	约5	
	1大标准碗	约300	约6	
啤酒	1标准杯	250	5	
花生（带壳）	1小标准碗	约120	约2.4	
花生仁	1小标准碗	约200	约4	

上述准备工作完成后，入户调查程序如下：

（1）入户说明来意与调查内容。调查者调查时，应先自我介绍说明来意，使被调查者了解调查的目的和意义，以便积极配合。让被调查者回顾前一天所从事的活动，这将有助于调查对象对膳食的回忆。主要包括介绍调查内容，明确告诉被调查者回顾调查的时间周期等。

（2）调查和记录。其方法是按照 24h 内进餐顺序分别询问食用的食物和数量，摄入的所有食物（包括饮料但不包括调味品）的种类和数量，在外（餐馆、单位或学校食堂等）用餐的种类和数量以及零食，将结果登记在表中。对于每一餐次，调查者也可按照食物的几大类如谷物、蔬菜、肉、蛋、奶、豆类、水果、糖、油脂、纯热量食品等帮助每个家庭成员完善回忆内容，避免遗漏。

（3）引导回顾记录要点。如调查对象回忆不清，应设法利用食物图谱或常用容器等帮助其回忆。应特别注意三餐以外的水果和零食。

（4）弥补调查不足。调查结束时，再称各种调味品的消费量，以求核实。如果同时进行称重法调查，此步骤可省略。至此调查工作结束。

（5）核查资料。调查完成后要及时对内容进行核查与复核。调查资料可用 Excel 或营养计算软件统一录入，每份数据录入两次，对建立的数据库要进行核实、查错及清理。

（6）计算个人人日数。下面以杨光一家为例，调查计算个人人日数与总人日数。应注意的是，无论是在家还是在外就餐，只要是用了餐，就要计算在内。见表 4－7。

表 4－7　个人人日数计算

姓名	杨光			林夕			杨明		
性别	男			女			男		
年龄	36 岁			35 岁			8 岁		
职业	工人			教师			学生		
劳动强度	中体力活动			轻体力活动			中体力活动		
生理状况	良好			良好			良好		
时间	早	中	晚	早	中	晚	早	中	晚
17 日	1	1	1	0	1	1	1	0	1
18 日	0	1	1	1	1	1	1	0	1
19 日	1	1	1	1	1	1	1	0	1
用餐人次总数	2	3	3	2	3	3	3	0	3
餐次比	0.2	0.4	0.4	0.2	0.4	0.4	1/3	1/3	1/3
折合人日数	$2 \times 0.2 + 3 \times 0.4$ $+ 3 \times 0.4 = 2.8$			$2 \times 0.2 + 3 \times 0.4$ $+ 3 \times 0.4 = 2.8$			$3 \times 1/3 + 0 \times 1/3$ $+ 3 \times 1/3 = 2.0$		
总人日数	$2.8 + 2.8 + 2.0 = 7.6$								

（三）记账法

1. 记账法的基本方法和要点

记账法的基础是有膳食账目，所以要求被调查单位的伙食账目完善、数据可靠。对于家庭，一般没有食物消耗账目可查，如用记账法进行调查，可在调查开始前登记其所有储存的及新购进的食物种类和数量，调查期间购入的食物，在调查结束时再次称量全部剩余食物的重量，然后计算出调查期间消费的食品总量。由于家庭成员年龄、性别等相差较大，因此人数也需按混合系数计算其营养素摄入量。

2. 记账法的调查工作程序

准备工作包括：食物成分表、计算器或计算软件和相关的数据调查、计算表格；对从事调查的人员进行统一培训，使其掌握调查的程序、方法和各种数据的计算程序，明确营养评价的指标和标准；确定调查单位和时间，与被调查单位相关负责人取得联系，约定调查日期和接待人员，阐明调查的目的和意义，取得积极配合。

（1）与膳食管理人员见面。若调查现在到将来一段时间的膳食情况，可先向相关工作人员介绍调查的过程和膳食账目与进餐人员记录的要求，使其能够按照要求详细记录每日购入的食物种类、数量和进餐人数，同时也要登记调查开始时存余食物和调查结束时的剩余食物总量。

（2）了解食物结存。了解食物的结存情况，分类别称重或询问估计所有剩余的食物总量。

（3）了解进餐人数。对进餐人数应统计准确并要求按年龄、性别和工种、生理状态等分别登记。如果被调查对象个体之间差异不大（如学生膳食调查，因食物供给量不分性别、劳动强度），进餐人数登记表设计时可以简化，见表4-8。

表4-8　某小学用餐人数登记表

年龄		6岁～7岁			7岁～8岁			8岁～9岁			9岁以上		
餐次		早	中	晚	早	中	晚	早	中	晚	早	中	晚
时间	××月××日												
	……												
	××月××日												
用餐人次总数													
餐次比													
人日总数													
折合成年男子系数													
折合成年男子总人日数													

（4）了解食物购进数量。

（5）食物消耗量情况的计算和记录。食物的消费量统计需逐日分类准确记录，具体写出食物名称，见表4-9。

表4-9　食物消费量记录表　　　　　　　　　　单位：g

食物名称		大米	玉米	猪肉	虾	鱼类	白菜	萝卜	……
结存数量									
购入食物量	××月××日								
	……								
	××月××日								
剩余数量									
废弃数量									
实际总消耗量									
备注									

（6）计算总人日数，见表4-10。如果被调查单位用餐人员在年龄、劳动强度等方面参差不齐，则应该按照表4-12进行登记。

表4-10　调查期间总人日数登记表

年龄	体力活动水平	男			女			平均每日总人日数
		早	中	晚	早	中	晚	
成人	轻							
	中							
	重							
60岁以上	轻							
	中							
	重							

（7）核对记录结果。

（8）编号与归档。

3. 记账法的注意事项

（1）如果食物消耗量随季节变化较大，应在不同季节内开展多次短期调查，这样的结果比较可靠。

（2）如果被调查单位人员的劳动强度、性别、年龄等组成不同，不能以人数的平均值作为每人每日营养素摄入水平，必须用混合系数的折算方法算出相应"标准人"的每人每日营养素摄入量，再做比较与评价。

（3）在调查过程中，要注意自制的食品也要分别登记原料、产品及其食用数量。

记账法中要注意称量各种食物的可食部。

（4）在调查期间，不要疏忽各种小杂粮和零食的登记，如绿豆、蛋类、糖果等。

（5）记账法一般不能调查调味品，包括油、盐、味精等的摄入量，通常可结合食物频率法来调查这些调味品的消费种类和数量。

（四）称重记账法

1. 称重记账法调查的内容

（1）食物消费量的调查。在开始调查前称量家庭结存的食物（包括库存、厨房、冰箱内所有的食物），然后详细记录每日购入的各种食物量（包括库存、冰箱和厨房内的食物）。最后将每种食物的最初结存或库存量，加上每日购入量，减去每种食物的废弃量和最后剩余量，即为调查阶段所摄入的该种食物重量。

（2）进餐人数的调查。家庭调查时要记录每日每餐的进餐人数和进餐人的性别、年龄、劳动强度及生理状态，如孕妇、乳母等。

2. 称重记账法调查表的设计

称重记账法调查表一般包括家庭食物量登记表与家庭成员每人每日用餐登记表。

（1）家庭食物量登记表的设计。家庭食物量登记表的样式见表4-11。

表4-11　家庭食物量登记表　　　　　　　　　　　　　单位：g

家庭编号＿＿＿＿＿＿　　省/区＿＿＿＿＿＿　　市/县＿＿＿＿＿＿　　区/乡＿＿＿＿＿＿
居委会/村＿＿＿＿＿＿　　调查户＿＿＿＿＿＿　　联系电话＿＿＿＿＿＿

食物编码							
食物名称	大米		标准面		猪肉		……
结存数量							
日期	购进量或自产量	废弃量	购进量或自产量	废弃量	购进量或自产量	废弃量	
14日							
15日							
16日							
总量							
剩余总量							
实际消耗量							

由表4-11可知，家庭食物量登记表包括的主要内容如下：

1）确定调查对象和家庭成员。调查对象的基本内容包括个人家庭基本情况、住址和联系方式，以便调查后进行资料整理，发现问题进行修改和联系。其也包括调查日期，以利于今后分析和建立健康档案。

2）确定需要调查家庭食物的种类。家庭食物量记录表可以针对某几种主要的家庭食物（如大米、面粉、猪肉等）来调查，也可以将开始调查时的家庭食物都进行登记。

3）确定需要调查的天数。通常采用连续 3 天的称重记账法。

4）记录每种食物的数量。开始要列出各种食物现有量（结存数量），再将每种食物都按"购进量或自产量"和"废弃量"分栏列出，在调查期间每天都要一一记录。根据各种食物在调查期间的总量变化计算出实际的消耗量。

（2）家庭成员每人每日用餐登记表的设计。家庭成员每人每日用餐登记表的样式见表 4－12。

表 4－12　家庭成员每人每日用餐登记表

家庭编号　　　　　　省 / 区　　　　　　　市 / 县

区 / 乡　　　　　　居委会 / 村　　　　　　调查户

姓名												
年龄（岁）												
性别												
劳动强度												
生理状况												
时间	早	中	晚	早	中	晚	早	中	晚	早	中	晚
14 日												
15 日												
16 日												
用餐人次总数												
餐次比												
折合人日数												
总人日数												

注：劳动强度：1. 轻体力劳动　2. 中体力劳动　3. 重体力劳动

　　生理状况：0. 正常　1. 孕妇　2. 乳母

由表 4－12 可知，家庭成员每人每日用餐登记表包括的主要内容如下：

1）记录家庭成员的基本情况。在登记表中要记录所有家庭成员在调查期间是否在家中进餐，以便计算总人日数和平均摄入量。根据调查需要，调查时还要记录每个家庭成员的年龄、性别、劳动强度、生理状况等基本信息。

2）确定调查天数和用餐人次总数。记录每天每个家庭成员的用餐人次和餐次比。在家用餐填 1，未在家用餐填 0，未用餐填一。餐次比根据调查对象的实际情况填写，一般早、中、晚三餐分别为 30%、30% ～ 40%、30% ～ 40%。

3. 称重记账法调查表设计的注意事项

（1）称重记账法中要注意称量各种食物的可食部。如果称量不到食物可食部的净重，调查的某种食物为市品重（毛重），计算食物营养成分应按照市品计算。根据需要也可以按食物成分表中各种食物的可食百分比转换成可食部数量。

（2）在调查期间，不要疏忽各种小杂粮和零食的登记，如绿豆、蛋类、糖果等。要特别注意油、盐、酱、醋等调味品的实际重量。

（3）人日数和总人日数的计算。人日数可代表调查对象用餐的天数。在现场调查中，不一定能收集到整个调查期间调查的全部进餐次数，应根据餐次比（早、中、晚3餐所摄入的食物量和能量占全天摄入量的百分比）来折算，既可以计算家庭中某一个个体的调查期间总人日数，也可以计算一个集体中成员的人日数。在实际工作中，使用不同的膳食调查方法，个人人日数的计算有所不同。家庭食物称重法中在外就餐不计算在餐次总数内，但个人的人日数和全家总人日数计算公式与前述介绍相同。

4. 称重记账法膳食调查实例

运用称重记账法需要做好以下几方面的准备工作：调查表，食物成分表，食物秤和称量用具，计算器或计算软件，人员培训，确定调查对象（如以家庭为单位，需采用3天称重记账法调查）。

（1）入户。进入一户家庭，首先向调查对象讲明调查的目的、意义，取得其积极配合。

（2）发放调查表和称量用具。详细介绍表格填写方法。在条件允许情况下，调查者尽可能每天检查调查表的填写情况，利于发现问题、及时处理。对于自己不能单独完成的家庭，则由调查者负责称量和记录。

（3）填写家庭食物量登记表中的食物编码。对照食物成分表，按照以上介绍的方法把调查所得食物名称和成分表对号，填写编码。

（4）登记家庭结存。在开始调查前要先称量家庭结存的所有食物量（包括库存、厨房、冰箱内所有的食物），并登记在表4-13中。

表4-13 家庭食物量登记表 单位：g

家庭编号　　　　　　　省/区　　　　　　市/县
区/乡　　　　　　　　居委会/村　　　　　调查户

食物编码												
食物名称	大米		标准面		土豆		芹菜		猪肉		……	
结存数量	10 000		7 500									
日期	购进量或自产量	废弃量	购进量或自产量	废弃量	购进量或自产量	废弃量	购进量或自产量	废弃量	购进量或自产量	废弃量	购进量或自产量	废弃量
14 日					550				400			
15 日							600					
16 日					650		500		300			
总量	10 000		7 500		1 200		1 100		700			

续表

剩余总量	8 100	6 400	0	0	0	
实际 消耗量	1 900	1 100	1 200	1 100	700	

（5）登记购进量和废弃量，同时详细记录调查期间每日各种食物的购进量和废弃量，并登记在表4-13中。

购进总量＝第一天购进量＋第二天购进量＋第三天购进量

废弃总量＝第一天废弃量＋第二天废弃量＋第三天废弃量

（6）记录剩余食物。调查结束时对所有剩余食物称重，包括库存、厨房及冰箱内的食物，并登记在表4-13中。

（7）根据表格，计算调查期间家庭的各种食物的实际消耗量。

实际消耗量＝结存量＋购进总量－废弃总量－剩余总量

（8）记录用餐人数。详细记录调查期间的每日用餐人数，登记在家庭成员每人每日用餐登记表中（表4-12），以便于统计调查期间用餐的人日数。

（9）根据表格计算调查期间家庭成员用餐的人日数和总人日数。在调查中，不一定能够收集整个调查期间调查对象的全部用餐次数，应按照餐次比（早、中、晚三餐所摄入的食物量和能量占全天摄入量的百分比）来折算。

应该注意的是，为了使调查结果具有良好的代表性和真实性，最好在不同的季节分次进行调查，一般每年进行4次，至少应在春冬季和夏秋季各进行一次。调查对象的选择和样本量的大小应具有足够的代表性。

知识链接 4-1

即时性图像法膳食调查

近年来，我国学者汪之顼科研团队研制了一种基于即时性膳食图像的新膳食调查方法。该方法要求被调查者独自分餐进食，进餐前用智能手机对放置在专用餐盘纸（布）上的食物从不同角度进行影像拍摄，进餐结束后再次对剩余食物进行影像记录。将拍摄的膳食影像文件远程传送给后方技术平台，由专业人员依据预先建立的相关估量参比食物图谱，对影像图片中的食物进行估重和膳食评价，从而完成膳食调查。通过与常规的24h回顾法对比，应用新的即时性图像法膳食调查技术进行膳食调查，可以获得更准确的食物消费量和营养素摄入量数据。

项目二　膳食评价

> ### 案例4-2　地中海式膳食
>
> 　　"地中海式膳食"是现代营养学所推荐的居住在地中海地区居民所特有的膳食模式。以意大利南部和希腊大部分地区，尤其是克里特岛居民的膳食结构作为该膳食模式的代表。地中海式膳食模式是以自然营养物质为基础，强调多吃蔬菜、水果、海鲜、豆类、坚果类食物，其次是谷类，并且烹饪时要用植物油来代替动物油，尤其提倡使用橄榄油，并加上适量的红酒和大蒜，再辅以独特调料的烹饪方法。据美国神经病学学会（American Academy of Neurology）医学杂志《神经学》（Neurology）报道，地中海式饮食的阿尔茨海默病患者比传统西方饮食的患者有更长的寿命。另一项由安塞·基斯（Ancel Keys）教授主持的研究发现，地中海式饮食的克里特岛居民的心脏病死亡率非常低。
>
> 　　**问题：**合理的膳食结构有助于居民身体健康，我国膳食结构的评价依据是什么？营养素摄入量是否合理如何判断？

　　膳食评价是在膳食调查后，通过对结果的计算分析，得到准确的食物消费数据，并在此基础上对调查对象的营养摄入做出客观评价。膳食评价一般包括膳食结构分析、营养摄入量分析、能量和营养素来源分析等。膳食结构的评价依据中国营养学会最新制定的《中国居民膳食指南》和中国居民平衡膳食宝塔；营养素摄入量的评价依据是中国营养学会推荐的《中国居民膳食营养素参考摄入量（2013版）》。

一、膳食结构分析与评价

（一）膳食结构分析依据

　　其主要内容是根据调查对象24h膳食调查结果计算五类食物，即谷类，蔬菜和水果类，鱼、禽、肉、蛋类，奶类和豆类，以及油脂类食物的摄入量。将调查对象的劳动强度按低、中、高的不同水平与平衡膳食宝塔建议的不同能量膳食的各类食物参考摄入量进行比较，分析判断各类食物摄入量是否满足人体需要。

（二）膳食结构评价

　　下面以苏女士在6月24日下午到25日下午的24h回顾调查情况为例进行膳食评

价，见表 4 - 14。

表 4 - 14　苏女士 6 月 24 日下午到 25 日下午进餐情况

姓名：苏女士　性别：女　年龄：42 岁　身高：163cm　体重：61kg　BMI：23
劳动强度：轻体力劳动

饮食时间	食物名称	原料名称	原料重量
早餐 （25 日）	鸡蛋灌饼 1 个 牛奶 1 袋 桃子 1 个	小麦粉	75g
		鸡蛋	60g
		牛奶	250g
		桃	175g
		豆油	5g
中餐 （25 日）	米饭 1 碗 油菜炒瘦肉 1 份 栗子 10 颗 西瓜 2 大片	稻米	100g
		油菜	100g
		猪瘦肉	15g
		栗子	70g
		豆油	15g
		西瓜	625g
晚餐 （24 日）	米饭 1 碗 油菜炒瘦肉 1 份 芹菜炒瘦肉 1 份 哈密瓜 2 片	稻米	100g
		油菜	200g
		猪瘦肉	90g
		芹菜	160g
		哈密瓜	250g
		豆油	20g

1. 食物归类

把表 4 - 14 中的食物按平衡膳食宝塔归类，见表 4 - 15。

表 4 - 15　24h 各类食物的摄入量

食物类别	谷类	蔬菜	水果	肉＋禽	蛋类	鱼虾	豆类及 其制品	奶类及 其制品	油脂
摄入量（g）	275	460	1 120	105+0	60	0	0	250	40
平衡膳食宝塔 推荐量（按女 性轻体力劳动 水平）(g/d)	225	400	200	50	40	50	15	300	25

在进行食物归类时应注意，有些食物要进行折算才能相加。例如，计算乳类摄入量时，不能将鲜奶与奶粉的消费量直接相加，应按蛋白质含量将奶粉量折算成鲜奶量再相加；各种豆制品也同样需要折算成大豆的量，然后才能相加。

（1）豆类及其制品以每百克各种豆类及其制品中蛋白质的含量与每百克大豆中蛋白

质的含量（35.1g）的比作为系数，折算成大豆的量。

相当于大豆的量 = 摄入量 × 蛋白质含量 /35.1

（2）奶类及其制品以每百克各种奶类及其制品中蛋白质的含量与每百克鲜奶中蛋白质的含量（3g）的比作为系数，折算成鲜奶的量。

相当于鲜奶的量 = 摄入量 × 蛋白质含量 /3

2. 食物摄入量计算

把食物调查表中的摄入量归类计算，见表4-15，把平衡膳食宝塔推荐量填入最后一行。

3. 分析与评价

将调查对象24h各类食物的消费量和相应的平衡膳食宝塔建议的量进行比较，一方面评价食物的种类是否齐全，是否做到了食物种类多样化；另一方面需要评价各类食物的消费量是否充足。在表4-15中，与平衡膳食宝塔中的数据比较，苏女士24h内进餐的食物中，蔬菜、水果摄入充足，奶类及其制品与推荐量接近，谷类摄入量偏多，豆类和薯类食物缺乏，畜肉偏多，禽肉、鱼虾、豆类食物缺乏，蛋类适中，油脂摄入量过多。总体看来没有达到平衡膳食的要求。

4. 建议

（1）应适量摄入豆类及豆制品。

（2）应适当降低总能量的摄入，降低油脂摄入量。

（3）猪肉的摄入量应适当减少，增加海产品和禽肉的摄入量。

（4）继续保持充足的水果、蔬菜和奶类的摄入量，增加薯类的摄入量。

5. 注意事项

（1）在进行食物分类时应该注意，有些食物如奶制品和豆制品需要进行折算才能相加。

（2）平衡膳食宝塔建议的各类食物摄入量是一个平均值和比例，日常生活无须每天都样样一致，但是要经常遵循平衡膳食宝塔各层各类食物的大体比例。

（3）平衡膳食宝塔给出了一天中各类食物摄入量的建议，但还要注意合理分配三餐食物量。三餐食物量的分配及间隔时间应与作息时间和劳动状况相匹配。特殊情况可以适当调整。

（4）平衡膳食宝塔建议的每日各类食物适宜摄入量适用于一般健康成人。应用时要根据个人年龄、性别和劳动强度选择适宜的食物参考摄入量。

二、膳食能量摄入量的计算与评价

（一）能量、蛋白质、脂肪食物来源分布的计算方法

1. 能量的食物来源分布计算

一般将食物分为谷类、豆类、薯类、动物性食物、纯热能食物和其他六大类，按照

六类食物分别计算各类食物的能量及能量总和后，可以计算各类食物提供的能量占总能量的百分比。

2. 能量的营养素来源分布计算

根据蛋白质、脂肪、碳水化合物的能量折算系数，可以分别计算出蛋白质、脂肪、碳水化合物三种营养素提供的能量及占总能量的比例。

蛋白质供能比 = 蛋白质摄入量 ×4/ 总能量摄入量 ×100%

碳水化合物供能比 = 碳水化合物摄入量 ×4/ 总能量摄入量 ×100%

脂肪供能比 = 脂肪摄入量 ×9/ 总能量摄入量 ×100%

3. 蛋白质的食物来源分布计算

（1）将食物分为谷类、豆类、薯类、动物性食物和其他几大类。

（2）分别计算各类食物提供的蛋白质摄入量及蛋白质总和。

（3）计算各类食物提供的蛋白质占总蛋白质的百分比，尤其是动物性及豆类蛋白质占总蛋白质的比例。

4. 脂肪的食物来源分布计算

（1）将食物分为动物性食物和植物性食物两大类。

（2）分别计算动物性食物和植物性食物提供的脂肪摄入量和脂肪总量。

（3）计算各类食物提供的脂肪占总脂肪的百分比。

从能量、蛋白质、脂肪的食物来源分布可以看出调查对象的基本食物结构。

（二）三餐提供能量比例的计算方法

分别把早、中、晚餐摄入的食物所提供的能量除以一天总摄入的能量再乘以100%，即得到三餐各提供能量的比例。

（三）膳食能量计算与评价

根据不同年龄、不同性别、不同体力活动下摄入的能量值与相应状况下的 DRIs 能量值进行比较，即可判断个体能量的摄入是否达到了标准要求。对群体可以计算达到能量参考摄入量的人数百分比，并进行群体膳食结构评价。下面以上述苏女士 24h 回顾调查情况为例进行膳食能量计算与评价。

1. 食物分类

首先将调查对象一天摄入的所有食物进行食物分类。苏女士 24h 的膳食归类为谷类 275g、动物性食物 165g、奶类 250g、蔬菜与水果 1 580g。

2. 计算能量摄入量

（1）三大产能营养素提供热量。根据食物成分表先分别计算各类食物提供的三大产能营养素摄入量，再计算出三大产能营养素提供的能量。例如，苏女士一天摄入的蛋白质为 72.9g，脂肪为 65.1g，碳水化合物为 330.9g，则她的膳食中三大产能营养素提供的能量分别为：

> 蛋白质 = 72.9×4 = 291.6kcal
>
> 脂肪 = 65.1×9 = 585.9kcal
>
> 碳水化合物 = 330.9×4 = 1 323.6kcal

（2）计算能量总和。将三类营养素提供的能量摄入量相加计算出能量总和。

> 全天总能量 = 291.6 + 585.9 + 1 323.6 = 2 201kcal

（3）计算三大营养素供能比，见表4–16。

表4–16　三大营养素供能比

营养素	实际值	推荐参考值
蛋白质	13%	10%～15%
脂肪	27%	20%～30%
碳水化合物	60%	50%～65%

3.计算食物供能的百分比

若全天食物的种类和数量已知，可通过查阅食物成分表计算各类食物提供的能量及占总能之比，见表4–17。动物性食物提供的能量占全天能量的16.5%，来源于植物性事物的能量占全天能量的83.5%。

表4–17　能量食物来源

食物种类	摄入量（kcal）	占总摄入量比例（%）
谷类	954	43.3
豆类	0	0
薯类	0	0
其他植物性食物	524	23.8
纯热能食物（豆油）	361	16.4
植物性食物合计	1 839	83.5
动物性食物合计	363	16.5

4.三餐供能比例计算

根据全天三餐食物的种类和数量，可通过查阅食物成分表计算三餐食物分别提供的能量及占总能之比。三餐供能比例分别为早餐27%、中餐36%、晚餐37%。

5.调查结果评价

根据计算结果，认为三大产能营养素供能比例在推荐标准范围内，比较适宜，但脂肪提供的能量占总能量的27%，偏高。三餐供能比例基本恰当，但对于苏女士来说，晚餐供能比控制在30%以内为宜。

三、膳食营养素计算与评价

（一）膳食营养素分析依据

根据膳食调查结果计算各类食物的摄入量及各种营养素的含量，再将不同种类食物中各种营养素的含量相加，就可得到摄入的各类食物中各种营养素的总含量。

结合不同调查对象的性别、年龄、体力活动水平，根据以上计算的营养素摄入量与《中国居民膳食营养素参考摄入量（2013 版）》进行比较，分析是否达到了《中国居民膳食营养素参考摄入量（2013 版）》的标准。分析群体中各种营养素达到《中国居民膳食营养素参考摄入量（2013 版）》要求的人数百分比。

（二）膳食营养素计算与评价

1. 膳食营养素的计算

可根据食物成分表中各种食物的能量及营养素的含量计算每人每日膳食总营养素摄入量。计算时可参用统计分析表格，见表 4 - 18。

表 4 - 18　能量与营养素统计分析表

类别	原料名称	质量(g)	能量(kJ)	蛋白质(g)	脂肪(g)	碳水化合物(g)	维生素A(μg RAE)	胡萝卜素(μg)	硫胺素(mg)	核黄素(mg)	尼克酸(mg)	维生素C(mg)	钙(mg)	铁(mg)	锌(mg)	硒(μg)
谷类	米															
	标准粉															
	……															
	小计															
蔬菜类	白菜															
	……															
	小计															
畜禽肉类	猪肉															
	……															
	小计															
鱼类	秋刀鱼															
	……															
	小计															
……																
	合计															

评价某家庭膳食营养素摄入状况时，可按照标准人的每日某营养素摄入量计算方法

进行计算与膳食评价。

当评价个体膳食营养素摄入状况时，如以前面所提苏女士摄入食物情况为例，摄入所有营养素的含量计算见表 4 - 19。

表 4 - 19　苏女士的营养素摄入量与推荐摄入量比较表

营养素	摄入量	每日推荐摄入量（RNI）	占推荐摄入量百分比（%）	最高摄入量 UL 值
能量（kcal）	2 201	1 800	122	
蛋白质（g）	72.9	55	132	
碳水化合物（g）	330.9（60%）	50%～65%	范围内	—
脂肪（g）	65.1（27%）	20%～30%	范围内	
维生素 A（μg RAE）	1 105	700	158	3 000
硫胺素（mg）	1.39	1.2	115	
核黄素（mg）	1.38	1.2	115	
尼克酸（mg）	16	12	133	35
维生素 C（mg）	176	100	176	2 000
钙（mg）	767	800	96	2 000
铁（mg）	21	20	105	42
锌（mg）	13	7.5	173	40
硒（μg）	36.6	60	61	400

2. 膳食营养素的评价

将营养素摄入量与《中国居民膳食营养素参考摄入量（2013 版）》进行比较，评价个体或群体是否达到了标准，见表 4 - 19。

苏女士摄入的营养素中硒没有达到推荐摄入量（RNI）的标准，能量与蛋白质偏高，其余营养素均符合标准。

（三）计算蛋白质的食物来源

谷类蛋白质：32%；

豆类蛋白质：0%；

动物性蛋白质：49%；

其他食物蛋白质：19%。

其中优质蛋白质（指豆类蛋白质和动物性蛋白质）所占比例：49%。

膳食评价：优质蛋白摄入量在占总蛋白质摄入量的 30%～50% 范围内，因此，优质蛋白质摄入合理，但缺乏豆类蛋白质的摄入。

（四）计算脂肪的食物来源分配

动物性脂肪：29%；

植物性脂肪：71%。

膳食评价：动物性脂肪与植物性脂肪所占比例基本适宜。

（五）数据归档

创建文件名，一般以调查地点、日期等命名，主要是方便记忆或者看见文件名称即可知道是哪方面的文件。最后进行储存和备份，以防丢失。

四、建立数据库保存结果

其主要工作是依据各种膳食调查表格的结构设计相应的膳食调查数据录入程序，把膳食调查数据录入数据库中，从而建立膳食调查数据库，便于膳食调查资料的档案管理及膳食调查数据分析。目前最为常用的调查表是 24h 膳食回顾调查表（举例见表 4 - 20）。依据该调查表建立的数据库应该包括调查对象编码、食物编码、食物重量、进餐时间、进餐地点五个变量。

表 4 - 20　24h 膳食回顾调查表举例

调查对象编码（ID）□□

食物名称	食物编码 D1	食物重量（g）D2	进餐时间 D3	进餐地点 D4
牛奶	101101	200	1	1
油条	011408	100	1	1
苹果	061101	180	2	2
馒头	011404	100	3	2
茄子	043101	200	3	2
猪肉	081101	80	3	2
香蕉	065014	200	4	2
米饭	012401	200	5	1
鸡胸肉	091108	80	5	1
柿子椒	043111	120	5	1
草鱼	121102	200	5	1
黄瓜	043208	120	5	1
西瓜	066201	350	5	1

注：D3：1. 早餐　2. 上午小吃　3. 午餐　4. 下午小吃　5. 晚餐　6. 晚上小吃

　　D4：1. 在家　2. 单位 / 学校　3. 饭馆 / 摊点　4. 亲戚 / 朋友家　5. 幼儿园　6. 节日 / 庆典　7. 其他

（一）确定变量和编码

为了计算机录入和计算方便，需要人为给予每一项一个编码，一般的编码由英文字母和阿拉伯数字组成，按顺序编排。

（1）调查对象编码，变量名为 ID，变量的长度至少为两位。

（2）食物编码，变量名为 D1，变量长度为 6 位。食物编码是在食物成分表中规定的编码，查食物成分表即可得到相应食物的食物编码。

（3）食物的重量，变量名为 D2，变量长度为 3 位。

（4）进餐时间，变量名为 D3，变量长度为 1 位。

（5）进餐地点，变量名为 D4，变量长度为 1 位。

（二）确定数据结构

使用适当的软件建立数据库结构。数据管理软件，如 Excel、SPSS、EPI、CSpro 等都提供了建立数据库结构、数据录入和数据保存分析的功能，都提供了数据库建立和数据管理功能，可以选择适当的软件建立 24h 膳食回顾调查数据库结构。

五、膳食调查报告的撰写

撰写膳食调查报告以分析和发现该人群或多个人群的膳食营养问题或变化趋势为主要目标，一般包括标题、署名、正文等。篇幅为 3 500 ～ 5 000 字。

（一）标题

标题是文章中心，起一目了然的作用，如"无锡市某中学膳食调查"，从中能了解地点、人群性质、内容三个主要方面的信息。

（二）署名

标题下面要署名，即撰写报告人的姓名、单位。

（三）正文

正文主要包括前言和调查报告的主体。

1. 前言

前言要简明扼要地说明调查的目的、时间、地点、对象或范围，以及做了哪些调查、本文所要报告的主要内容。这一部分主要是介绍基本情况和提出问题，写法可灵活多样。

2. 调查报告的主体

主体主要是对事实的叙述和议论。一般将调查所采用的主要方法、人员情况、调查结果归纳为几个方面。每个小部分有序码、小标题，有一个中心内容，使之层次清晰。

膳食调查报告的结果主要包括以下几个方面：

（1）描述居民膳食能量和主要营养素摄入状况。对能量、蛋白质、脂肪、碳水化合物、维生素、常量与微量元素的摄入情况进行描述。

（2）将居民膳食结构现状与《中国居民膳食指南》进行比较。

（3）结论和建议。结论是对以上主要结果的重点描述，常常起到画龙点睛的作用，要求短小精悍、一目了然。建议则是对结果的分析判断，指出改善措施。

思考与训练

一、解释基本概念

24h 回顾法　　记账法　　称重记账法　　人日数　　标准人　　标准人系数
食物生熟比

二、简答题

1. 简述 24h 回顾法、记账法、称重记账法各自的优缺点及适用范围。

2. 计算人日数、标准人系数的方法及实际意义是什么？

3. 膳食调查结果的评价包括哪些方面？

4. 怎样应用中国居民平衡膳食宝塔评价被调查者的膳食模式？

三、客观题

（一）单项选择题

1. 通常规定一个人吃（　　　）为 1 个人日。

A. 三餐　　　　　　　B. 早餐　　　　　　　C. 中餐　　　　　　　D. 晚餐

2. 若规定餐次比是早餐占 20%，午餐、晚餐各占 40%，如果某一家庭成员某日记录到午餐和晚餐，那么该成员的人日数为（　　　）。

A. 0.4　　　　　　　B. 0.6　　　　　　　C. 0.8　　　　　　　D. 1.0

3. 下列描述错误的是（　　　）。

A. 一个人吃早、中、晚三餐为 1 个人日数

B. 标准人是指轻体力劳动的成年男子

C. 由于人群的性别、年龄、体力活动水平不同，在膳食调查时常用标准人为标准

D. 调查人群的蛋白质平均摄入量为 70g，则该人群折合标准人的蛋白质摄入量也为 70g

4. 记账法中食物消耗量的计算正确的是（　　　）。

A. 食物消耗量 =（调查前的库存量 + 采购量）– 调查结束时的库存量

B. 食物消耗量 = 调查前的库存量 – 调查结束时的库存量

C. 食物消耗量 = 采购量 – 调查结束时的库存量

D. 食物消耗量 = 调查前的采购量 – 调查结束时的库存量 – 每餐的剩余量

5. 24 小时回顾法膳食调查的优点是（　　　）。

A. 费用低　　　　　　　　　　　B. 适用于儿童

C. 可调查较长时间　　　　　　　D. 对食物量的估计准确

6. 标准人系数中的标准人的体重是（　　　）。

A. 70kg   B. 50kg   C. 60kg   D. 55kg

7. 使用记账法调查家庭膳食营养时（   ）。

A. 要求伙食账目完善、数据可靠

B. 要求提供每次购物的发票

C. 伙食账目不需要完整

D. 伙食账目不需要连续

8. 下列碳水化合物供能比计算公式正确的是（   ）。

A. 碳水化合物摄入量 ×4÷总能量摄入量 ×100%

B. 碳水化合物摄入量 ×2÷总能量摄入量 ×100%

C. 碳水化合物摄入量 ×9÷总能量摄入量 ×100%

D. 碳水化合物摄入量÷总能量摄入量 ×100%

（二）多项选择题（至少选择两项）

1. 记账法适用于（   ）膳食调查。

A. 饭店   B. 家庭   C. 幼儿园   D. 部队   E. 学校

2. 下列有关膳食调查中"标准人"的表述正确的是（   ）。

A. "标准人"是体重为 60kg 的"成年男子"

B. "标准人"指体重为 65kg 的"成年男子"

C. "标准人"从事轻体力劳动

D. "标准人"从事中等体力劳动

E. 以"标准人"日消耗 9.41MJ 为 1，其他人群按照能量推荐量与 9.41MJ 之比得出各类人群的折合系数

3. 下列对膳食结构评价描述正确的是（   ）。

A. 膳食结构的评价依据是动态不定的

B. 膳食结构的评价依据是膳食调查

C. 膳食结构的评价依据是中国居民平衡膳食宝塔

D. 膳食结构的评价需要根据 24h 膳食调查的结果统计食物的摄入总量

E. 膳食结构的评价需要考虑被调查者的劳动强度

4. 标准人系数中的标准人必须符合的条件是（   ）。

A. 成年男子   B. 成年女子

C. 体重在 60kg   D. 劳动强度是轻体力劳动

E. 身高为 1.75m～1.80m

5. 记账法的优点有（   ）。

A. 操作简单   B. 费用低   C. 投入的人力少

D. 资源消耗大   E. 适用范围广

6. 膳食调查报告一般包括（   ）。

A. 标题　　　　　　　　B. 正文　　　　　　　　C. 署名

D. 参考文献　　　　　　E. 调查人简历

（三）判断题

1. 记账法常和称重法一起使用。（　　　）

2. 记账法的基础是膳食账目。（　　　）

3. 记账法既可以对集体膳食进行研究，也可以对个体的膳食进行精确的分析研究。
（　　　）

4. 1 个人吃早、中、晚三餐为一个人日数。（　　　）

5. 个人人日数＝早餐餐次总数 × 早餐餐次比＋中餐餐次总数 × 中餐餐次比＋晚
餐餐次总数 × 晚餐餐次比。（　　　）

6. 标准人系数折合的方法是以体重 60kg、从事中等体力劳动的成年男子为标准人。
（　　　）

7. 膳食模式评价的依据是中国居民平衡膳食宝塔。（　　　）

8. 为体现公平性，膳食调查报告一般不需要署名。（　　　）

9. 把不同情况下摄入的能量与 DRIs 相比可以判断个体能量摄入量是否达到要求。
（　　　）

10. 脂肪供能比＝脂肪摄入量 ÷ 总能量摄入量 ×100%。（　　　）

四、综合训练题

1. 根据以下实例，写出应用方法和原因，并描述方法步骤。

（1）某县疾病预防控制中心共有营养工作者 7 人，刚刚在 A 村完成了一项营养教
育项目。为了解 A、B 村人群近期膳食变化和主要营养素摄入情况，选择了在 A 村（实
验村）和 B 村（对照村）观察人群进行膳食调查，并计划在 2 周内完成，每个村大约
1 000 户。基于人力、物力的考虑，他们计划在每个村随机抽取一半家庭进行膳食调查，
请问用什么调查方法最合适？

（2）一名老人带领一名儿童来到营养中心，诉说自己 5 岁的孙子不长个儿，最近由
于腹泻更加虚弱。她希望营养师能够指导她科学喂养孩子，并指出现在的膳食是否能够
满足孩子的需要。营养师仔细地询问老人昨日喂养孩子的食物品种和数量，但是老人不
能准确说出，孩子也不能准确描述。请问该营养师应该如何获得该儿童较为准确的膳食
情况？

（3）一个工厂有职工 300 人左右，职工每天在食堂就餐，食堂每周食物进账单和消
耗数据齐全，根据食堂购餐卡记录，可以知道工厂每日进餐人数。如果要得到职工每天
的主要营养素摄入量，用什么方法较好？

2. 对一职工食堂用称重法进行膳食调查，表 4-21 是一次中餐进餐人数 60 人的称
重调查结果，请计算该餐各种食物原料的人均进食量。

表 4-21 某职工食堂某日 60 人中餐的食物摄入量

食品名称	食物成分	净生重（kg）	熟重（kg）	剩余（kg）	人均（g）
米饭	大米（标二）	11	22	2	
红烧肉	猪肉	6	14	0	
海带丝	海带	5		0	
炒白菜	白菜	12	10	0	
—	豆油	0.9	—	0	

3. 林师傅中午吃了 200g 米饭（生熟比 0.5），一份白菜炒猪肉，重 450g。厨师提供的信息是，白菜炒猪肉用掉白菜 900g、猪肉 550g、色拉油 100g，炒出来后成品菜重 1 500g。

请计算：（1）白菜炒猪肉的生熟比。

（2）林师傅该餐各种食品原料的进食量。

4. 赵先生，31 岁，从事中度体力活动，通过膳食调查了解到其一日内摄入的食物（可食部）如下：大米 200g、面粉 200g、芹菜 100g、青菜 100g、冬瓜 100g、鸡蛋 100g、鲫鱼 100g、菜油 50g、豆浆 100g、苹果 200g。

要求：计算并回答赵先生这一天的膳食摄入量是否符合《中国居民膳食营养素参考摄入量（2013 版）》的标准。

（1）评价赵先生膳食的热能和各种营养素摄取量，将结果填入表 4-22 中。

表 4-22

营养素	能量（kcal）	蛋白质（g）	维生素 A（µg RAE）	维生素 B$_1$（mg）	维生素 C（mg）	钙（mg）	铁（mg）
每日参考摄入量	2 600	65	800	1.4	100	800	12
实际摄入量							

（2）评价赵先生膳食热能来源，将结果填入表 4-23 中。

表 4-23

	蛋白质（g）	脂肪（g）	碳水化合物（g）
合理的热能来源分配比例（%）	10%～15%	20%～30%	50%～65%
该膳食的热能来源比例（%）			

（3）评价赵先生膳食蛋白质来源，将结果填入表 4-24 中（提示：优质蛋白摄入量应占总蛋白质摄入量的 30%～50%）。

表 4-24

	谷类	豆类	动物类	其他
占总摄入量蛋白质的比例（%）				

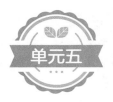

单元五

普通人群食谱设计

⊙ 了解特定人群的营养配餐原则。

⊙ 了解宴会食谱的营养特点和缺陷。

⊙ 理解各类人群食物的选择原则。

⊙ 理解计算法、食物交换份法食谱编制的原理。

⊙ 理解营养食谱编制的原则。

⊙ 能运用计算法为配餐对象设计一日食谱。

⊙ 能运用食物交换份法制定符合要求的特定人群食谱。

⊙ 能运用食物成分表，对食谱的能量和营养素进行计算与分析。

⊙ 结合平衡膳食宝塔，合理选择各类食物。

⊙ 能分析和调整行业宴会食谱。

案例 5-1　科学膳食是预防疾病的重要基石

俗话说"病从口入"，很多人理解为吃错东西会导致疾病，其实，吃得不平衡也会导致健康问题。世界卫生组织发布了一组数据：19% 的胃肠道癌症、31% 的缺血性心脏病和 11% 的中风都与果蔬摄入过少有关。杭州市某医院营养科蒋医生说，随着生活水平的提高，不均衡膳食结构增加，"三高"等慢性疾病风险的问题日渐凸显，比如冠心病、心梗、脑梗等心脑血管疾病。蒋医生在询问患者饮食史时发现他们存在三个共同之处：一是平时喜欢吃油炸食物，而且一吃起来往往没有节制；二是在外面吃饭的概率较高；三是蔬果的摄入量相对较低。

《中国居民营养与慢性病状况报告（2020 年）》显示，目前我国膳食结构不合理的问题依然突出，膳食脂肪供能比持续上升，蔬菜、水果、豆及豆制品、奶类消费量不足，食用油、食用盐摄入量远高于推荐值。城乡各年龄组居民超重肥胖率继续上升，慢性病患病 / 发病仍呈上升趋势。不均衡的膳食结构与慢性疾病之间有显著的正相关。

问题： 如何科学设计食谱预防慢性疾病的发生？

 项目一　一般成人食谱设计

一、营养食谱的编制原则

通常情况下，编制食谱包括主食、副食、加餐或零食的种类与数量的确定。主食主要是指粮食，包括米面、杂粮、豆类、薯类等。主食是人类获取能量的主要途径，占整个膳食能量的 50% ～ 65%，也是膳食能量最经济的来源。副食主要是青菜、豆腐、鱼肉之类能做菜肴的食物，蔬菜和肉类仅占膳食能量的 20% 左右，辅助提供能量。零食一般是指不在正餐吃的食物，如瓜子、糖果、水果、酸奶、蛋糕等各种即食食品。

食谱的编制必须根据对象的生理条件和主要营养素的需要选取主食、副食及零食的种类及数量，需参考《中国居民膳食指南》，遵循营养平衡、食物多样、饭菜适口、经济合理及卫生安全的原则。

（一）保证营养平衡

1. 各营养素数量合理

膳食应满足人体对能量、蛋白质、脂肪、碳水化合物，以及各种矿物质和维生素的需要。数量既要充足，也要防止过量。对于一些特定人群，如儿童和青少年、孕妇和乳母，还要注意强化钙、铁、锌、碘等的供给。

2. 各营养素之间的比例适宜

膳食中的能量在各营养素中的来源及其在各餐中的分配比例要合理。要保证膳食蛋白质中优质蛋白质比例适宜。要以植物油作为油脂的主要来源，同时还要保证碳水化合物的摄入量。各矿物质之间也要配比适当。

3. 食物的搭配合理

注意合理搭配食物，兼顾荤素平衡，粗细结合，充分发挥各类食物之间在营养和功能上的互补性。

4. 膳食制度合理

应该定时定量进餐，成人一日三餐，婴幼儿和学龄前儿童应为三餐三点制，学龄儿童和青少年可以为三餐两点制或三餐制，老年人可以为三餐两点制。

（二）照顾饮食习惯和适口性

"好吃"或饭菜的适口性与膳食习惯和爱好有关，"好吃"是"吃好"的基础，也是营养配餐和编制食谱的重要原则，其重要性并不低于营养供给。因为就餐者对食物的直接感受首先是适口性，然后才会引起食欲。"吃"喜爱并富有营养的饭菜，吃足够的量并吸收，最终才有可能达到预期的营养效果。在可能的情况下，应注重烹调方法，做到主食粗细搭配、菜肴品种常变、色香味形俱佳。

（三）考虑食物价格和定量

既要满足就餐人员的营养需要，又要注意节约、防止浪费，使就餐人员吃得够、吃得完，使饮食消费与生活水平相适应。在满足就餐人员膳食营养推荐摄入量标准，特别是能量和蛋白质的供给量的前提下，要节约成本，用价格低、营养相近的食物相互替代。

（四）注意安全卫生

购买新鲜食物，不用腐烂和有质量问题的食物原料，保证储藏安全，防止食源性疾病发生。包装食品、调味料的选择均应从有信誉的单位购买。优雅的就餐环境、温馨的就餐气氛可以促进食欲，有利于食物的消化和吸收。

二、营养食谱的制定方法

（一）计算法

1. 确定用餐对象全日能量供给量

编制食谱首先应该考虑的是保证能从食物中摄入适宜的能量。能量摄入量的确定主要有两种方法：查表法和个性化咨询服务法。

（1）查表法。

使用《中国居民膳食营养素参考摄入量（2013 版）》的标准，可以直接查出各个年龄段不同人群的能量供给量。如：中等体力成年女性每日需要 2 100kcal（8.79MJ）的能量。

例 1：请查表求 19 岁高中生的日能量供给量。

解：高中男生、女生的劳动强度可视为中等体力劳动。

查《中国居民膳食营养素参考摄入量（2013 版）》得出：19 岁高中男生的日能量供给量为 2 600kcal（10.88MJ），19 岁高中女生的日能量供给量为 2 100kcal（8.79MJ）。

（2）个性化咨询服务法。

采用个性化咨询服务法确定人群所需能量的计算方法和步骤如下：

1）根据成人的体重指数（BMI）判断其属于正常、肥胖，还是消瘦。

公式为：

$$体重指数（BMI）= 实际体重（kg）/ 身高的平方（m^2）$$

人群健康监测
人体测量方法

成人体重判定

体重与身高的测量要按相关标准规范测定。

中国成人的体重指数低于 18.5 为消瘦，18.5 ～ 23.9 为正常，24 ～ 27.9 为超重，体重指数高于 28 为肥胖。

2）了解就餐对象体力活动情况，结合其胖瘦确定能量供给量，见表 5 – 1。

公式为：

$$全日能量供给量（kcal）= 标准体重（kg）× 单位标准体重能量需要量（kcal/kg·d）$$

表 5 – 1　成年人单位标准体重能量需要量（kcal/kg·d）

体型	体力活动量			
	极轻体力活动	轻体力活动	中等体力活动	重体力活动
消瘦	30	35	40	40 ～ 45
正常	20 ～ 25	30	35	40
肥胖	15 ～ 20	20 ～ 25	30	35

注：年龄超过 50 岁，每增加 10 岁，比规定值酌减 10% 左右。
资料来源：王其梅.营养配餐与设计.北京：中国轻工业出版社，2010.

例 2：某男性，33 岁，身高 172cm，体重 68kg。从事中等体力劳动，计算他每日所需能量。

解：标准体重 = 172 – 105 = 67kg。实际体重仅比标准体重高 1.5%，属于正常。

体重指数 = 68/（1.72×1.72）= 23.0kg/m²，属于正常体重。

查成年人单位标准体重能量需要量表 5-1，知正常体重、中等体力劳动者单位标准体重能量供给量为 35kcal/kg·d，因此，总能量 = 67×35 = 2 345kcal。

2. 确定主要营养素的供给量

（1）计算每餐能量供给量。

例3：某重体力女性劳动者，查表得知每日需要 2 400kcal（10.04MJ）的能量，假设能量分配比例为：早餐占 30%，午餐占 40%，晚餐占 30%。计算她早、午、晚餐各需要摄入多少能量。

解：早餐、晚餐各为：2 400kcal（10.04MJ）×30% = 720kcal（3.012MJ）

午餐：2 400kcal（10.04MJ）×40% = 960kcal（4.016MJ）

（2）分别计算三类产能营养素每餐应提供的能量。

三类产能营养素占总能量的比例为：蛋白质占 10%～15%，脂肪占 20%～30%，碳水化合物占 50%～65%，据此可求得三类产能营养素在各餐中的能量供给量。

例4：已知某人早餐、晚餐摄入能量各为 720kcal（3.012MJ），午餐 960kcal（4.016MJ），若确定蛋白质占 15%、脂肪占 25%、碳水化合物占 60%，求三类产能营养素每餐各应提供多少能量。

解：早餐、晚餐各为：

蛋白质：720kcal（3.012MJ）×15% = 108kcal（0.451 8MJ）

脂肪：720kcal（3.012MJ）×25% = 180kcal（0.753MJ）

碳水化合物：720kcal（3.012MJ）×60% = 432kcal（1.807 2MJ）

午餐为：

蛋白质：960kcal（4.016MJ）×15% = 144kcal（0.602 4MJ）

脂肪：960kcal（4.016MJ）×25% = 240kcal（1.004MJ）

碳水化合物：960kcal（4.016MJ）×60% = 576kcal（2.409 6MJ）

（3）分别计算三类产能营养素每餐供给量。

根据三类产能营养素的能量供给量及能量系数，可求出三餐中蛋白质、脂肪、碳水化合物的供给量。

例5：延续例4，已知蛋白质的产热系数为 4kcal/g（约 16.7kJ/g），脂肪的产热系数为 9kcal/g（约 37.6kJ/g），碳水化合物的产热系数为 4kcal/g（约 16.7kJ/g），求三类产能营养素每餐需要量。

解：三类产能营养素早餐、晚餐各为：

蛋白质：108kcal÷4kcal/g = 27g

脂肪：180kcal÷9kcal/g = 20g

碳水化合物：432kcal÷4kcal/g = 108g

午餐为：

蛋白质：144kcal÷4kcal/g = 36g

脂肪：240kcal ÷ 9kcal/g = 26.67g

碳水化合物：576kcal ÷ 4kcal/g = 144g

3. 主副食品种和数量的确定

（1）主食品种、数量的确定。

主食的品种、数量主要根据各类主食中碳水化合物的含量确定。举例如下：

例6：已知某劳动者的早餐中应含有碳水化合物108.2g，如果本餐只吃面包一种主食，试确定面包的供给量。

解：查食物成分表得知，面包的碳水化合物含量（减去膳食纤维含量）为58.1%。

所需面包供给量 = 108.2g ÷ 58.1% = 186.2g

例7：已知午餐应含碳水化合物144.31g，要求以米饭、馒头（富强粉）为主食，并分别提供50%的碳水化合物，试确定米饭、富强粉的供给量。

解：查食物成分表得知，大米的碳水化合物含量（减去膳食纤维含量）为76.8%，富强粉的碳水化合物含量（减去膳食纤维含量）为75.9%。

所需大米供给量 = 144.31g × 50% ÷ 76.8% = 94.0g

所需富强粉供给量 = 144.31g × 50% ÷ 75.9% = 95.1g

（2）副食品种、数量的确定步骤。

1）计算主食中已含有的蛋白供给量。

2）用应摄入蛋白质量减去主食中已含蛋白质量，即为副食应提供的蛋白质量。

3）副食中2/3的蛋白质由动物性食物供给、1/3由豆制品供给，据此可计算各自的蛋白质供给量。

4）查食物成分表并计算各类动物性食物及豆制品的供给量。

5）设计蔬菜的品种与数量。

例8：延续例7，已知午餐食物应含蛋白质36.05g，猪肉（里脊）中蛋白质的含量为20.15%、牛肉（前腱）为20.25%、鸡腿肉为16.2%、鸡胸脯为19.44%；豆腐（南）为6.0%、豆腐（北）为12%、豆腐干（熏）为15.8%、素虾（炸）为27.6%。假设以馒头（富强粉）、米饭（大米）为主食，所需供给量分别为95.1g、94.0g。若只选择一种动物性食物和一种豆制品，请分别计算各自的供给量。

解：计算主食中含有的蛋白供给量。

查食物成分表得知，富强粉含蛋白质10.3%，大米含蛋白质7.7%。

主食中蛋白质供给量 = 95.1g × 10.3% + 94.0g × 7.7% = 17.0g

计算副食的蛋白供给量。

副食中蛋白供给量 = 36.05g − 17.0g = 19.05g

副食中2/3的蛋白质应由动物性食物供给，1/3应由豆制品供给，即：

动物性蛋白质供给量 = 19.05g × 66.7% = 12.7g

豆制品蛋白质供给量 = 19.05g × 33.3% = 6.3g

假设动物性食物选择猪肉（里脊）、牛肉（前腱）、鸡腿肉、鸡胸脯，各自供给量分别为：

猪肉（里脊）供给量 = 12.7g ÷ 20.15% = 63.0g

牛肉（前腱）供给量 = 12.7g ÷ 20.25% = 62.7g

鸡腿肉供给量 = 12.7g ÷ 16.2% = 78.4g

鸡胸肉供给量 = 12.7 ÷ 19.44% = 65.3g

假设植物性食物选择豆腐（南）、豆腐（北）、豆腐干（熏）、素虾（炸），各自供给量分别为：

豆腐（南）供给量 = 6.3g ÷ 6.0% = 105g

豆腐（北）供给量 = 6.3g ÷ 12% = 52.5g

豆腐干（熏）供给量 = 6.3g ÷ 15.8% = 39.9g

素虾（炸）供给量 = 6.3g ÷ 27.6% = 22.8g

4. 食谱的确定

（1）设计蔬菜的品种和数量。

根据上面午餐选定的副食，从适合烹饪配菜的角度配备一定量的蔬菜。选择胡萝卜50g，青菜100g，青椒50g。

（2）确定纯能量食物的量。按照全日烹调油用量不超过30g，盐不超过6g来进行配备。食谱举例见表5-2。

表5-2　午餐食谱举例

餐次	食物和用量
午餐	馒头（富强粉95.1g）、米饭（大米94.0g）、胡萝卜烧牛肉（胡萝卜50g，牛肉62.7g，油4g）、炒豆腐干（豆腐干40g，青菜100g，青椒50g，油5g）

5. 食谱的评价与调整

根据食谱的制定原则，食谱的评价应该包括以下几个方面：

（1）食谱中所含五大类食物是否齐全，是否做到了食物种类多样化？

（2）各类食物的量是否充足？

（3）全天能量和营养素摄入是否适宜？

（4）三餐能量摄入分配是否合理，早餐是否保证了能量和蛋白质的供应？

（5）优质蛋白质占总蛋白质的比例是否恰当？

（6）三种产能营养素（蛋白质、脂肪、碳水化合物）的供能比例是否适宜？

以下是评价食谱是否科学、合理的过程：

（1）按类别将食物归类排序，并列出每种食物的数量。

（2）从食物成分表中查出每100g食物所含营养素的量，算出每种食物所含营养素的量，计算公式为：

食物中某营养素含量＝食物量（g）× 可食部分比例 ×100g 食物中营养素含量 /100

（3）将所用食物中的各种营养素分别累计相加，计算一日食谱中三种能量营养素及其他营养素的量。

（4）将计算结果与中国营养学会制定的《中国居民膳食中营养素参考摄入量（2013版）》中同年龄、同性别人群的水平比较，并进行评价。

（5）根据蛋白质、脂肪、碳水化合物的能量折算系数，分别计算出蛋白质、脂肪、碳水化合物三种营养素提供的能量及占总能量的比例。

（6）计算动物性及豆类蛋白质占总蛋白质的比例。

（7）计算三餐提供能量的比例。

营养餐的制作，以及食谱的总结、归档管理等，这里就不再详述。

（二）食物交换份法

食物交换份法，需要将食物按照来源、性质分成几大类。参考《中国居民膳食指南（2022）》，按常用食物所含营养素的特点可将食物划分为五大类，即谷薯类、果蔬类、肉鱼蛋类、乳豆类及油脂类（油、坚果）。因为同类食物在一定重量内所含的营养素和能量相似，所以产生相同能量的同类食物所含的各类营养素相近。基于这个原理，我们把含有 90kcal 热量的各类食物都叫作一个交换份，见表 5-3～表 5-8。在同类下，每一个交换分食物都含有近乎相同的营养素，所以它们之间可以互相替换，进而调配出丰富多样的膳食。食物交换份法的特点是简单、实用、灵活，但比较粗略。

表 5-3　谷薯类食物交换份

食品名称	重量（g）	食品名称	重量（g）
大米、小米、糯米、薏米	25	油条、油饼、苏打饼干	25
高粱米、玉米渣、玉米面、面粉	25	生面条、面包、馒头、烧饼	35
干粉条、干粉皮、通心粉	25	土豆、红薯	100
燕麦片、挂面、杂粮面（干面）	25	鲜玉米	200

注：每份谷薯类食物大约可提供能量376kJ（90kcal）、蛋白质2g、碳水化合物20g。

数据来源：韩梅，乔晋萍.医学营养学基础.北京：中国医药科技出版社，2011.

表 5-4　蔬菜类交换份

食品名称	重量（g）	食品名称	重量（g）
白菜、包菜、菠菜、油菜、苋菜	500	倭瓜、南瓜、菜花、柿子椒	350
韭菜、芹菜、茼蒿、茴香	500	豇豆、扁豆、洋葱、蒜薹	250
倭瓜、丝瓜、黄瓜、冬瓜、苦瓜、	500	胡萝卜、蒜苗	200

续表

食品名称	重量（g）	食品名称	重量（g）
西葫芦、西红柿	500	山药、荸荠、藕、凉薯	150
茄子、绿豆芽	500	慈姑、百合、芋头	100
龙须菜、鲜海带	500	毛豆、鲜豌豆	70
白萝卜、青椒、茭白、冬笋	400		

注：蔬菜以净食部计，每份大约可提供能量376kJ（90kcal）、蛋白质5g、碳水化合物17g。

数据来源：韩梅，乔晋萍.医学营养学基础.北京：中国医药科技出版社，2011.

表5-5 水果类交换份

食品名称	重量（g）	食品名称	重量（g）
鲜枣	100	李子、杏、菠萝	200
柿子、香蕉、荔枝	150	葡萄	200
桃、梨、苹果	200	草莓	300
橘子、橙子、柚子	200	西瓜	500
猕猴桃	200		

注：水果以市品计，每份大约可提供能量376kJ（90kcal）、蛋白质1g、碳水化合物21g。

数据来源：韩梅，乔晋萍.医学营养学基础.北京：中国医药科技出版社，2011.

表5-6 动物性食物（肉、蛋、水产类）交换份

食品名称	重量（g）	食品名称	重量（g）
熟火腿、香肠	20	猪心	70
肥瘦猪肉	25	鱼肉、鸡、鸭、鹅（带骨）	75
熟叉烧肉（无糖）、午餐肉	35	新鲜鱼肉、虾、贝类	80
熟酱牛肉、酱鸭、大肉肠子	35	蟹肉、水浸鱿鱼	100
瘦猪、牛、羊肉	50	兔肉	100
鸡蛋、鸭蛋、鹌鹑蛋（全蛋带壳）	60	水浸海参	350

注：每份食物大约可提供能量376kJ（90kcal）、蛋白质9g、脂肪6g、碳水化合物2g。除蛋类外，其余均按净食部计。

数据来源：韩梅，乔晋萍.医学营养学基础.北京：中国医药科技出版社，2011.

表5-7 乳、豆类食物交换份

食品名称	重量（g）	食品名称	重量（g）
豆浆	400	豆腐丝、豆腐干	50
牛奶（全脂）、羊奶（全脂）	160	大豆粉、脱脂奶粉、奶酪	25
南豆腐	150	大豆、大豆粉	25
酸奶	130	全脂奶粉	20
北豆腐	100	腐竹	20

注：每份豆类大约可提供能量376kJ（90kcal）、蛋白质9g、脂肪4g、碳水化合物4g。每份奶类大约可提供能量376kJ（90kcal）、蛋白质5g、脂肪5g、碳水化合物6g。

数据来源：韩梅，乔晋萍.医学营养学基础.北京：中国医药科技出版社，2011.

表 5－8　油脂类食物交换份

食品名称	重量（g）	食品名称	重量（g）
植物油（豆油、花生油、棉籽油、芝麻油、菜籽油、红花油）	10	核桃仁、花生米、杏仁、松子	15
动物油（牛油、羊油、猪油）	10	南瓜子（带壳）、葵花子（带壳）	25
黄油	10	西瓜子（带壳）	40

注：每份油脂类食物大约可提供能量 376kJ（90kcal）、脂肪 10g。

数据来源：徐桂华，孙桂菊.营养与食疗学.北京：人民卫生出版社，2020.

1. 食物交换份法编制食谱的基本步骤

第一步：计算标准体重，并判别正常、肥胖、消瘦。

第二步：计算每日所需总热量。

全天所需总热能（kcal）＝标准体重 × 单位体重每日热能供给量

第三步：计算全天食品交换份数。

全天食品交换份数 ＝ 全天所需总热能 /90

第四步：查出各类食品的比例分配。

第五步：根据自己习惯和嗜好选择并交换食物。

2. 食物交换份法应用举例

某女，43 岁，身高 160cm，体重 72kg，从事办公室工作。请用食物交换份法为她配备一天的食谱。

（1）判断体型。

该女子 BMI（体重指数）＝体重（kg）÷ 身高^2（米）＝72÷（1.6×1.6）＝28.1

按照我国的 BMI 判断标准，BMI 大于 28 可判断为肥胖，判断该女性属于肥胖。

（2）计算热能需要，查询表 5－1 可知，该女性每日每千克体重热能值应该是 20 ～ 25kcal。

总热量 ＝55kg×25kcal/kg·d ＝1 375kcal/d

（3）计算食物交换份。

全天食品交换份数 ＝1 375÷90 ≈ 15（份）

（4）参照表 5－9，该女子一天的食物份接近 1 400kcal，即：谷薯类 7.5 份，蔬菜 0.5 份，鱼肉蛋类 2 份，豆乳类 2.5 份，水果 0.5 份，坚果 0.5 份，植物油 2 份，合计 15.5 份。

表 5－9 的不同能量食物交换份分配，是参考表 3－1 建议的不同能量食物摄入量，结合表 5－3 至表 5－8 的各类食物交换份制订的。食物交换份分配时首先满足不同能量水平非主食食物的分配份数，最后确定主食的分配份数。膳食指南建议的各组食物摄入量是一个平均值，每天膳食中应尽量包含各种各样的食物。在一段时间内，比如 1 ～ 2

周，各类食物摄入量的平均值应当符合表 5-9 的建议份量。

表 5-9　不同能量食物交换份分配表

总热卡量 （kcal）	总份数	谷薯类	蔬菜类	鱼肉蛋类	乳类	豆类	水果	坚果	植物油
1 200	14.5	6	0.5	1.5	3	0.5	0.5	0.5	2
1 400	15.5	7.5	0.5	2	2	0.5	0.5	0.5	2
1 600	17.5	7.5	1	2.5	2	0.5	1	1	2
1 800	20	9.5	1	2.5	2	0.5	1	1	2.5
2 000	22	11	1	2.5	2	0.5	1.5	1	2.5
2 200	24.5	12	1	3.5	2	1	1.5	1	2.5
2 400	26.5	13.5	1	3.5	2	1	1.5	1	3
2 600	29	16	1	3.5	2	1	1.5	1	3
2 800	31	17	1	4	2	1	2	1	3
3 000	34	18.5	1.5	4.5	2	1	2	1	3.5

（5）从各类食物交换份表中，挑选适当种类和数量的食物，选择面粉 4 份即大约 100g，大米 3.5 份大约 80g，豆乳类 2.5 份（奶类 1.5 份：牛奶 240ml、豆类 1 份：豆浆 400ml），鱼肉蛋类 2 份（鸡蛋 1 个 60g、海参 175g、鱼肉 40g），蔬菜 0.5 份（葱 30g、小白菜 100g、菠菜 150g），油脂 2 份 20g。

（6）科学搭配原料，并选择适当的烹调方法，合理分配至三餐，组成食谱。

早餐：豆浆 400ml，煮鸡蛋（鸡蛋 60g），小烧饼（面粉 50g、猪油 5g），泡菜。

午餐：米饭（大米 80g），葱烧海参（葱 30g、水发海参 150g、油 5g），小白菜汤（小白菜 100g、油 5g、盐少量）。

晚餐：面条（面粉 50g），清蒸鱼（鱼肉 40g），素炒菠菜（菠菜 150g、油 5g）。

晚加餐：温牛奶 240ml。

（7）食谱的核算与调整。经核算，食谱符合预定的配餐目标，食物份量合理，三餐分配科学。

实际应用中，也可将比较准确的计算法与食物交换份法结合使用，首先用计算法确定一日三餐食物的需要量，然后再用食物交换份法确定三餐食物种类及数量。通过食物的同类互换，以一日食谱为模本，设计出一周或几周食谱。

3. 交换份法调配多日食谱举例

当编制出一日食谱以后，我们可以选择相同重量的同类食物替换食谱中的原料，并重新搭配和选择烹调方法，搭配出新的食谱。以上面的步骤（6）中形成的食谱为例，把上面的食谱经同类等量互换，可以改变成：

早餐：馒头（面粉 50g），肉末烩豆腐（南豆腐 150g、猪瘦肉末 25g、油 5g）。

午餐：米饭（大米 80g），青椒炒猪心（青椒 30g、猪心 35 克、油 5g），丝瓜汤（丝瓜 150g、油 2g）。

晚餐：面包（面粉 50g），清蒸蟹（螃蟹 1 只约合蟹肉 50g，油 3g），炒豆芽（绿豆芽 100g、油 5g）。

晚加餐：酸奶 1 瓶 200g。

三、宴会食谱编排

宴会是因习俗或社交礼仪需要而举行的宴饮聚会，又称燕会、筵宴、酒会，是社交与饮食结合的一种形式。通常宴会的就餐标准（餐标）较高，菜点品种偏多，多数宴会的能量超标，酸性食品偏多，酸碱不平衡。因此，从营养平衡角度设计宴会食谱，要注意提供恰当的能量与各种营养素。

（一）宴会配餐的相关知识

1. 宴会的种类及营养特点

宴会的种类有：便宴、家庭宴会、婚宴、酒会、冷餐会、高档宴会等。

（1）便宴。便宴是朋友小聚、社交活动、商务活动中的一种，通常比较随意，不过分强调礼节。便宴的特点是就餐标准不高，没有高档海鲜和工艺造型菜；体现随意放松的气氛；菜肴品种比较丰富；注重主食和小吃的安排；可能存在脂肪、蛋白质偏高及膳食纤维偏少的问题。

（2）家庭宴会。家庭宴会是以家庭成员为主的宴会，分为假日家宴、团圆家宴、老人寿宴、新生儿满月宴、生日宴席等。家庭宴会的特点是成本高低因人而异；菜点安排针对性强；气氛随意放松；注重安排主食；膳食纤维比较丰富；三大产能营养素比较均衡；可能存在总能量偏高、主食品种偏少的问题。

（3）婚宴。婚宴是庆祝恋人成婚的宴会。婚宴大多就餐标准较高，要求菜点色彩绚丽，菜点名称喜庆吉利，冷菜、热菜、面点、汤羹、果盘、蛋糕一应俱全。婚宴品种多、标准高；色彩丰富，气氛热烈；主题菜肴成为定式。其营养特征是海产较多；动物性原料多；可能存在酸碱不够平衡、蛋白质偏多、能量偏高、碳水化合物和膳食纤维不足的问题。

（4）酒会。酒会主要是以社交为目的，参加的人员通常已用过餐。一般安排各种冷菜、小点和葡萄酒以及少量白酒。酒会通常更加重视色彩的和谐及气氛的渲染。酒会以社交活动为主题；以冷菜、小点为主；突出视觉艺术，渲染酒会气氛；营养素比较全面；沙拉生食维生素损失小；可能存在煎炸食品略多、甜品略多的问题。

（5）冷餐会。冷餐会一般参加人员较多，适宜露天场所，场面比较宏大；冷菜、冷点、甜品、水果品种较多；一般只备软饮料，不需要许多下酒的菜。冷餐会冷菜冷点品种多样，各取所需，注重点缀渲染气氛，气氛优雅、平和、随意，但易污染环境；营养特征是能量不高。

（6）高档宴会。高档宴会就餐标准高、品种丰富；讲究礼仪、服务规范；豪华、隆重，对餐厅设备、设施以及服务都有较高的要求。其一般都安排较多的高档海味原料和高档工艺菜肴，通常采用分餐制服务。其营养特征是高档原料和海味菜肴较多；冷菜、热菜、面点、小吃兼顾；可能存在总能量偏高、蛋白质偏高、脂肪高、膳食纤维略少的问题。

2. 宴会食谱的设计要求

（1）用料广泛，色彩多样。

（2）烹调方法多样，口味丰富。

（3）酸碱平衡，营养均衡。

（4）主食、菜品兼顾，力争做到三大产能营养素平衡。

（二）宴会食谱的编排

宴会营养食谱的设计要以客人的就餐标准为依据，以科学合理的营养搭配为主要目标，通过丰富的菜点品种、适宜的口味、合理的营养供给和多样的烹饪技法，使客人满意。

1. 宴会营养食谱的制定方法

首先要了解宴会人数及性别、年龄和工作性质，根据参加人的基本情况计算能量供给量，再依据就餐标准制定食谱。

2. 宴会能量和营养素的核定

宴会能量和营养素的核定是设计宴会菜单的工作重点，要依据宴会的时间、参加宴会人员构成等因素进行准确计算。

3. 宴会食谱的营养分析与调整

首先要对食谱进行分析，可凭经验直观分析，也可利用计算机软件进行比较准确的定量分析。根据分析结果调整食谱，直至符合膳食平衡要求。

（三）对传统菜谱调整获得新的宴会食谱的方法

烹饪行业中，有些菜单已经形成定式，但菜肴搭配、能量及各类营养素的供给仍不尽合理。营养配餐过程中应与厨师等有关人员共同研究，调整主配料比例。努力使膳食趋于平衡。以下分别列举10人量的便宴菜单和高档宴会菜单，并进行分析和调整。

1. 便宴菜单

冷菜：灯影牛肉　红油鸡片　葱油鱼条　麻辣肚丝　糖醋菜卷　鱼香腰片

热菜：干烧鲤鱼　香菇鸡丝　虫草鸭子　烧元宝肉　清炒虾仁　烧二冬

　　　盐煎肉　　番茄菜花

汤菜：三鲜汤

主食：担担面　　扬州炒饭　　豆沙包

分析：菜肴品种比较丰富，注重主食和小吃的安排，但脂肪偏高，蛋白质偏高，膳食纤维偏少。通过分析，应对菜单做如下修改和调整：

（1）灯影牛肉改为五香牛肉，红油鸡片改为姜汁扁豆，干烧鲤鱼改为清蒸鱼，烧元宝肉改为麻婆豆腐。其作用是减少脂肪。

（2）鱼香腰片改为蒜蓉蕃杏，香菇鸡丝改为银芽鸡丝，清炒虾仁改为瓜仁炒虾仁，番茄菜花改为清炒西蓝花。其作用是增加膳食纤维。

（3）烧元宝肉改为麻婆豆腐从整体上改善了蛋白质的结构，补充了植物蛋白。

调整后的便宴菜单：

冷菜：五香牛肉　姜汁扁豆　葱油鱼条　麻辣肚丝　糖醋菜卷　蒜蓉蕃杏

热菜：清蒸鱼　银芽鸡丝　虫草鸭子　麻婆豆腐　瓜仁炒虾仁　烧二冬

盐煎肉　清炒西蓝花

汤菜：三鲜汤

主食：担担面　扬州炒饭　豆沙包

2. 高档宴会菜单

冷菜：四双拼　火腿拼芦笋　白鸡拼烤鸭　美鲍拼胗肝　卤肚拼扎蹄

热菜：四热菜　油爆响螺片　干煎明虾碌　大地鹌鹑脯　蒜子扣瑶柱

六大菜　蟹黄烧鱼翅　蚝油网鲍片　明炉烤乳猪　鳖肚炖鼋鱼

江南百花鸡　云腿科甲鳜

汤菜：甜汤　冰糖炖燕窝

面点：咸食　鸿图伊府面

四美点　莲蓉甘露酥　海南椰丝盏　鸡蓉鲜虾角　鱼蓉蒸烧卖

水果：四时果　香蕉　木瓜　荔枝　阳桃

分析：此菜单连同水果有三十一个品种之多，动物性原料过多，蔬菜类太少。通过分析，对9款冷热菜肴进行了调整：白鸡拼烤鸭改为白鸡拼龙豆；美鲍拼胗肝改为美鲍拼鲜蘑；卤肚拼扎蹄改为凉瓜拼扎蹄；干煎明虾碌改为菜远明虾碌；大地鹌鹑脯改为水蛋滑豆腐；蚝油网鲍片改为竹荪扒鲍片；鳖肚炖鼋鱼改为淮山炖鼋鱼；江南百花鸡改为江南玉树鸡；云腿科甲鳜改为西芹鳜鱼球。

通过调整，增加了大量的膳食纤维和植物蛋白，减少了过多的动物蛋白，使膳食的营养趋于平衡。

调整后的高档宴会菜单：

冷菜：四双拼　火腿拼芦笋　白鸡拼龙豆　美鲍拼鲜蘑　凉瓜拼扎蹄

热菜：四热荤　油爆响螺片　菜远明虾碌　水蛋滑豆腐　蒜子扣瑶柱

六大菜　蟹黄烧鱼翅　竹荪扒鲍片　明炉烤乳猪　淮山炖鼋鱼

江南玉树鸡　西芹鳜鱼球

　　汤菜：甜汤　　　　冰糖炖燕窝

　　面点：咸食　　　　鸿图伊府面

　　　　　四美点　　　莲蓉甘露酥　　　海南椰丝盏　　　鸡蓉鲜虾角　　　鱼蓉蒸烧卖

　　水果：四时果　　香蕉　　木瓜　　荔枝　　阳桃

3. 编排宴会食谱的注意事项

（1）设计和调整菜单要征得宴会主人的同意。

（2）设计和调整后的菜单如影响就餐标准，不管是超过还是低于就餐标准，均应告知宴会主人。

（3）修改和调整的菜单要及时通知餐厅、厨房等相关部门。

（四）食物交换份法编排宴会食谱举例

现需编排一份10人份宴会食谱，10人中有成年男性8人，成年女性2人，都为公司职员，属轻体力劳动者，体重均正常。

1. 计算平均能量需要量

查《中国居民膳食营养素参考摄入量（2013版）》得成年男性、女性轻体力劳动者能量需要分别为2 250kcal/d、1 800kcal/d。则该人群能量平均需要量＝（男性人数 × 男性一天的能量需要 + 女性人数 × 女性一天的能量需要）/（男性人数 + 女性人数）＝（2 250×8 + 1 800×2）/10＝2 160kcal/d。

2. 计算食物交换份数

按照食物交换份法的步骤针对能量需要为2 160kcal/d的成人进行配餐（具体方法参见本项目前部分）。

一天需要的食物交换份＝2 160/90＝24（份）

具体分配是谷薯类12份，蔬菜1份，肉类3.5份，豆乳类3份，水果1.5份，油脂3份。

该宴席的食物配备共240份，其中，谷薯类120份，蔬菜10份，肉类35份，豆乳类30份，水果15份，油脂30份。

中餐占全日能量摄入量的40%，考虑筵席菜肴配备的特点，原料需多配备30%，则该宴席应配备食物总份数＝240×0.4×（1+30%）＝124.8份，其中谷薯类62.4份，蔬菜5.2份，肉类18.2份，豆乳类15.6份，水果7.8份，油脂15.6份。

3. 按照上述食物份数选择适当的食物，并组合成菜

谷类选面粉62.4份，共1 560g；蔬菜选择笋、紫牙姜、芦笋、青菜、青椒、胡萝卜、京葱，共5.2份；肉禽鱼蛋类选择鸭肉、鱼、海蜇、干贝、裙边、猪肉、松花蛋，共18.2份；豆乳类选择豆腐、百叶、酸奶，共15.6份；水果选择核桃、杧果、西瓜、提子、猕猴桃，共7.8份；油脂选择色拉油，共15.6份，共计156g。

按照冷菜、热菜、汤、小吃主食、果盘、饮料的组合方式，组配成如下菜肴：

冷菜：松花鸭卷　芽姜鱼片　赛香瓜核桃　青笋炝凉瓜　香辣蜇头

热菜：干贝裙边　发丝百页　茅台酒酿鱼圆　浓汤芦笋素膳丝　清炖狮子头

汤：三丝豆腐羹

小吃主食：盘丝饼　驴打滚　萝卜丝饼　翡翠汤面

果盘：杧果　西瓜　提子　猕猴桃

饮料：每人酸奶一杯，凉瓜汁、草莓汁供选

4. 注意事项

（1）分量合理，减少浪费。菜点吃不完会造成大量的浪费，全吃完又可能能量超标，对人体机能造成不良影响。因此，设计宴会食谱，必须力求达到营养和美味的协调统一，菜品既高档丰富又浪费少，配餐应向低盐、低脂、低糖，平衡膳食的方向努力。

（2）在符合平衡膳食的前提下，应根据宴会档次搭配各档原料，采用多样化的烹调技法，以取得较好的档次和审美性需要。

📑 知识链接 5-1

营养配餐软件

专业人员开发出的营养配餐软件方便、准确，可高效地完成一系列的营养配餐任务，并通过软件的快速计算功能分析就餐人员的营养需要，从而指导配餐。

营养配餐软件有许多不同种类，不同软件的适用人群、功能和侧重点都不同。比如有专业性比较强的，像体育总局开发的"运动员与大众膳食分析系统"，对于膳食营养的计算、分析、统计功能比较完善，适合于对膳食营养进行精密的分析与统计。也有针对普通人群侧重于营养分析和智能配餐的软件，比如"NCCW 营养软件""营养博士""卓越食谱管理""营养分析师""营养士"等。营养师及营养配餐师应根据自身需要选择适合的营养配餐软件。

今后随着信息化技术的发展，专业的、易用的、基于网络化大数据的营养配餐软件的开发和使用是大势所趋，今后的营养配餐软件一定会被更多专业和非专业人士所使用。

项目二　孕妇人群食谱设计

妇女孕程持续 38 ～ 42 周，约 280 天。孕期的饮食营养，不仅影响胎儿的正常发育，也关系出生后婴幼儿的体质和智力。因此，科学地调配妊娠期的饮食营养，对优孕、优生有十分重要的意义。

一、孕期合理营养的重要性

（一）孕期合理营养是保证孕妇自身生理健康的必需

孕期母体需进行旺盛的合成代谢，子宫、乳房增长，血浆容量约增加 50%，红细胞数量平均增加 20%，加之必要的脂肪储备，正常妇女孕期体重增长 10.0kg～12.5kg，其中包括 6kg～7kg 水分、3kg 脂肪和 1kg 蛋白质。充足而优质的各项营养素是母体顺利适应妊娠期变化的保证。在孕期贮备的各项营养素，还要为分娩期的消耗做好准备。

（二）孕期合理营养是保证胎儿顺利生长发育及达到优生的必需

妊娠期母体合理营养的目的不仅是满足母体自身生理需要和各类活动消耗，更重要的是保证胎儿生长发育、顺利分娩及产后的乳汁分泌。由于胎儿在母体中发育成长所需的一切营养素均由母体经胎盘供给。母亲严重营养不良，易造成胎儿在产期死亡率高、出生时体重低、智力与体格发育迟缓。另外，易发生早产儿及小于胎龄儿比例上升，围生期新生儿死亡率增高，严重的会导致胎儿脑发育受损甚至先天畸形。

二、孕期食谱编制原则

（一）供给适宜的能量，保证孕妇体重的正常增长

自妊娠第 4 个月起，为保证充足的能量，需增加鱼、肉、蛋、奶、海产品的摄入量。

（二）保持三种能量营养素的合理比例

（1）蛋白质。孕早期蛋白质摄入量与非妊娠妇女基本一致，孕中期每日增加 15g，孕晚期每日增加 30g。

（2）脂肪。孕妇饮食中脂肪提供的能量以占总能量的 20%～30% 为宜，必需脂肪酸应占总能量的 1%～2%，植物油应作为油脂的主要来源。

（3）碳水化合物。碳水化合物提供的能量以占总能量的 60% 为宜。为防止妊娠性糖尿病，应适当控制简单糖类供给，增加复杂碳水化合物和膳食纤维的供给。

（三）供给充足的矿物质和维生素

矿物质和维生素要充足，注意孕期饮食易缺乏的矿物质如钙、铁、锌、碘和维生素 A、D 及 B 族维生素的供给。

（四）孕中期以后可在上、下午两餐间加餐

每天的三餐食物分配：早餐应占全天总能量的 25%～30%，午餐占 40%，晚餐占 30%～35%，点心占 5%～10%。

（五）供给丰富的蔬菜、水果等

蔬菜、水果富含食物纤维，可促进肠蠕动，防止孕妇便秘。

三、食物选择

（一）宜用食物

孕妇人群的适宜食物：粮食除大米、面粉外，应搭配一定量的粗杂粮，如玉米面、燕麦、小米、赤小豆、绿豆等；动物类食品为鱼、虾、肉、动物内脏、蛋、奶等；豆制品为豆浆、豆腐、腐竹、豆腐皮等；还有新鲜蔬菜、水果、海藻类和植物油。

（二）不宜用食物

限制过咸、过甜和油腻的食物；少吃加工食物如火腿肠、烧鸡、罐头食品等；不吃刺激性食物，如浓茶、酒及辛辣调味品等；不吃不洁及污染的食物。

四、食谱编制与评价

（一）食谱编制举例

某孕妇，28 岁，孕 20 周（属孕中期），健康，体重增长正常，从事办公室工作（属轻体力活动）。请为她编制一日食谱。

确定全日能量及宏量营养素供给量：18 岁以上轻体力活动女性摄入能量的 EER 为 1 800kcal，蛋白质的 RNI 为 55g，孕中期摄入能量的 EER 为每天应增加 300kcal，蛋白质的 RNI 为每天应增加 15g。因此，该孕妇摄入能量的 EER 为 2 100kcal，蛋白质的 RNI 为 70g。如按照脂肪提供总热能的 20% ～ 30%，取中间值 25% 进行计算，脂肪供给量（g）= 2 100×25%（脂肪供能比）÷9（脂肪热能密度）= 58g；碳水化合物提供的能量等于总能量减去脂肪和蛋白质提供的能量，即 2 100 - 70×4 - 58×9 = 1 298kcal，则碳水化合物的供给量（g）= 1 298÷4（碳水化合物热能密度）= 324.5g。最后用计算法确定全天主食数量和种类并进行餐次食物分配。设计的一日食谱见表 5 - 10。

表 5 - 10　孕 20 周妇女一日食谱

餐次	食物名称	原料品种和数量
早餐	豆浆粳米粥	大豆 10g，粳米 25g
	花卷	面粉（标准粉）50g
	煮鸡蛋	鸡蛋 60g
	拌虾皮青椒	虾皮 10g，青椒 75g，麻油 1ml
早点	牛奶	牛奶 200ml
	核桃仁	核桃仁 15g

续表

餐次	食物名称	原料品种和数量
午餐	二米饭	粳米 100g，黑米 50g
	番茄炖牛肉土豆丁	番茄 50g，牛肉 50g，土豆 100g
	蒜蓉莜麦菜	莜麦菜 100g，植物油 15ml
午点	橘子	橘子 100g
	酸奶	酸奶 150ml
晚餐	小米粥	小米 25g
	馒头	面粉（特一）100g
	猪肝炒菠菜	猪肝 50g，菠菜 100g
	蘑菇烧菜心	蘑菇 100g，油菜心 100g，植物油 12ml
晚点	杧果	杧果 100g

（二）食谱评价

食谱评价是为了发现问题及时调整。一般来说，可以通过评价食物种类，进行营养成分计算和分析等，以便发现营养问题。

1. 食物种类分析

前述案例的食谱原料种类分析见表 5－11。

表 5－11 孕 20 周妇女食谱原料种类分析

食物类别	原料及重量
谷薯类	面粉（标准粉）50g，粳米 125g，黑米 50g，小米 25g，面粉（特一）100g
鱼禽肉蛋类	鸡蛋 60g，虾皮 10g，牛肉 50g，猪肝 50g
豆类及其制品	大豆 10g
奶类	酸奶 150ml，牛奶 200ml
蔬菜水果	青椒 75g，核桃仁 15g，番茄 50g，土豆 100g，莜麦菜 100g，橘子 100g，菠菜 100g，蘑菇 100g，油菜心 100g，杧果 100g
纯能量食品	麻油 1ml，植物油 27ml

2. 食谱营养成分分析

前述案例的食谱营养素的分析见表 5－12。

表 5－12 孕妇食谱营养素的分析

营养素	推荐量	实际提供量	比值
能量（kJ）	8 786	9 305	105%
蛋白质（g）	70	87.1	124.43%

续表

营养素	推荐量	实际提供量	比值
脂肪（%）	20 ～ 30	24.8%	100%
碳水化合物（%）	50 ～ 65	331.2（59%）	100%
视黄醇当量（μg RAE）	770	1 450	188.31%
维生素 B_1（mg）	1.4	1.6	114.29%
维生素 B_2（mg）	1.4	1.9	135.71%
维生素 C（mg）	115	202	175.65%
维生素 E（mg）	14	27.8	198.57%
烟酸（mg）	12	26.1	217.50%
钾（mg）	2 000	2 996	149.80%
钠（mg）	1 500	2 247	149.80%
钙（mg）	1 000	827	82.70%
磷（mg）	720	1 422	197.50%
铁（mg）	24	19.9	82.92%
锌（mg）	9.5	15.9	167.37%
碘（μg）	230	69.9	30.39%

资料来源：中国营养学会 . 中国居民膳食营养素参考摄入量（2013 版）. 北京：科学出版社，2014.

3. 能量来源分析

能量来源分析见表 5 - 13。

表 5 - 13　能量来源分析

餐次	能量（%）	蛋白质（%）	脂肪（%）	碳水化合物（%）
早餐	26.3	31.1	33.3	22.3
午餐	42.5	35.7	37.4	46.5
晚餐	31.2	33.2	29.3	31.2
供能比	100	15.7	24.8	59.5

通过上述分析，食谱中食物种类齐全，营养素及能量营养素供能比较合理，但碘、钙的含量偏低，需注意适量增加含碘、钙丰富的食物。

 项目三　乳母人群食谱设计

乳母营养包括产褥期或围生期的产妇营养及开始哺乳后直至断奶期间的乳母营养。

一、哺乳期合理营养的重要性

乳母每天需分泌 600～800ml 乳汁喂养孩子，当乳母营养供应不足时，就会破坏本身的组织来满足婴儿对乳汁需要。所以为了保护母体健康和满足分泌乳汁的需要，必须供给乳母充足的营养。充足而合理的营养对母乳的成分也有重要影响，乳母营养不足势必影响婴儿的生长发育。因此乳母的合理营养，是乳母本身健康和婴儿正常生长发育的必需。

二、乳母人群食谱编制原则

（一）保证供给充足的能量

乳母食谱的能量需满足母体泌乳能量消耗和提供乳汁量。需每日在非哺乳妇女需要量的基础上增加 25g 蛋白质，并供给充足优质蛋白质。蛋白质 33% 以上应来自动物性食物，如鸡蛋、禽肉类、鱼类、大豆类食物。乳母每天饮食脂肪供给量应占总能量的 20%～30%。

（二）多食含钙丰富的食物

乳母对钙的需要量大，故应特别注意补充。奶类及其制品含钙量高，且易于吸收利用，乳母每天钙的应供给量 500ml 为宜。另可以连骨带壳食用小鱼、小虾，因其含钙丰富，应多选用。

（三）增加蔬菜水果摄入量

新鲜蔬菜水果含维生素、矿物质、食物纤维、果胶、有机酸等多种成分，还可增进食欲，防止便秘，促进乳汁分泌，是乳母不可缺少的食物。每天要保证供应 500g 以上，并多选用绿叶蔬菜及其他有色蔬菜。

（四）粗细粮搭配、饮食多样化

乳母饮食中的主食不能太单一，应做到粗细搭配，这样不仅使饮食多样化、保证维生素 B_1 等营养素的供给，且可使蛋白质起到互补作用，提高蛋白质的生物学价值。

（五）注意烹调方法

动物性食物如畜、禽鱼类的烹调方法以煮或煨最好，少用油炸。食用时要同时喝汤，这样既增加营养，还可补充水分，促进乳汁分泌。

（六）少量多餐

乳母一日以 4～5 餐为宜。可为三餐三点制，早餐、早点占 25%～30%；午餐、午点占 40%；晚餐、晚点占 30%～35%。

三、乳母人群食物选择

（一）宜用食物

宜用食物：除大米、面粉外，应搭配一定量的粗杂粮，如玉米面、燕麦、小米、赤小豆、绿豆等；动物类食品为鱼、虾、肉、动物内脏、蛋、奶等；豆制品为豆浆、豆腐、腐竹、豆腐皮等；新鲜蔬菜、水果和海藻类；其他如红糖、芝麻等；催奶食物如鲫鱼汤、肉汤（如羊肉汤、猪蹄汤等）、鸡汤、排骨汤等。

（二）不宜食物

少吃盐和腌渍食品，少吃刺激性大的食品（如香辛料、浓茶、咖啡、可乐等），不食污染食品，不吸烟、不饮酒。

四、乳母人群食谱编制与评价

（一）食谱编制举例

30 岁乳母，婴儿 5 个月。母子身体健康，乳量分泌正常，请为其制定一日食谱。

需先确定全日能量及能量营养素供给量。查《中国居民膳食营养素参考摄入量（2013 版）》，轻体力活动乳母能量的 EER 应为 2 300kcal，蛋白质的 RNI 为 80g。按照脂肪提供 25% 的总能量计算，应提供脂肪（g）= 2 300×25%÷9（脂肪热能密度）= 63.9g；碳水化合物提供的能量等于总能量减去脂肪和蛋白质提供的能量，即 2 300 − 80×4 − 63.9×9 = 1 405kcal，计算碳水化合物（g）= 1 405÷4 = 351g。确定全天主食数量和种类并进行餐次食物分配，根据主、副食及植物油的数量和餐次比例设计一日食谱，具体见表 5 – 14。

表 5 – 14　乳母一日食谱

餐次	食物名称	原料品种和数量
早餐	肉丝面	猪肉 25g，面条 75g，黄瓜 100g，植物油 3ml
	牛奶	牛奶 200ml
加餐	蒸蛋	鸡蛋 50g
	面包	面粉 75g
午餐	绿豆米饭	绿豆 10g，粳米 175g
	番茄炖豆腐	番茄 100g，豆腐 50g，木耳 5g
	红烧鸡翅	鸡翅 75g
	蒜蓉菠菜	菠菜 150g，植物油 15g
午点	猕猴桃	猕猴桃 100g

续表

餐次	食物名称	原料品种和数量
晚餐	小米粥	小米 25g
	馒头	面粉 75g
	红烧带鱼	带鱼 75g
	炒山药	山药 100g
	香菇油菜	香菇 10g，油菜 150g，植物油 12ml
晚点	酸奶	酸奶 150ml

（二）食谱评价

营养素分析见表 5－15。

表 5－15　乳母食谱营养素的分析

营养素	推荐量	实际提供量	比值
能量（kJ）	9 623	10 580	109%
蛋白质（g）	80	97.8	122.25%
脂肪（g）	20～30	25	100%
碳水化合物	50%～65%	60%（382.8）	100%
视黄醇当量（μg RAE）	1 300	1 175	90.38%
维生素 B_1（mg）	1.5	1.5	100.00%
维生素 B_2（mg）	1.5	1.6	106.67%
维生素 C（mg）	150	176	117.33%
维生素 E（mg）	17	21.0	123.53%
烟酸（mg）	15	21.4	142.67%
钾（mg）	2 400	2 757	114.88%
钠（mg）	1 500	2 400	160.00%
钙（mg）	1 000	920	92.00%
磷（mg）	720	736	102.22%
铁（mg）	24	33.2	138.33%
锌（mg）	12	15.2	126.67%
硒（μg）	78	46.2	59.23%

资料来源：中国营养学会.中国居民膳食营养素参考摄入量（2013 版）.北京：科学出版社，2014.

该食谱中食物种类齐全，但部分矿物质偏低，维生素 A 及钙元素偏低、硒元素较缺乏，应增加或在零食中补充富含硒的食物。能量供能比为：蛋白质 15.5%，脂肪 24.1%，碳水化合物 60.4%，基本符合要求。

项目四　学龄儿童与青少年食谱设计

学生餐营养指南

学龄儿童与青少年的年龄跨度为6～18岁，包括学龄期（6～12岁）及青少年期（12～18岁）。人在12～18岁进入青春发育期，在心理和生理上将发生系列变化，各个器官逐渐发育成熟，思维能力活跃，是一生中长身体长知识的最主要时期。其生长速度、性成熟程度、学习能力、运动能力和劳动效率都与营养状况有密切关系。

一、合理营养对儿童与青少年的重要性

儿童与青少年时期是人类对能量和营养素需要最多的时期，对能量营养素缺乏或不足也最为敏感。营养对此阶段人群生长发育、身体健康和智力发展及学习、运动成绩有重要影响。与成人相比，各期营养需要有自身特点，但其共同点是生长发育需要充足能量和各种营养素。儿童与青少年要健康成长必须有充足营养作保证，即营养是儿童与青少年生长发育的物质基础，尤其是足够能量和优质蛋白质、各种维生素及矿物质等。只有充足的营养才能保证儿童与青少年正常的发育，最大限度地发挥遗传给予的潜力。对营养反应最明显的指标是体重，其对身体影响是长期的，而且是较慢的，但留下后果是严重的，往往是终生的。儿童与青少年的营养特点是各种营养素需要量（以千克体重计算）高于成人；生长发育高峰期各种营养素需求量更大；个体差异较大；年龄越小，营养缺乏病发病率越高。因此，应高度重视儿童与青少年的营养问题。

二、学龄儿童和青少年食谱编制原则

（一）学龄儿童食谱编制原则

1. 合理安排三餐，保证充足的能量和营养素

早餐和午餐营养素供给应分别达到全天推荐供给量的30%和40%，每天供给至少300ml牛奶。尤其要保证吃好早餐，学生上午学习任务较紧张，要做大量脑力劳动，而学习效率高低取决于大脑细胞能否获得稳定血糖供应所产生的能量，早餐对供应血糖起着重要作用。早餐摄入能量不足时，大脑兴奋度降低，易出现心慌、乏力、注意力不集中，数学运算、逻辑推理及运动耐力等能力下降，使学习效率大大降低，进而影响学习成绩。经常不吃早餐不仅影响学习成绩，还会对健康产生危害。如果不吃早餐，到中午

时会出现强烈的空腹感和饥饿感，吃起饭来狼吞虎咽，多余能量在身体内转成脂肪堆积在皮下，易使身体发胖；也可引起胃炎、胆结石等疾病。

2. 养成良好的生活习惯

学龄儿童应在老师协助下，继续进行良好生活和卫生习惯培养，少吃零食，饮用清淡饮料，控制食糖摄入量。

3. 增加体力性运动

因城市儿童生活习惯改变，看电视等安静休闲活动时间过长，体力运动减少，加上饮食不平衡，导致超重和肥胖发生率上升，应提倡儿童多进行体力性运动，以改善这种不良的现状。

4. 合理选择食物

对学龄儿童，每天应供给 1 ~ 2 个鸡蛋，其他动物性食物如鱼类、禽肉或瘦肉100g ~ 150g，以提供优质蛋白质，同时提供丰富的卵磷脂、维生素 A 及铁等矿物质；谷类及豆类食物供给 250g/d ~ 400g/d，以提供足够能量及适量 B 族维生素。

（二）青少年食谱编制原则

1. 提供充足的能量，保证生长突增的需要

谷类主食要吃足，谷类宜选用加工较为粗糙、保留大部分 B 族维生素或强化 B 族维生素的谷类。在南方食米地区，面粉摄入量至少占谷类的 33%，以提高饮食中 B 族维生素水平，应适当选择杂粮及豆类。

2. 保证优质蛋白质的供给

鱼类、禽类、肉类、蛋类、奶类及豆类是饮食蛋白质的主要来源，其中鸡蛋除含优质蛋白质外还含有维生素 A、维生素 B_2 及卵磷脂等营养素。奶类除含优质蛋白质外，还是维生素 A 及钙的良好来源。鱼类、禽类、肉类、蛋类每天供给量为 200g ~ 250g，奶类不低于 300ml/d。

3. 保证蔬菜水果的供给

蔬菜水果是获得胡萝卜素、维生素 C、矿物质及食物纤维的主要来源。其中有色蔬菜，尤其是绿叶蔬菜富含胡萝卜素、维生素 C，宜尽量选用。每天蔬菜总供给量约为500g，其中绿叶菜不低于 300g。

4. 调整复习考试期间饮食

复习、考试期间，大脑活动处于高度紧张状态，大脑对氧和某些营养素需要比平时增多，如蛋白质、磷脂、碳水化合物、维生素 A、维生素 C、维生素 B_1、维生素 B_2、维生素 B_6、维生素 PP 及铁消耗均有所增加。因此，要注意多补充这些营养素。

5. 食物多样，三餐分配合理

上午学习任务比较重，营养丰富的早餐有助于提高学习效率。晚上不要睡得太晚，以免早上起不来，没时间吃早餐。午餐不要凑合，要尽量丰盛，晚餐不要过于油腻。

6. 注意饮食卫生

不买街头小摊食物，少吃或不吃生、冷食物和饮料，以免引起胃肠疾病，影响复习和考试。白开水是解渴消暑的最好饮料，家中自制绿豆汤等也是理想的饮料。

7. 选食易消化食物

少吃或不吃含糖和脂肪高的食物，如糖果和油炸食物。此类食物不但会降低食欲，还会因多吃而不利于消化吸收。

三、青少年食谱编制举例

请为某学校初中学生制定一份营养午餐食谱。该校共有学生 600 名，12 岁、13 岁、14 岁男、女学生各 100 名，身体健康。

（一）确定设计营养午餐食谱的基本原则

（1）午餐提供的能量应为每日膳食总能量的 40% 左右。

（2）每份午餐提供的蛋白质不应低于 30g，其中动物性食物和大豆及其制品提供的优质蛋白质应达到总摄入蛋白质的 40% 以上。

（3）油脂以植物油为主，保证有一定量动物脂肪的摄入，但饱和脂肪酸不超过 1/3。

（4）尽可能多地提供富含钙的食物和饮料，以增加钙的摄入量，每份午餐提供的钙不应低于 400mg。

（5）限制食盐的摄入量，每份午餐应限制食盐含量在 3g 以下。

（6）正餐不得以糕点、甜食取代主副食。

（7）保证一定量蔬菜和水果的供应，深色蔬菜中含维生素和矿物质较多，因此蔬菜中应有一半为绿色或其他有色的叶菜类。

（二）设计营养食谱具体步骤

1. 确定一份营养午餐应提供的能量

从《中国居民膳食营养素参考摄入量（2013 版）》可知，12 岁、13 岁、14 岁男、女学生应平均每日通过膳食摄取的能量和营养素为：能量 2 150kcal ～ 2 850kcal、蛋白质 55g ～ 75g，脂肪提供的能量占全天总能量的 20% ～ 30%，碳水化合物提供能量占总能量的 50% ～ 65%。根据午餐能量和营养素供应量应占全天总能量的 40% 左右的原则，一份营养午餐应提供能量 860kcal ～ 1 140kcal，蛋白质 22g ～ 30g。

2. 确定一份营养午餐应有的蛋白质、脂肪和碳水化合物的重量及提供的能量

蛋白质：22g ～ 30g，其中应包括 8.8g ～ 12g 以上的优质蛋白质。

脂肪：假如午餐提供能量按照 967kcal 供应，由脂肪提供的能量为 20% ～ 30%，每克脂肪可提供能量约 9kcal，所以脂肪含量应为 22g ～ 32g。

碳水化合物：提供一份营养午餐 50% ～ 65%（483kcal ～ 629kcal）的能量，每克碳水化合物可提供能量约 4kcal，所以需要碳水化合物 121g ～ 157g。

3. 根据不同食物中营养素种类及数量确定各类食物重量

（1）确定谷薯类的量：根据碳水化合物重量确定谷薯类的量。午餐主食设计为芸豆饭一份（大米 80g，芸豆 20g）、枣馒头（特一粉 50g，大枣 5g）。每份芸豆饭可提供碳水化合物 75g，每份枣馒头可提供碳水化合物 42g。可提供碳水化合物合计为 117g，其余碳水化合物可以由水果等提供。

（2）确定豆类和动物性食物的量。根据优质蛋白质的量确定豆类和动物性食物的量。16 克优质蛋白质可由豆制品、瘦猪肉提供，也可由其他动物性食物如鸡蛋、牛肉或牛奶提供。中学生应保证每天一袋鲜牛奶或 100g ～ 200g 酸奶，这不仅可获得适量优质蛋白质（7.5g 蛋白质 /250g 牛奶），还可获得丰富的钙。本午餐确定为：猪肉（后臀尖）25g，牛肉（腩肋）25g，南豆腐 100g，酸奶 125g。可提供优质蛋白质合计为 16g。

（3）确定蔬菜、水果的量。根据中国居民平衡膳食宝塔和中小学生饮食特点，中学生每日应保证 300g ～ 500g 新鲜蔬菜和水果，一份营养午餐应提供 150g ～ 250g 的蔬菜和 100g 水果。本午餐确定为：青椒 100g，油菜 100g，香菇 50g，西瓜 100g。

（4）确定纯能量食物的量。每份营养午餐脂肪含量应控制在 32g 以下，其中动物脂肪合计 13g，植物性脂肪应为 16g 左右。植物性脂肪主要来源于谷薯类、豆类和植物油，谷薯类和豆类提供的脂肪分别为 1g 和 2g，因此每份营养午餐烹调用油供应量为 10g ～ 12g。

4. 制定食谱

制定的食谱见表 5 – 16。

表 5 – 16　中学生午餐食谱

餐次	食物名称	原料品种和数量
午餐	芸豆饭	大米 80g，芸豆 20g
	枣馒头	特一粉 50g，大枣 5g
	青椒肉片	青椒 100g，猪后臀尖 25g，植物油 4g
	香菇油菜	油菜 100g，香菇 50g，植物油 4g
	麻婆豆腐	南豆腐 100g，牛肉（腩肋）25g，植物油 4g
	酸奶	酸奶 125g
	水果	西瓜 100g

因配餐的能量目标是取 600 人的平均值，因此折合人数应为 600 人，则该食谱在实际采购时食物重量应均乘以 600，计算得到采购单如下：

青椒肉片：青椒 60kg，猪后臀尖 15kg，植物油 2.4kg

香菇油菜：油菜 60kg，香菇 30kg，植物油 2.4kg

麻婆豆腐：南豆腐 60kg，牛肉（腩肋）15kg，植物油 2.4kg

芸豆饭：大米 48kg，芸豆 12kg

枣馒头：特一粉 30kg，大枣 3kg

酸奶：75kg

水果：西瓜 60kg

项目五　老年人群食谱设计

一、合理营养对老年人群的重要性

老年人的生理及代谢主要表现为：细胞数量下降，肌肉萎缩；身体水分减少；骨密度降低，妇女绝经后雌激素水平下降，比男性更容易患心血管疾病和骨质疏松症；基础代谢降低 15% ～ 20%；合成代谢降低，分解代谢增高；消化液、消化酶分泌减少，消化吸收功能下降；胃肠动力减弱，易发生便秘。多数老人因牙齿脱落而影响食物的咀嚼和消化。

老年人膳食指导

我国居民中 60 岁以上老年人人口数量日趋增多。老年营养是极为重要的内容，合理营养有助于延缓衰老；而营养不足、营养过剩、营养失调则有可能加速衰老进程。对于 60 岁以上的老年人，加强合理的膳食营养，保障充足的各类营养，可提高免疫力，少生病，提高老年人的生活质量。

二、老年人食谱编制原则

蛋白质摄入量应每天每千克体重为 1.0g ～ 1.2g，占总能量的 12% ～ 15% 为宜，其中优质蛋白应达 50% 以上。脂肪摄入占总能量的 20% ～ 25%。血脂正常的老年人每日胆固醇摄入量应控制在 300mg 以内；碳水化合物摄入占总能量的 60% 左右；每日钙摄入应达到 1 000mg；患高血压的老年人，食盐每日不超过 6g；膳食纤维应达到每天 25g ～ 30g。

食谱应丰富，主食和副食来源多样化，以保持各类营养素之间的比例。

餐次安排宜遵循少量多餐原则，但应注意避免因餐次增加而使食物总量超过需要量。每日 5 ～ 6 餐为宜，如早餐、早点占 25% ～ 30%，午餐、午点占 30% ～ 40%，晚餐、晚点占 30% ～ 35%。

制备方法、烹调方法应多样化，注意易于消化，并尽可能地保存食物中原有的营养成分，同时注意食物的色、香、味、形等，以提高食欲。多采用清蒸、煮、炖等方法，避免煎、炸、烤、腌制、熏制等烹调方法。对牙齿不好的老年人，菜应切细。

三、老年人食物选择

（1）谷类食物 250g～300g，可加工成各种花色品种。适当增加各种粗杂粮，使主食丰富多彩。

（2）新鲜蔬菜 400g～500g，尽量选橘黄、深绿色蔬菜，多吃小白菜、油菜、菠菜、小萝卜、西蓝花、芥菜、芥蓝、苦瓜等以补充因冬季蔬菜品种单调而造成的不足。

（3）肉、禽 50g～75g，以鸡脯肉、瘦猪肉、牛肉、兔肉等脂肪含量较低的肉类为主，同时应选择血红素铁含量高的食品（如瘦肉、牛肉等）。

（4）鱼类。海鱼和淡水鱼均可，每周应安排 3～4 次，每次 150g 左右。烹调以清蒸、清炖、红烧为主，尽量少用油炸。

（5）豆类及豆制品。每周 5～7 次，每次 50g～75g。鲜豆浆应煮开 3min～5min，灭活其中的抗营养因子，避免发生食物中毒。

（6）奶类每天应摄入鲜奶 250g 或奶粉 30g。很多人喝奶后出现腹胀、腹泻、恶心甚至呕吐的不良反应，这是由于体内缺乏乳糖酶引起的乳糖不耐症。这些人可选用酸奶或专为乳糖不耐受者生产的舒化奶。

四、老年人食谱编制举例

70 岁男性老人，身体健康、体重正常，请为其编制一日食谱。

根据《中国居民膳食营养素参考摄入量（2013 版）》，确定全日能量及其他营养素供给量（省略）。70 岁男性老人一日食谱见表 5-17。一日食谱营养分析见表 5-18。

表 5-17　70 岁老年人一日食谱

餐次	食物名称	原料品种和数量
早餐	燕麦粥	燕麦 25g
	花卷	面粉（特一）50g
	拌青椒	青椒 100g，香油 5ml
加餐	牛奶	牛奶 200ml
午餐	绿豆米饭	绿豆 10g，粳米 140g
	白菜炖豆腐	白菜 100g，豆腐 75g
	炒西蓝花	西蓝花 100g，植物油 12ml
加餐	橘子	橘子 100g
晚餐	小米粥	小米 25g
	馒头	特一粉 75g
	清蒸鲳鱼	鲳鱼 100g
	虾皮炒大头菜丝	虾皮 10g，大头菜 100g，菠菜 100g，植物油 10ml

表 5 - 18　70 岁老年人食谱营养素

营养素	推荐量	实际提供量	比值
能量（kJ）	8 580	7 933	92.46%
蛋白质（g）	77（15%）	78	101.30%
脂肪（g）	58（25%）	53	91.38%
碳水化合物（g）	308（60%）	281	91.23%
视黄醇当量（μg RAE）	800	2 157	269.63%
维生素 B_1（mg）	1.4	1.07	76.43%
维生素 B_2（mg）	1.4	1.06	75.71%
维生素 C（mg）	100	263	263.00%
维生素 E（mg）	14	26.8	191.43%
烟酸（mg）	14	11.88	84.86%
钾（mg）	2 000	2 112	105.60%
钠（mg）	1 400	2 390	170.71%
钙（mg）	1 000	879	87.90%
磷（mg）	700	1 134	162.00%
铁（mg）	12	19.3	160.83%
锌（mg）	12.5	11.65	93.20%
硒（μg）	60	60	100.00%

注：三大能量营养素按照括号中所示比例分配。

资料来源：中国营养学会 . 中国居民膳食营养素参考摄入量（2013 版）. 北京：科学出版社，2014.

公共营养师
国家职业技能标准
（2021 年版）

　　通过计算分析，该食谱三餐能量摄入分配合理，营养素基本符合老年人的营养需要，但本食谱中维生素 B_1、B_2、烟酸及钙的含量偏低，在重排食谱时应添加富含维生素 B_1 和 B_2、烟酸及钙的食物。

知识链接 5-2

《公共营养师国家职业技能标准（2021 年版）》发布

　　2021 年 12 月 28 日，人力资源社会保障部办公厅职业能力建设司正式发布了《公共营养师国家职业技能标准》。自此，公共营养师有了新的职业技能标准！

　　此标准规定公共营养师职业技能等级鉴定分四级 / 中级工、三级 / 高级工、二级 / 技师、一级 / 高级技师 4 个级别。鉴定内容包括两个方面，即"基本要求"和

"工作要求"。此标准同时对公共营养师的不同技能等级鉴定规定了理论知识考核权重及技能要求考核权重。

其中，职业守则核心内容如下：

（1）遵纪守法，诚实守信，团结协作。

（2）忠于职守，爱岗敬业，钻研业务。

（3）认真负责，服务于民，平等待人。

（4）科学求实，精益求精，开拓创新。

思考与训练

一、解释基本概念

标准体重　　副食　　三餐分配　　三餐两点制　　食物交换份法

二、简答题

1. 简述营养配餐的原则。

2. 简述计算法配餐的步骤。

3. 简述食物交换份法的步骤。

4. 简述食物交换的原则。

5. 孕期营养不良有什么危害？

6. 简述哺乳期合理营养的重要性。

7. 为什么对学龄儿童来说早餐是必不可少的？

8. 老年人群食谱编制的原则有哪些？

三、客观题

（一）单项选择题

1. 下列不是食谱编制的营养平衡原则的是（　　　）。

A. 各营养素数量合理　　　　　B. 各营养素之间的比例适宜

C. 食物的搭配合理　　　　　　D. 食谱经济性好

2. 下列属于不平衡膳食的是（　　　）。

A. 摄入的食物中的能量和营养素满足人体的需要

B. 摄入的食物中的营养素丰富

C. 摄入的食物是无毒无害的

D. 摄入的食物是定量和比例合适的

3. 下列哪种情形可以称为食物多样？（　　　）

A. 一天食物品种 3 种以上　　　　　　　　B. 一天食物品种 5 种以上

C. 一天食物品种 8 种以上　　　　　　　　D. 一天食物品种 12 ～ 18 种

4. 在食物交换份法中，土豆属于（　　　）交换份。

A. 蔬菜类　　　　　　B. 谷薯类　　　　　　C. 纯能量类　　　　　　D. 水果类

5. 食物交换份法的交换原则不包括（　　　）。

A. 同类交换　　　　　B. 同餐次交换　　　　C. 等重交换　　　　　D. 同热量交换

6. 下列哪项不是宴会食谱营养特点？（　　　）

A. 总能量偏高　　　　B. 蛋白质偏多　　　　C. 膳食纤维偏多　　　D. 糖热能占比少

7. 正常妇女孕期体重增长范围是（　　　）。

A. 7.5 ～ 10kg　　　B. 10.0 ～ 12.5kg　　　C. 12.0 ～ 14.5kg　　　D. 15.0 ～ 18.5kg

8. 乳母的膳食蛋白质营养目标是每日在非孕妇女的基础上增加（　　　）。

A. 15g　　　　　　　B. 20g　　　　　　　C. 25g　　　　　　　D. 30g

9. 对老年人配餐时，对烹饪方法的叙述哪项是不正确的？（　　　）

A. 多采用清蒸、煮、炖等方法

B. 烹调方法应多样化，注意易于消化

C. 早晚多用腌制咸菜酱菜

D. 牙齿不好的老年人，菜应切细

（二）多项选择题（至少选择两项）

1. 下列各项中，属于副食范畴的是（　　　）。

A. 豆腐　　　　　　　B. 煮玉米　　　　　　C. 红薯

D. 红烧鸡腿　　　　　E. 豆芽

2. 关于儿童的饮食，下列说法错误的是（　　　）。

A. 学龄前儿童乳牙已基本出齐，应该尽早进食成人膳食

B. 学龄前儿童好奇心强，饮食行为上父母可以适度引导，但勿强求其进食某种食物

C. 家庭成员应该有良好的饮食习惯，否则有可能影响儿童

D. 对学龄前儿童不专心进餐、边吃边玩等行为，父母应该及时纠正

E. 儿童已经可以进食普通食物，应逐渐减低奶类摄取量，至最终断奶

3. 符合孕期膳食特点的是（　　　）。

A. 孕早期存在早孕反应，应按照孕妇的喜好，选择促进食欲的食物

B. 怀孕后应立即保证充足的鱼、禽、蛋、瘦肉和奶的供给

C. 少食多餐，想吃就吃

D. 足量地摄取蔬菜水果，改善孕妇便秘症状

E. 孕妇完全不能进食时，也应每天补充一定量的糖，以防止酮症影响胎儿发育

4. 哺乳期的膳食要求有（　　　）。

A. 食物种类齐全多样化，多食含钙丰富的食品

B. 供给充足的优质蛋白质

C. 多食含铁丰富的食品

D. 保证充足的鱼、禽、蛋、瘦肉和奶的供给

E. 摄入足够的新鲜蔬菜、水果和海产品

5. 宴会食谱的设计要求有哪些?(　　　)

A. 用料要广泛, 色彩多样

B. 烹调方法多样, 口味丰富

C. 酸碱平衡, 营养均衡

D. 主食、菜品兼顾, 力争做到三大产能营养素平衡

E. 选择价格昂贵的食品原料

6. 某一学生每日需供 2 300kcal 热能, 其中 60% 来自碳水化合物, 25% 来自脂肪, 15% 来自蛋白质, 则实际来自碳水化合物、脂肪、蛋白质分别为(　　　)。

A. 345g　　　　　B. 63.8g　　　　　　　　C. 86.3g

D. 97.9g　　　　　E. 108.8g

7. 50g 碳水化合物的产能为(　　　)。

A. 200kcal　　　　B. 836.8kJ　　　　　　　C. 215kcal

D. 878.6kJ　　　　E. 858.6kJ

(三) 判断题

1. 老年人的瘦体重 (去脂组织) 比例增加。(　　　)

2. 4 ~ 6 岁儿童神经纤维髓鞘化基本完成。(　　　)

3. 生长发育、组织修复、延缓衰老都与营养状况有关。(　　　)

4. 对于正常成人, 体重是判定能量平衡的最好指标。(　　　)

5. 配餐中, 膳食能量保持两个平衡: 能量营养素之间的比例平衡; 能量摄入与消耗的平衡。(　　　)

6. 平衡膳食宝塔建议的食物量指的是食物可食部分的生重。(　　　)

7. 谷类食物是中国传统膳食的主体, 是人体能量的主要来源。(　　　)

8. 食物交换份法通常将食物分成四类。(　　　)

9. 为保证食物的多样性, 同类食物之间均应以同等数量进行交换。(　　　)

10. 营养因素在社交宴会中不用考虑。(　　　)

四、综合训练题

1. 请为某 6 岁女童完成计算法食谱编制的步骤 (计算取整数)。

(1) 参照表 5 - 13 和表 5 - 14, 该儿童能量目标应为_____kJ, 蛋白质的参考摄入量为_____g, 蛋白质的供能比为_____%。

(2) 如果膳食中脂肪供能比为 27%, 则碳水化合物供能为_____kJ。

（3）所需要的碳水化合物数量是_____g。

（4）如果一日大米提供的碳水化合物为总碳水化合物的70%，则一日膳食中大米的需要量为_____g。

表5-19　儿童能量、蛋白质的RNI

年龄（岁）	能量（kcal/d）		蛋白质（g/d）	
	男	女	男	女
5～	1 400	1 300	30	30
6～	1 600	1 450	35	35
7～	1 700	1 550	40	40
8～	1 850	1 700	40	40

表5-20　食物成分表（每100克可食部分）

食物名称	能量（kcal）	蛋白质（g）	脂肪（g）	碳水化合物（g）
大米	384	7.7	0.6	77.4
小麦粉	344	11.2	1.5	73.6

2. 在一份6岁男童食谱中，计算结果显示含总能量1 606kcal，蛋白质43.6g、优质蛋白11g、脂肪40.1g、碳水化合物267.8g，请评价并提出合理化建议。（6岁男童的RNI：能量1 600kcal、蛋白质35g、脂肪20%～30%）

3. 按照下列午餐食谱，用食物交换份法调配出两份相似的午餐食谱。

午餐：大米饭（大米150g），凉拌莴笋（莴笋225g、油3g），鲜蘑熘鱼片（草鱼100g、蘑菇120g、油5g），火腿白菜汤（大白菜30g、火腿20g、油3g）。

4. 增肌增重食谱配备案例：刘先生今年24岁，某公司职员。身高178cm，体重56kg，由于工作原因经常早上不吃早饭，每天几乎没有任何运动。每天下班回家后就泡在网上，并且经常上网到深夜。他想通过饮食和运动改变自己的身材，使身体强壮，却不知从何下手。

思考：

（1）如何评价刘先生的营养状况？

（2）刘先生的饮食行为有什么问题？

（3）刘先生应如何改进饮食行为？

（4）刘先生该如何进行运动锻炼？

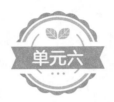

单元六

慢性疾病人群食谱设计

📖 | 知识目标

⊙ 了解肥胖、糖尿病、高血脂、高血压、痛风等疾病的基本概念。

⊙ 了解肥胖、糖尿病、高血脂、高血压、痛风等疾病的危害。

⊙ 理解肥胖、糖尿病、高血脂、高血压、痛风等疾病与膳食营养的关系。

⊙ 理解肥胖、糖尿病、高血脂、高血压、痛风等疾病的配餐原则。

📚 | 能力目标

⊙ 能用至少两种方法评价人体的胖瘦程度。

⊙ 能脱离资料独立评价血压是否正常。

⊙ 能结合查阅资料评价血糖、血脂是否正常。

⊙ 能为肥胖、糖尿病、高血脂、高血压、痛风等人群选择合理的食物。

⊙ 结合书中案例，能运用食物交换份法，为肥胖、糖尿病、高血脂、高血压、痛风等人群配备食谱。

案例 6-1　我国居民慢性病患病/发病率仍呈上升趋势

《中国居民膳食指南科学研究报告（2021 年）》

　　《中国居民膳食指南科学研究报告》（中国营养学会，2021 年）指出：我国 18 岁及以上居民超重率和肥胖率分别为 34.3% 和 16.4%，成年居民超重或肥胖已经超过一半（50.7%），肥胖及超重患病率在快速增长。超重肥胖是心血管疾病、糖尿病、高血压等重要的危险因素。目前我国 18 岁及以上成人高血压患病率为 27.5%，糖尿病患病率为 11.9%，高胆固醇血症患病率为 8.2%。糖尿病、高血压、心脑血管疾病等慢性病均呈上升的态势。这些慢性病与长期膳食不平衡和油盐摄入过多密切相关。

　　面对当前仍然严峻的慢性病防控形势，将实施慢性病综合防控战略纳入《"健康中国 2030"规划纲要》，将合理膳食和重大慢病防治纳入健康中国行动，进一步聚焦当前国民面临的主要营养和慢性病问题，推进实现全民健康。

　　问题： 面对我国居民慢性疾病较为突出的问题，如何开展饮食防治？

 # 项目一　肥胖人群食谱设计

　　肥胖是指人体内脂肪过量贮存，超出正常范围，表现为脂肪细胞增多或细胞体积增大，并可能引起人体生理功能出现异常、可潜伏着诱发其他疾病的一种状态。正常情况下，18 岁以上的男性体内脂肪量占体重的 15%～18%，女性为 20%～25%。肥胖可分为单纯性肥胖、继发性肥胖及遗传性肥胖。研究表明，肥胖与糖尿病、高血压、高脂血症、高尿酸血症、缺血性心脑疾患、癌症、变形性关节炎、骨端软骨症、月经异常、妊娠和分娩异常等很多疾病有明显关系；且肥胖会增加这些疾病死亡的危险性。肥胖对儿童健康的影响尤为严重。肥胖对儿童心血管系统、呼吸系统、内分泌与免疫系统都有影响，并阻碍儿童的智力、心理和行为的发展。因此肥胖对任何年龄人群都会带来显著危害，应极力避免肥胖。

一、肥胖的判断

　　目前判断肥胖程度的最常用的人体测量学指标是体重指数、理想体重指数，此外腰围、腰臀比也是评价肥胖的参考指标。

（一）体重指数（BMI）

　　体重指数，也称体质指数，计算公式见本书前面的内容。

中国成人判断超重和肥胖的界限值为：

BMI 18.5 ～ 23.9 为正常；

BMI 24 ～ 27.9 为超重；

BMI ≥ 28 为肥胖。

BMI 指标考虑了身高和体重两个因素，常用来对成人体重过低、超重和肥胖进行分类，且不受性别影响，简便实用，但是对于某些特殊人群如运动员等，BMI 就不能准确反映超重和肥胖的程度。

（二）理想体重指数

理想体重又称标准体重，是使用流行病学的方法，观察人群的体重与疾病患病率或死亡率的关系，当体重维持在这个数值时，人群的死亡率是最低的。

成人标准体重可根据 Broca 改良公式计算：

成人标准体重（kg）= 身高（cm）– 105

此外，还有其他一些计算方法，同一个人的理想体重可能因计算方法不同而有差别，但不会差别很大。

理想体重指数（%）=（实际体重 – 理想体重）÷ 理想体重 ×100%

理想体重指数的判断标准：–20% ～ –11% 为瘦弱；–10% ～ +10% 为正常；10% ～ 20% 为超重；≥ 20% 为肥胖。

二、肥胖人群的食谱编制原则

（一）限制总能量

能量的限制要循序渐进，避免骤然降至安全水平以下。要辅以适当的体力活动，增加能量消耗，减轻体重。成年的轻度肥胖者，按每月减轻体重 0.5kg ～ 1.0kg 为宜，即每天减少 0.52MJ ～ 1.05MJ（125kcal ～ 250kcal）能量来确定每天 3 餐的标准。而成年的中度以上肥胖者，每周适宜减体重 0.5kg ～ 1.0kg，每天减少能量为 2.31MJ ～ 4.62MJ（552kcal ～ 1 104kcal），应从严控制。每人每天饮食中供给能量应不少于 4.20MJ（1 000kcal），这是可以较长时间坚持的最低安全水平。

（二）适量摄入蛋白质

过多能量无论来自何种能源物质，都可引起肥胖，食物蛋白当然也不例外，因此，要严格限制饮食能量供给。蛋白质营养过度还会导致肝肾功能损害，故低能量饮食蛋白质供给不宜过高。对采用低能量饮食中度以上肥胖者，蛋白质提供能量占总能量 20% ～ 30% 为宜，并选用高生物价蛋白，如牛奶、鱼、鸡、鸡蛋清、瘦肉等。

（三）限制脂肪

过多摄入脂肪可引起酮症，限制饮食能量供给时，必须限制饮食脂肪供给量，尤其需限制动物脂肪。因在肥胖时，脂肪沉积在皮下组织和内脏器官过多，常易引起脂肪肝、高脂血症及冠心病等并发症。此外，饮食脂肪高易引起饱腻感，使食欲下降。为使饮食含能量较低而又耐饿性较强，肥胖者饮食脂肪应控制为总能量的 25% ～ 30%。

（四）限制碳水化合物

为防止出现酮症和负氮平衡，碳水化合物供给应控制在占总能量的 40% ～ 55% 为宜。碳水化合物在体内能转变为脂肪，尤其是肥胖者摄入简单糖后，更容易以脂肪的形式沉积。因此，对含简单糖食物，如蔗糖、麦芽糖、果糖、蜜饯及甜点心等，应尽量少吃或不吃。食物纤维可不加限制，凡食物纤维多的食物可适当多用。每人每天食物纤维供给量不低于 12g 为宜。

（五）限制食盐和嘌呤

食盐能引起口渴和刺激食欲，并能增加体重，多食不利于肥胖治疗，食盐 3g/d ～ 6g/d 为宜。嘌呤可增进食欲和加重肝、肾代谢负担，故含高嘌呤动物内脏应加以限制，如动物肝、心、肾等。

（六）合理选择烹调方法及餐次

宜采用蒸、煮、烧、氽、烤等烹调方法，忌用油煎、炸的方法。煎炸食物含脂肪较多，并刺激食欲，不利于肥胖治疗。进食餐次应因人而异，通常为每天 3 ～ 5 餐。

（七）保证饮食有足够维生素和矿物质

多进食蔬菜，蔬菜中含有丰富维生素、矿物质，且能量低，并有饱腹感；食物应多样化，切忌偏食。

三、肥胖人群的食物选择

（一）可用食物

宜选用低能量、低饱和脂肪、低胆固醇、高膳食纤维的食物，如糙米、粗粉、谷物（小米、玉米、大麦等）、豆腐、豆浆、各种蔬菜、低脂奶、脱脂奶、鸡蛋白、鱼、虾、海参、海蜇、兔子肉、去脂禽肉。烹调油宜选用植物油。

（二）限用食物

禁用或少用高糖、高胆固醇、高嘌呤、高动物脂肪的食物，如蛋黄、肥肉、全脂奶、炸面筋、花生、核桃及油炸食品、糕点等；忌用动物脂肪如猪油、牛油、肥肉等；限制甜饮料、零食和糖果；戒酒（每 1ml 纯酒精可提供能量 29.2kJ）。

四、肥胖人群食谱编制举例

孙某，女，35岁，公司职员，轻体力劳动，身高158cm，体重69kg，近期身体健康、体重平稳。请为她编制一日食谱。

用公式［体重指数（BMI）= 体重（kg）/ 身高（m）^{2}］计算其BMI值为27.6，属超重。食谱及营养计算见表6-1和表6-2。

表6-1 超重人群低能量一日食谱举例

餐次	原料品种和数量
早餐	馒头一个（面粉50g），煮鸡蛋（鸡蛋60g），拌青椒（青椒100g、香油2ml）
加餐	牛奶（脱脂牛奶200ml），西红柿100g
午餐	二米饭（大米50g，小米50g），煮牛肉（牛肉55g），蒜蓉油菜（油菜150g，植物油3ml），拌黄瓜（黄瓜100g）
加餐	黄瓜（黄瓜100g），纤麸饼干15g
晚餐	金银卷（标准粉25g、玉米面25g），大白菜炖豆腐（大白菜100g、豆腐100g），拌菠菜（菠菜150g、植物油3ml）

表6-2 超重人群低能量食谱推荐量及能量比例

营养素	推荐量（%）	能量比例（%）
蛋白质	20～30	21
脂肪	25～30	25
碳水化合物	40～55	54

本案例中孙某属于轻体力劳动，体型超重，本食谱设计的是较低能量膳食，为80kJ/（kg·d），能量来源分配适宜。针对孙某肥胖程度，可设计80～100kJ/（kg·d），待肥胖有所好转可维持在100kJ/（kg·d），并始终配合运动进行减肥。

📖 知识链接6-1

深受模特们欢迎的食谱

美国"约翰·罗伯特动力"国际模特学校的食谱深受模特们的欢迎。这个"名模食谱"的要点如下：

（1）学会细嚼慢咽：该学校要求模特们慢食，让胃较快产生饱的感觉。

（2）大量饮水：要求模特们每次就餐前，先喝一大杯水，这样容易产生饱的感觉。

（3）每次吃饭时，不多添食物：这是节食者很重要的一条。

（4）不饿不食：不饿的时候，不要吃东西。有饱的感觉时要马上停止吃东西。

（5）正餐之外不要加餐：即使饿得难受，最多也只能吃一个苹果之类的低热量的食物。

（6）吃饭时尽量用小碗盘装食物：可以让一次取用的食物量不致过多。

（7）少吃盐：因为盐分令身体里的细胞水分滞留过久。

（8）节食只限一餐：节食尽管能够减肥，但过多对人体无益。

项目二　糖尿病人群食谱设计

糖尿病是常见的内分泌疾病，中医称为消渴症，是因胰岛素绝对或相对分泌不足，引起碳水化合物、脂肪及蛋白质等代谢紊乱的病症。糖尿病的特征为高血糖及糖尿，临床上出现多尿、多饮、多食、疲乏、消瘦等症状，严重时可发生酮症酸中毒，甚至昏迷。糖尿病患者中晚期多合并有心血管、肾、眼部及神经系统症状，外科常合并化脓性感染、坏疽及术后创面长期不愈等症状。近年来，我国糖尿病的发病率逐年升高，40 岁以上人群增幅过快，60 ～ 70 岁最高。脑力劳动者糖尿病发病率增高最为明显。

成人糖尿病患者
膳食指导

一、糖尿病病人的诊断标准与膳食能量需求

成人糖尿病病人的诊断标准见表 6 - 3。

表 6 - 3　正常、糖尿病、耐糖量降低和空腹耐糖不良的诊断标准

项目	静脉血糖	
	空腹（mmol/L）	清晨空腹口服葡萄糖 75g，2 小时后（mmol/L）
正常	< 6.1	<7.8
糖尿病	> 7.0	> 11.1（或随机血糖）
耐糖量降低（IGT）		7.8 ～ 11.1
空腹耐糖不良（IFT）	6.1 ～ 7.0	

注：表中"随机血糖"表示任何时候，不考虑距上一餐的时间抽取的血糖，若无典型症状，应在不同日期再测一次，均超过上表标准，方可诊断为糖尿病。

资料来源：蔡东联，糜漫天.营养师必读.4 版.北京：科学出版社，2019.

糖尿病人膳食营养目标是通过饮食营养和运动，改善营养状况，保持理想的代谢值，包括血糖、血脂和血压，预防和减少糖尿病并发症的发生及发展。能量供给量见表 6 - 4。

表 6-4　糖尿病患者每日能量供给量［kJ（kcal）/kg］

体型	卧床	轻体力劳动	中体力劳动	重体力劳动
消瘦	84～105（20～25）	146（35）	168（40）	188～209（45～50）
正常	63～84（15～20）	126（30）	146（35）	168（40）
肥胖	63（15）	84～105（20～25）	126（30）	146（35）

注：理想体重（kg）=身长（cm）–105，高（低）± 标准体重 20% 为肥胖（消瘦）。
资料来源：蔡东联，糜漫天.营养师必读.4 版.北京：科学出版社，2019.

二、糖尿病人群的食谱编制原则

（一）合理控制能量摄入，调节营养素供能比例

碳水化合物供给量占总能量的 45%～60% 为宜，不宜超过 65%，膳食纤维摄入量为 25g/d～30g/d；限制脂肪总量（<30% 总能量）和胆固醇摄入量（<300mg/d）；蛋白质占总能量的 10%～20%。为避免引发糖尿病肾病，蛋白质供能不应大于 20%。若有糖尿病肾病，蛋白质摄入量应降至 0.6～0.7g/（kg·d）。处于生长发育阶段的儿童糖尿病患者可按每日 2g/kg～3g/kg 计算，或按蛋白质摄入量占总热量的 20% 计算。

总能量确定以维持或略低于理想体重为宜。体重是检验总能量摄入量是否进行合理控制的简便且有效指标，建议每周称 1 次体重，并根据体重不断调整食物摄入量和运动量。肥胖者应逐渐减少能量摄入并注意增加运动，消瘦者应适当增加能量摄入，直至实际体重略低于或达到理想体重。

（二）多选用复合碳水化合物

在合理控制能量的基础上给予丰富的碳水化合物，碳水化合物应占总能量的 60% 左右，成人轻体力劳动强度每天碳水化合物摄入量为 200g～300g，相当于主食 300g～400g；肥胖者可控制在 150g～250g，如果低于 100g 可能发生酮症酸中毒。最好选用吸收较慢的多糖类谷物，如玉米、荞麦、燕麦、莜麦、红薯等；也可选用米、面等谷类；注意在食用含淀粉较多的根茎类、鲜豆等蔬菜（如土豆、藕等）时要替代部分主食；使用胰岛素治疗者可适当放宽。限制小分子糖，如蔗糖、葡萄糖等的摄入量。

（三）增加可溶性膳食纤维的摄入

流行病学调查和临床研究都已证实食物纤维可治疗糖尿病，因食物纤维有降低空腹血糖和改善糖耐量的作用，摄入食物纤维较高的地区，糖尿病发病率较低。建议每 4.18MJ（1 000kcal）能量补充 12g～28g 食物纤维，或每天食物纤维供给量约为 40g。含可溶性食物纤维较多的食物有整粒豆、燕麦麸、香蕉、杏等。玉米和大麦可溶性食物

纤维含量高于稻米。

（四）控制脂肪和胆固醇的摄入

心脑血管疾病及高脂血症是糖尿病常见并发症。因此，糖尿病饮食应适当降低脂肪供给量。尽量减少可见脂肪用量，每天植物油用量为 20g 左右；S∶M∶P 比例为 1∶1∶1，每天胆固醇摄入量在 300mg 以下，高胆固醇血症患者应限制在 200mg 以下。要限制饱和脂肪酸的摄入。富含饱和脂肪酸的有牛、羊、猪油、奶油等动物性脂肪，鸡、鱼油除外。植物油如豆油、花生油、芝麻油、菜籽油等含多不饱和脂肪酸，可适当多用。

（五）选用优质蛋白质

糖尿病患者糖原异生作用增强，蛋白质消耗增加，常呈负氮平衡，要适当增加蛋白质供给：成人按每天 1.0g/kg ～ 1.5g/kg 供给；孕妇、乳母营养不良及存在感染时，如肝肾功能良好，可按每天 1.5g/kg ～ 2.0g/kg 供给；儿童糖尿病患者按每天 2.0g/kg ～ 3.0g/kg 供给。动物蛋白应不低于蛋白质总量的 33%，同时补充一定量豆类蛋白。多选用大豆、兔、鱼、禽、瘦肉等食物，优质蛋白质至少占 33%。伴肝、肾疾患时蛋白质摄入量应降低，此时特别要注意保证优质蛋白质的供给。

（六）提供丰富的维生素和矿物质

维生素与糖尿病关系密切，补充 B 族维生素包括维生素 B_1、维生素 PP、维生素 B_{12} 等可改善神经症状，而充足维生素 C 可改善微血管循环。水果可在两餐间食用，摄入甜水果或水果用量较大时，要注意替代部分主食，血糖控制不好者慎用。补充矿物质的目的是维持体内电解质平衡，防止或纠正电解质紊乱。铬、锌、钙尤其受到关注，因为三价铬是葡萄糖耐量因子的组成部分，而锌是胰岛素的组成部分。含活性铬食物有酵母、牛肉、肝、蘑菇、啤酒等。补钙对预防骨质疏松症有益。锌与胰岛素活性有关，锌的主要来源是动物性食物。平时钠盐摄入不宜过高，过高易诱发高血压和脑动脉硬化。

（七）保持食物多样化

糖尿病患者常用食物分为谷薯类（包括含淀粉多的豆类、蔬菜、水果、大豆、奶类、瘦肉、鱼虾、蛋类）和油脂类（包括硬果类等）。糖尿病患者每天的饮食都应包含这 9 类食物，每类食物选用 1 ～ 3 种。

（八）执行合理进餐制度

糖尿病患者的进餐时间很重要，要定时、定量。两餐间隔时间太长容易出现低血糖。每天可安排 3 ～ 6 餐，餐次增多时可从正餐中抽出部分食物用作加餐。餐次及其能量分配比例可根据饮食、血糖及活动情况决定，早餐食欲好、空腹血糖正常、上午活动量较大者可增大早餐能量比例。早、午、晚 3 餐比例可各占 1/3，也可为 1/5、2/5 或其他比例。

（九）防止低血糖

如果降糖药物过量，饮食过少或活动突然增多，糖尿病患者易出现低血糖。饮酒后也易出现低血糖，因而糖尿病患者应戒酒。发生低血糖时，可立即服用白糖、葡萄糖或馒头 25g，严重者要及时送医。

三、糖尿病人群的食物选择

糖尿病人可以根据血糖生成指数的高低简单地划分食物。食物血糖生成指数可用来衡量某种食物或某种膳食组成对血糖浓度的影响。血糖指数高的食物或膳食，表示进入胃肠后消化快、吸收完全，葡萄糖迅速进入血液；反之，则表示在胃肠内停留时间长，释放缓慢，葡萄糖进入血液后峰值低，下降速度慢。无论是对健康人还是对糖尿病人来说，保持一个稳定的血糖浓度、没有大的波动才是理想状态。食物血糖生成指数可作为糖尿病患者选择多糖类食物的参考依据。富含碳水化合物的食物，按照血糖生成指数（GI）的高低来划分，可分为不同等级：低 GI 食物，GI<55；中 GI 食物，GI 为 55～70；高 GI 食物，GI>70。以下主要列举低 GI 食物和高 GI 食物。

（一）低 GI 食物

全谷类或极少加工的粗粮，如整粒、稻麸、硬质小麦粉面条、通心面等。

干豆类及制品，如绿豆、绿豆挂面、蚕豆、豌豆、扁豆、红小扁豆、绿小扁豆、利马豆、鹰嘴豆、青刀豆、黑豆汤、四季豆、黑眼豆等。

薯类，如马铃薯粉条、藕粉、苕粉、魔芋、芋头等。

水果类，如苹果、梨、桃、杏干、李子、樱桃、猕猴桃、柑、柚、葡萄、苹果汁等。

种子类，如花生等。

乳类及其制品，如牛奶、全脂牛奶、脱脂牛奶、奶粉、酸奶、酸乳酪等。

其他，如果糖、乳糖等。

（二）高 GI 食物

谷类，如小麦粉面条、富强粉馒头、米饭，含直链淀粉低的黏米饭、糙米、糯米粥、米饼等。

薯类，如土豆泥、煮白（红）薯等。

蔬菜类，如胡萝卜、南瓜等。

水果类，如西瓜等。

速食食品，如白面包、即食米饭、面包、饼干等。

其他，如蜂蜜、麦芽糖等。

四、糖尿病人群食谱编制举例

王某，男，56岁，身高175cm，体重88kg，教师，患有糖尿病，属于肥胖、轻体力劳动者。请为他编制一日食谱。

首先根据其个人特征确定全日能量供给量，即根据病人的年龄、性别、身高、体重、体力活动强度等资料，求出理想体重70kg，每日能量需要20～25kcal/（kg·d）。计算每日食谱能量供给为70×（20～25）=1 400～1 750kcal/d（5.86～7.32MJ/d）。因为肥胖，而且目前血糖控制不好，故建议能量供给量为1 400kcal（5.86MJ）/d。其他碳水化合物、蛋白质、脂肪供给量在比例范围内取值。按照碳水化合物、蛋白质、脂肪供能分别占总能量55%、18%、27%求得碳水化合物、蛋白质、脂肪的需要量分别是193g、63g、42g。按照计算法制定的食谱见表6-5。食谱的营养分析见表6-6。

表6-5　糖尿病人一日食谱举例

早餐	牛乳220ml，全麦面包80g（全粉50g）
午餐	米饭（大米90g），芹菜牛肉（芹菜150g、牛肉30g），鸡蛋菠菜汤（鸡蛋55g、菠菜100g），烹调油7ml
晚餐	荞麦米饭（大米60g、荞麦30g），肉丝白菜（白菜150g、瘦猪肉30g），鱼片木耳（草鱼60g、木耳10g），番茄150g，烹调油7ml

表6-6　糖尿病人食谱的营养分析

营养素	提供量
能量	1 410kcal
蛋白质	62.5g（18%）
脂肪	41g（26%）
碳水化合物	198g（56%）

本食谱的设计严格按照糖尿病人的热能和营养需求，主食增加杂粮、全谷类，提供丰富的蔬菜，提高膳食纤维的摄取量，降低食谱整体血糖指数。通过计算显示，本食谱热能及三大营养素的供热比例与设计目标基本相符，符合糖尿病人的营养需求。

📄 知识链接6-2

糖尿病人食用水果四要素

水果的主要成分是糖，所以很多糖尿病人不敢吃水果。可很多糖尿病人又渴望能吃点水果，因为水果有"三宝"（提供维生素、矿物质和膳食纤维），加之风味迷人，完全舍弃未免可惜。

如何解决这个矛盾？只要掌握好以下四个要素，一般可以做到既能控制好血糖，又可享受食用水果的好处与乐趣。

（1）把握好病情：糖尿病人在血糖控制稳定后，即餐后2小时血糖在11.1mmol/L以下，糖化血红蛋白小于7.0%时，可适量进食部分水果。

（2）把握好时机：水果不要和正餐一起吃，而应作为加餐，可选择在上午10点或下午3点左右食用。

（3）把握好种类：应选择含糖量相对较低及升高血糖速度较慢的水果。苹果、草莓等含糖量较低，对糖尿病人较为合适，而柿子、香蕉、鲜荔枝等含糖量较高，糖尿病人不宜食用。

（4）把握好数量：糖尿病人每日食用水果的量不宜超过200g，同时应减少半两（25g）主食，这就是食物等值交换的办法，以使每日热能摄入的总量保持不变。

项目三　高血脂人群食谱设计

高脂血症是代谢综合征的表现之一，是冠心病、高血压、脑卒中等心脑血管疾病的危险因素，其发病原因除了人类自身遗传基因缺陷外，主要与饮食因素有关，肥胖、年龄、性别等也是重要因素。在饮食营养治疗时，通常分为单纯性甘油三酯增高（A型）、单纯性胆固醇增高（B型）、甘油三酯及胆固醇均高（C型）和预防型（D型）四种类型，其饮食治疗时生热营养素的分配比例不同，见表6-7。高脂血症在临床常与高脂蛋白血症同时存在。

表6-7　高脂血症生热营养素分配

类型	碳水化合物（%）	蛋白质（%）	脂肪（%）
单纯性甘油三酯增高（A）	50～55	15～20	25～30
单纯性胆固醇增高（B）	60	16	24
甘油三酯及胆固醇均高（C）	50	20	30
预防型（D）	62	14	24

资料来源：杨月欣.营养配餐和膳食评价实用指导.北京：人民卫生出版社，2008.

一、高脂血症人群的膳食营养目标

控制能量摄入，肥胖者需要控制体重；严格控制脂肪总量及胆固醇的摄入，调整脂肪类型，以多不饱和脂肪酸替代饱和脂肪酸；多摄入富含膳食纤维的植物性食物。能量控制为1 500～2 000kcal/d，脂肪摄入量占总能量的15%～25%，每日胆固醇摄入量控制在200mg以下，忌用动物内脏等胆固醇含量高的食物，水果200g/d，蔬菜400g/d～500g/d。

二、高脂血症人群的膳食制定原则

(一) A 型

A 型主要表现为单纯性甘油三酯增高，患者常有超重或肥胖，饮食上应限制总能量，先使体重减轻，因为甘油三酯可随体重减轻而降低。碳水化合物占总能量 50% 左右，应选用复杂碳水化合物，控制简单糖类食物的摄取，如蔗糖、果糖、蜂蜜及含糖点心、罐头及中草药糖浆。烹调菜肴及牛奶、豆浆均不加糖。限制胆固醇 <300mg/d，每周摄入鸡蛋 3 个。适当补充蛋白质，尤其是豆类及其制品、瘦肉、去皮鸡鸭等，适当进食鱼类。如不控制体重，脂肪不必严格限制，P/S 比值以 1.5 ～ 2.0 为宜。新鲜蔬菜可增加食物纤维及饱腹感，又可供给足够的矿物质及维生素。

(二) B 型

B 型表现为胆固醇增高，饮食上要限制胆固醇的摄入量。轻度增高者胆固醇 <300mg/d，中度和重度增高者胆固醇 <200mg/d。限制动物脂肪，适当增加植物油，P/S 比值以 1.5 ～ 2.0 为宜。除合并超重和肥胖者外，能量及碳水化合物无须严格限制，蛋白质也不限制。多食新鲜蔬菜及瓜果类，增加食物纤维，以利于胆固醇的排出。多食洋葱、大蒜、香菇、木耳、苜蓿、大豆及其制品等能降低胆固醇的食物。

(三) C 型

胆固醇及甘油三酯均高者，应控制能量，使体重降低并维持在标准体重范围内。限制胆固醇 <200mg/d，禁食高胆固醇食物。控制脂肪占总能量 30% 以内，用多不饱和脂肪酸替代饱和脂肪酸，P/S 比值以 1.5 ～ 2.0 为好。控制碳水化合物的适量摄入，忌食蔗糖、果糖、甜点心及蜂蜜等单糖食物。适当增加蛋白质，以占总能量 15% ～ 20% 为宜，尤其是豆类及其制品。多吃新鲜蔬菜、瓜果，增加食物纤维及多种维生素和矿物质的摄入量。

(四) D 型

预防中老年人心血管疾病的治疗饮食，总能量宜随年龄增加而相应减少，碳水化合物以占总能量 60% ～ 62% 为宜，蛋白质占 14% ～ 16% 或每天按 1.2g/kg 计算，脂肪占 20% ～ 25% 为宜。注意饮食平衡及每餐饮食的比例，尤其晚餐不宜过饱。

三、高脂血症人群食物的选择

宜用富含膳食纤维的蔬菜（如芹菜、韭菜、油菜）、粗粮等；食用富含多不饱和脂肪酸的深海鱼类、乳及乳制品、豆类及豆制品；食用油宜选用植物油，如豆油；若单独补充深海鱼油，应同时加服维生素 E，以防止脂质过氧化；茶，尤其是绿茶，具有明显的降血脂作用，可常饮用。

禁食或少食用动物性油脂（鱼油除外）；禁食胆固醇含量高的动物内脏（尤其是脑）、蛋黄、鱼子、蟹子、蛤贝类等。

四、高脂血症人群食谱编制举例

成年男性，50 岁，高脂血症，日常家务，体重肥胖，无高血糖、高血压以及其他疾病。请为其编制一日食谱。

基本原则：明确有高脂血症后，即给予低脂饮食（见表 6-8 和表 6-9）。

（1）根据患者具体情况确定能量供给量，控制热量为 1 500 ~ 2 000kcal/d，以控制体重。

（2）以碳水化合物为主，蛋白质选优质蛋白如乳类、豆类。

（3）脂肪摄入不超过总热能的 30%，以富含不饱和脂肪酸的花生油、橄榄油为主；胆固醇含量控制为 200mg/d，忌食含胆固醇丰富的食物如动物内脏、蛋黄等。

（4）多食水果蔬菜，每天摄入蔬菜 400g ~ 500g，水果 300g ~ 400g。

（5）烹调时避免煎炸，以蒸、煮、炖为主。指导患者多运动，每天步行不少于 1 万步（步行 1 小时左右）。

表 6-8　低脂饮食食谱举例

餐次	食物和用量
早餐	豆浆麦片粥（豆浆 100ml，燕麦片 20g，白糖 10g），花卷 50g
午餐	米饭 100g，清蒸鱼 100g，炒油菜 150g
晚餐	馒头 100g，鸡块烧土豆（去皮鸡肉 50g，土豆 150g），番茄豆腐汤（番茄 100g，豆腐 50g），苹果 125g

表 6-9　膳食营养分析

营养素	实际摄入量	参考摄入量（50 岁 / 轻体力）
能量（kJ）	1 600	2 100
蛋白质（g）	72（18%）	65
脂肪（g）	28（15%）	20% ~ 30%
碳水化合物（g）	265（67%）	50% ~ 65%
钠（mg）	2 023	1 400
胆固醇（mg）	142	<300
饱和脂肪酸（g）	3.4	<10% 总能量
多不饱和脂肪酸（g）	5.1	—
膳食纤维（g）	—	约 25

资料来源：中国营养学会 . 中国居民膳食营养素参考摄入量（2013 版）. 北京：科学出版社，2014.

本食谱中能量和脂肪含量适宜，蛋白质和碳水化合物供应充足，胆固醇含量低，多不饱和脂肪酸含量较多。

知识链接6-3

玉米煲鸭能预防胆固醇过高

材料：鸭350g、鲜玉米200g、鸡腿菇（其他菇类也可）120g、胡萝卜一根约150g、春笋100g。（所有原料都是洗净加工后的重量）

特别提示：鸭肉的脂肪接近橄榄油，单不饱和脂肪酸含量高。玉米、木耳、菌类的膳食纤维含量高，能增加胆固醇的排出，防止动脉粥样硬化的发生。

项目四 高血压人群食谱设计

原发性高血压是常见的全身性慢性疾病，是以体循环动脉血压持续性增高为特征的临床综合征。与原发性高血压相对应的是继发于肾、内分泌和神经系统疾病的高血压，这些高血压多为暂时性，在原发病治愈后，高血压会随之消失。

高血压患者
膳食指导

高血压的症状有头痛、头胀、发晕、耳鸣、失眠、注意力不集中、颜面潮红、脾气急躁等，有时症状与血压水平未必一致。小血管长期处于高压状态时将引起血管痉挛，动脉管壁增厚、管腔变窄，导致动脉硬化，器官组织缺血，最终引起心、脑、肾等重要器官损害。原发性高血压的发病机制中膳食因素是重要原因之一。

通常，收缩压随年龄增加而升高，故高血压病发病率随年龄逐渐上升。40～50岁以上较多见，我国成人高血压病发病率为3.5%～10.0%。成年人血压水平的定义和分类见表6-10。

表6-10 血压诊断

类别	收缩压（mmHg）	舒张压（mmHg）
理想血压	<120	<80
正常血压	<140	<90
高血压	≥140	≥90
正常高值	130～139	85～89
1期高血压（轻度）	140～159	90～99
2期高血压（中度）	160～179	100～109

续表

类别	收缩压（mmHg）	舒张压（mmHg）
3 期高血压（重度）	≥ 180	≥ 110
高血压控制目标（成人）	<130	<85
高血压控制目标（老年人）	<140	<90

资料来源：蔡东联，糜漫天.营养师必读（第 4 版）.北京：科学出版社，2019.

一、高血压人群的膳食营养目标

膳食限制钠盐，减少膳食中饱和脂肪酸和胆固醇的摄入，限制酒精，戒烟，维持足够钾、钙、镁的摄入量。对于超重患者需要控制体重。改善生活方式，消除不利于健康的行为和习惯。

能量供给量为 1 500 ～ 2 000kcal/d，碳水化合物占总能量的 60% ～ 65%，蛋白质可占全天总能量的 15% ～ 20%，总脂肪的摄入量不超过 25%，胆固醇限制在 300mg/d 以下。每日食盐用量不超过 6g，蔬菜为 400g/d ～ 500g/d，水果为 200g/d。

二、高血压人群的食谱编制原则

（一）限制总能量，控制体重在标准体重范围内

肥胖者应节食减肥，减轻体重以每周 1.0kg ～ 1.5kg 为宜。体重每增加 12kg，收缩压可上升 1.3kPa（10mmHg），舒张压升高 0.9kPa（7mmHg），说明体重增加，对高血压病治疗大为不利。

（二）控制适量蛋白质

蛋白质代谢产生的含氮物质可引起血压波动，应限制动物蛋白的摄入量。调配饮食时应考虑蛋白质生理作用，应选高生物价优质蛋白，按 1g/kg 补给，其中植物蛋白质可占 50%，动物蛋白选用鱼、鸡、牛肉、鸡蛋白、牛奶、猪瘦肉等。

（三）限制脂类

减少脂肪，限制胆固醇；脂肪供给为 40g/d ～ 50g/d，除椰子油外，豆油、菜油、花生油、芝麻油、玉米油、红花油等植物油均含维生素 E 和较多亚油酸，对预防血管破裂有一定作用。同时患高脂血症及冠心病者，更应限制动物脂肪摄入量。如长期食用高胆固醇食物，如动物内脏、脑髓、蛋黄、肥肉、贝类、乌贼鱼、动物脂肪等，可引起高脂蛋白血症，促使脂质沉积，加重高血压，故饮食胆固醇应在 300mg/d ～ 400mg/d。

（四）多选用复合碳水化合物

进食多糖类碳水化合物，含纤维高的食物，如淀粉、糙米、标准粉、玉米、小米等

均可促进肠蠕动，加速胆固醇排出，对防治高血压病有益。葡萄糖、果糖及蔗糖等，均可升高血脂，故应少用。

（五）控制适量矿物质及维生素

1. 限制钠摄入

食盐含大量钠离子，人群普查和动物试验都证明，吃盐越多，高血压病患病率越高，每天吃 10g 盐，发病率为 10%，而每天吃 20g 盐，发病率则为 20%，限制食盐后，血压有所降低。低钠饮食时，全天钠摄入量应保持 500mg，以维持机体代谢，防止低钠血症，供给食盐以 2g/d ～ 5g/d 为宜。

2. 补钾

限钠时应注意补钾，钾钠比例至少为 1.5 : 1。有些利尿药可使钾大量从尿中排出，故应供给含钾丰富的食物或者钾制剂。含钾高的食物有龙须菜、豌豆苗、莴笋、芹菜、丝瓜、茄子等。

3. 补钙

钙对高血压病治疗有一定作用，每天应供给 1 000mg 为宜，连用 8 周可使血压下降。含钙丰富的食物有黄豆及其制品、葵花子、核桃、牛奶、花生、鱼、虾、红枣、韭菜、柿子、芹菜、蒜苗等。

4. 补充维生素 C

大剂量维生素 C 可使胆固醇氧化为胆酸排出体外，改善心功能和血液循环。橘子、大枣、番茄、芹菜叶、油菜、小白菜、莴笋叶等食物中均含有丰富的维生素 C。多吃新鲜蔬菜和水果，有助于高血压病的防治。其他水溶性维生素，如维生素 B_6、维生素 B_1、维生素 B_2 和维生素 B_{12}，均应及时补充，以预防其缺乏所致的症状发生。

（六）生活习惯配合

1. 节制饮食

定时定量进食，宜少量多餐，每天 4 ～ 5 餐为宜，不过饥过饱，不暴饮暴食，食物种类齐全，不挑食，不偏食。清淡饮食可防治高血压，而油腻食物过量，易致消化不良，且可发生猝死。

2. 适量饮茶，戒烟戒酒

卷烟中的尼古丁会刺激心脏，使心跳加快、血管收缩、血压升高，促使钙盐、胆固醇等在血管壁上沉积，加速动脉粥样硬化的形成。少量饮酒可扩张血管，活血通脉，助药力，增食欲，消疲劳；长期、过量饮酒则危害大，可诱发酒精性肝硬化，并加速动脉硬化。茶叶含多种对防治高血压病的有效成分，其中以绿茶最好。总之，提倡喝茶、戒烟，最好忌酒。

3. 增加体力活动

规律的有氧运动可以预防高血压的发生。体力活动还有助于降低体重，两者结合，

更有利于降低血压。运动强度应因人而异，运动频度一般要求每周 3 ～ 5 次，每次持续
20min ～ 60min 即可，还可根据不同气候条件及自身身体状况合理选择运动项目。

三、高血压人群的食物选择

（一）多吃降压降脂食物

多选用能保护血管和降血压及降脂的食物。能降压的食物有芹菜、胡萝卜、番茄、
荸荠、黄瓜、木耳、海带、香蕉等。降脂食物有山楂、香菇、大蒜、洋葱、海鱼、绿豆
等。此外，草菇、香菇、平菇、蘑菇、黑木耳、银耳等蕈类食物营养丰富，味道鲜美，
对防治高血压病、脑出血、脑血栓均有较好效果。

（二）禁忌食物

所有过咸食物及腌制品、蛤贝类、虾米、皮蛋，含钠高的绿叶蔬菜等，烟、酒、浓
茶、咖啡及辛辣刺激性食物均应禁忌。

四、高血压人群食谱编制举例

某成人男性为高血压患者，50 岁，办公室职员，日常轻体力活动，体重超重，血
脂微高，无其他疾病。请为他编制一日食谱。

编制基本原则：无论是初发高血压还是长期的高血压患者，都需要低盐饮食，将全
日膳食食盐总量控制在 1g ～ 4g。已明确含盐量的食物先计算，后称重配制，水肿明显
者为 1g/d，一般高血压患者为 4g/d。限用腌制品、咸菜、咸肉等高盐食品。能量不超过
需要，可以根据标准体重计算获得，一般为 1 500 ～ 2 000kcal/d。脂肪摄入 <25%，胆
固醇限制在 300mg/d。增加植物蛋白含量，动物性和（或）大豆蛋白质摄入量应占总能
量的 15% ～ 20%。多食水果蔬菜，补充钙、钾及维生素 C。食谱举例及营养分析见表
6 - 11 和表 6 - 12。

表 6 - 11　高血压低盐低脂食谱举例

餐别	食物和用量
早餐	低脂牛奶 250ml，小米粥（小米 30g），麸皮面包（全粉 50g）
午餐	米饭（大米 125g），清蒸鲈鱼（鲈鱼 150g），木耳青菜（木耳 5g，青菜 100g），蒜泥拌海带丝（大蒜头 10g，海带丝 100g），香蕉 100g，低钠盐 1g ～ 2g
晚餐	米饭（大米 125g），肉末豆腐（猪瘦肉 50g，豆腐 150g），拌黄瓜（黄瓜 100g），番茄冬瓜汤（番茄 50g，冬瓜 100g），低钠盐 1g ～ 2g，全日烹调油（玉米油）20ml

表 6 - 12　高血压食谱营养分析

营养素	摄入量	推荐摄入量（50 岁 / 轻体力）
能量（kJ）	1 834	2 100

续表

营养素	摄入量	推荐摄入量（50岁/轻体力）
蛋白质（g）	73（16%）	65
脂肪（g）	43（21%）	20%～30%
碳水化合物（g）	289（63%）	50%～65%
钠（mg）	1 211	1 400
钾（mg）	2 040	2 000

资料来源：中国营养学会.中国居民膳食营养素参考摄入量（2013版）.北京：科学出版社，2014.

通过表6-12可知，通过使用低钠盐，凸显了高钾低钠的膳食营养原则，同时，能量合适，脂肪、碳水化合物比例适当，可以满足正常成人高血压患者一天的营养素需要。

项目五　痛风人群食谱设计

高尿酸血症与痛风患者膳食指导

痛风是由于嘌呤代谢紊乱引起以高尿酸血症为主要特征的疾病。人体尿酸来源有内源性和外源性两种，内源性尿酸是体内谷氨酸在肝内合成，或由核蛋白不断更新分解而来；外源性尿酸是摄入高嘌呤食物所致。痛风的临床特点为反复发作的急性关节炎及某些慢性症，如痛风结石、关节强直或畸形、肾实质损害、尿路结石及高尿酸血症等。

一、痛风人群的膳食营养目标

痛风症急性发作时要尽快终止其发作症状，尽快控制住急性痛风症性关节炎。要积极控制外源性嘌呤的摄入，减少尿酸的来源；促进尿酸从体内排泄；坚持饮食控制原则"三低一高"（即低嘌呤或无嘌呤饮食，使血尿酸生成减少；低能量摄入，以消除超重或肥胖；低脂低盐饮食；摄入水量高，以达到每天尿量在2 000ml以上为宜）。同时建立良好生活习惯，避免饮酒及乙醇饮料，忌暴饮暴食。

营养需要在限制总能量的前提下，蛋白质的供能比为10%～15%，或每千克理想体重给予0.8g～1.0g。脂肪供能比<30%，全日脂肪包括食物中的脂肪及烹调油在50g以内。充足的碳水化合物可防止组织分解及产生酮体，供能比为50%～65%。维生素与微量元素的摄入量要满足DRIs的需要。

二、痛风人群的食谱设计原则

（一）急性痛风症食谱设计原则

1. 限制嘌呤

一般成人每日嘌呤摄取量为 600 ～ 1 000mg/d。急性痛风症患者应长期控制含嘌呤高的食物的摄入。急性期每天摄入的嘌呤量应限制在 150mg，故需选含嘌呤低的食物，禁用含嘌呤高食物，如动物内脏、沙丁鱼、凤尾鱼、鲭鱼、小虾、扁豆、黄豆、浓肉汤及菌藻类。食物中的嘌呤含量分类见表 6 - 13。

表 6 - 13　食物中嘌呤含量分类

嘌呤含量分类	食物品种
第一类：嘌呤含量很少或不含嘌呤食物（100g 含量小于 50mg）	（1）谷类食物有精白米、富强粉、玉米、精白面包、馒头、面条、通心粉、苏打饼干； （2）蔬菜类有卷心菜、胡萝卜、芹菜、黄瓜、茄子、甘蓝、莴苣、刀豆、南瓜、西葫芦、番茄、萝卜、厚皮菜、山芋、土豆、泡菜、咸菜、龙眼、卷心菜； （3）各种蛋类； （4）乳类有各种鲜奶、炼乳、奶酪、酸奶、麦乳精； （5）各种水果及干果类，糖及糖果； （6）各种饮料包括汽水、茶、巧克力、咖啡、可可等； （7）各类油脂； （8）其他如花生酱、洋菜冻、果酱等。
第二类：嘌呤含量较少的食物（100g 嘌呤含量 <75mg）	芦笋、菜花、四季豆、青豆、豌豆、菜豆、菠菜、蘑菇、麦片、青鱼、鲱鱼、鲑鱼、鲫鱼、金枪鱼、白鱼、鸡、火腿、麦麸、面包等。
第三类：嘌呤含量较高的食物（100g 含量 75 ～ 150mg）	扁豆、鲤鱼、鳕鱼、大比目鱼、鲈鱼、梭鱼、鲭鱼、贝壳类水产、熏火腿、猪肉、牛肉、羊肉、牛舌、小牛肉、鸡汤、鸭、鹅、鸽子、鹌鹑、野鸡、兔肉、羊肉、鹿肉、稀肉汤、火鸡、鳗及鳝鱼、虾、蟹。
第四类：嘌呤含量特高的食物（100g 嘌呤含量 150 ～ 1 000mg）	胰脏 825mg、凤尾鱼 363mg、牡蛎 239mg、沙丁鱼 295mg、牛肝 233mg、牛肾 200mg、脑髓 195mg、肉汁 160 ～ 400mg、肉卤（不同程度）。

资料来源：蔡东联，糜漫天.营养师必读.4 版.北京：科学出版社，2019.

2. 限制能量

痛风症与肥胖、糖尿病、高血压及高脂血症等关系密切。痛风症患者中，糖耐量减退者可高达 74%，高甘油三酯血症者达 75% ～ 84%。因痛风症患者多伴有肥胖、高血压和糖尿病等，故应降低体重、限制能量，体重最好能低于理想体重 15%。能量根据病情而定，通常为 1 500kcal ～ 1 800kcal。切忌减重过快，应循序渐进。减重过快促进脂肪分解，易诱发痛风症急性发作。

3. 摄入足量碳水化合物

摄入充足的碳水化合物可防止组织分解及产生酮体。可选择精白米、精白面粉、各种淀粉制品、精白面包、饼干、馒头、面条等，在供能比的范围内不限制食用量。

4. 摄入适量蛋白质和脂肪

标准体重时，蛋白质可按 0.8g/kg～1.0g/kg 供给，全天为 40g～65g，以植物蛋白为主，动物蛋白可选用牛奶、鸡蛋。因牛奶、鸡蛋无细胞结构，不含核蛋白，可在蛋白质供给量允许范围内选用。尽量不用肉类、禽类、鱼类，如实在要用，瘦肉、禽肉等要控制少量为宜，并注意肉类煮沸弃汤后食用；每天肉类应限制在 100g 以内，脂肪可减少尿酸正常排泄，应适当限制，控制在 50g/d 左右。

5. 摄入足量维生素和矿物质

B 族维生素和维生素 C 要供给充足。多摄入蔬菜、水果等成碱性食物。蔬菜为 1 000g/d，水果每天 200g～400g，在碱性时能提高尿酸盐溶解度，有利于尿酸排出。再则蔬菜和水果富含维生素 C 能促进组织内尿酸盐溶解。痛风症易合并高血压和高脂血症等疾病，应限制钠盐，通常为每天 2g～5g。

6. 供给大量水分

多喝水，多选用含水分多的水果和食物，使液体量维持在 2 000ml/d 以上，最好能达到 3 000ml，以保证尿量，促进尿酸的排出。肾功能不全者，饮水宜适量。

7. 禁用刺激性食物

禁用强烈香料及调味品，如酒和辛辣调味品。过去临床上禁用咖啡、茶叶和可可，因分别含有咖啡因、茶叶碱和可可碱。但咖啡因、茶叶碱和可可碱在体内代谢中并不产生尿酸盐，也不在痛风石里沉积，现提出可适量选用。

（二）慢性痛风症食谱设计原则

慢性痛风症人群的饮食原则是：适当放宽嘌呤摄入的限制，但仍禁食含嘌呤较多的食物，限量选用每百克食物含嘌呤 75mg～100mg 的食物，自由选食含嘌呤量少的食物；坚持减肥，维持理想体重；瘦肉煮沸去汤后与鸡蛋、牛奶交换使用；限制脂肪摄入，防止过度饥饿；平时养成多饮水的习惯，少用食盐和酱油。

三、痛风人群的食物选择

食物按嘌呤含量分为四类，见表 6-13。痛风病人日常饮食应以第一类和第二类食物为主。缓解期可适当增加含嘌呤中等量的第三类食物，肉类摄入每日不超过 120g，尤其不要在一餐中进食肉类过多。不论在急性还是缓解期，膳食基本原则均应避免含嘌呤高或特高的第四类食物，如动物内脏、沙丁鱼、凤尾鱼、小鱼干、牡蛎、蛤蜊、浓肉汁、浓鸡汤及鱼汤、火锅汤等。

四、痛风人群食谱编制举例

痛风急性期患者，女性，超重。请为她编制一日食谱。

编制基本原则：宜选用第一类含嘌呤少的食物，以牛奶、鸡蛋为优质蛋白质的主要来源，蔬菜 500g，水果 200g，细粮为主。以下食谱可满足成人痛风病患者的营养需要及对嘌呤的限制。食谱举例及营养分析见表 6-14 和表 6-15。

表 6-14　痛风急性期膳食举例

餐次	食物和用量
早餐	牛奶 200ml，白面包 1 个（面粉 50g），鸡蛋 1 个，苹果 150g
午餐	大米饭（米 100g），西红柿 200g，炒鸡蛋 1 个，拌黄瓜 200g，酸奶 120g
加餐	柑橘 1 个（柑橘 150g）
晚餐	煮面条（面粉 100g），炒白菜（白菜 150g），熟鸡肉 30g（弃鸡汤）
	全天饮水（茶水或白开水）2 000ml～3 000ml

表 6-15　痛风急性期膳食营养分析

营养素	摄入量
能量（kcal）	1 629
蛋白质（g）	56（13.8%）
脂肪（g）	45（24.8%）
碳水化合物（g）	250（61.2%）
嘌呤（mg）	67

该食谱能量和供能比合理，嘌呤含量较低，可满足低嘌呤膳食要求。

思考与训练

一、解释基本概念

理想体重　　肥胖　　体重指数（BMI）　　糖尿病　　高血压　　痛风

二、简答题

1. 如何计算理想体重？

2. 肥胖人群为什么要限制脂肪摄入？

3. 糖尿病人群为何要控制脂肪和胆固醇的摄入量？

4. 简述高脂血症人群的食物选择原则。

5. 矿物质营养与高血压发病有何关系？

6. 人体内的尿酸从何而来？为什么尿酸会升高？

三、客观题

（一）单项选择题

1. 下列关于糖尿病表现的选项中，错误的描述是（　　　　）。

A. 多食　　　　　　　　B. 多饮　　　　　　　　C. 多尿　　　　　　　　D. 体重增加

2. 身高为 165cm 的男性的理想体重是（　　　）。

A. 60kg　　　　　　C. 63kg　　　　　　　　B. 64kg　　　　　　　　D. 62kg

3. 采用低能量膳食减轻体重时，为使膳食中能量密度降低，在膳食中应增加（　　　）供应。

A. 蛋白质　　　　　　B. 淀粉　　　　　　　　C. 膳食纤维　　　　　　D. 维生素

4. 在体内代谢生成尿酸的危险因素是（　　　）。

A. 蛋白质　　　　　　B. 嘌呤　　　　　　　　C. 脂肪　　　　　　　　D. 乙醇

5. 当成人体重增加时，血压的变化规律是（　　　）。

A. 降低　　　　　　　　　　　　　　　　　B. 升高

C. 无变化　　　　　　　　　　　　　　　　D. 收缩压降低，舒张压升高

6. 下列可以判定为高血压的一项是（　　　）。

A. 收缩压 130mmHg　　　　　　　　　　B. 舒张压 90mmHg

C. 收缩压 139mmHg　　　　　　　　　　D. 舒张压 80mmHg

7. 高血脂病人不饱和脂肪酸和饱和脂肪酸的比例控制在（　　　）。

A. P/S 比值为 1.5 ～ 2.0　　　　　　　　B. P/S 比值为 1：1

C. P/S 比值为 1 ～ 2.0　　　　　　　　　D. P/S 比值为 2.0 ～ 3.0

8. 以下哪种营养素对改善糖耐量非常有用？（　　　）

A. 蛋白质　　　　　　　　　　　　　　　B. 三价铬

C. 复合碳水化合物　　　　　　　　　　　D. 乙醇

9. 某成年男性身高 170cm，则可判定他的理想体重是（　　　）。

A. 70kg　　　　　　B. 65kg　　　　　　　　C. 60kg　　　　　　　　D. 55kg

10. 以下食物中属于低 GI 食物的是（　　　）。

A. 土豆泥　　　　　　B. 西瓜　　　　　　　　C. 煮红薯　　　　　　　D. 玉米面

（二）多项选择题（至少选择两项）

1. 下列哪些原则不利于肥胖的膳食治疗？（　　　）

A. 增加餐次　　　　　　　　　　　　　　B. 不吃主食

C. 控制总能量　　　　　　　　　　　　　D. 降低膳食蛋白质比例

E. 适当降低膳食脂肪供能比例

2. 下列可以诊断为高血压的是（　　　）。

A. 收缩压等于 140mmHg

B. 舒张压等于 80mmHg

C. 收缩压等于 140mmHg，舒张压等于 80mmHg

D. 收缩压等于 110mmHg，舒张压等于 95mmHg

E. 收缩压等于 120mmHg，舒张压等于 90mmHg

3. 下列因素中，有利于高血压患者康复的有（　　）。

A. 防止饥饿，适当地吃零食　　　　　　B. 多吃植物油

C. 多吃蔬菜和水果　　　　　　　　　　D. 适当增加动物性食物摄取

E. 控制食盐的摄取量

4. 对高血压的评价不正确的是（　　）。

A. 减体重是治疗高血压的重要防治原则

B. 土豆含钾，炸薯片是高血压患者的良好零食

C. 喝低度酒不会导致高血压

D. 牛奶含饱和脂肪酸，高血压患者最好不喝牛奶

E. 高血压的人最好不要运动

5. 有关膳食脂肪对血脂水平的影响，正确的说法是（　　）。

A. 饱和脂肪酸有升高血胆固醇的作用

B. 不饱和脂肪酸有减低血胆固醇的作用

C. 多不饱和脂肪酸有降低血胆固醇的作用，故摄入越多越有利于机体健康

D. 防治冠心病应控制脂肪摄入量占总热能的 20% ~ 25%

E. 豆类蛋白有降低血胆固醇的作用

6. 配制低胆固醇饮食时，以下哪些食物可以选用？（　　）

A. 面粉，莴笋，蛋糕　　　　　　　　　B. 粳米，兔肉，油菜

C. 高粱米，猪肝，蘑菇　　　　　　　　D. 苹果，蛋清，芹菜

E. 挂面，海参，牛奶

（三）判断题

1. 中国成人 BMI 等于 23 可判定为超重。（　　）

2. 食物纤维有降低空腹血糖和改善糖耐量的作用。（　　）

3. 不饱和脂肪酸可以升高血清高密度脂蛋白胆固醇。（　　）

4. 钙摄入低可以增加高盐膳食对血压的升高作用。（　　）

5. 肥胖者应该减少主食，碳水化合物供能比例应该降低到 50%。（　　）

6. 白酒中不含有嘌呤，痛风病人可以饮用白酒，不需限制。（　　）

7. 脂肪可减少尿酸正常排泄，应适当限制。（　　）

四、综合训练题

1. 张师傅，男，55 岁，身高 175cm，体重 92kg，腰围 132cm，臀围 120cm，请根据其 BMI 情况评价其营养状况。

2. 请为一位男士编制食谱。该男士为中等体力劳动者，身高 170cm，体重 87kg，请回答：（计算取整数）

（1）该男士的标准体重应为_____kg。

（2）该男士的 BMI 为_____，属于_____。

A. 消瘦　　　　B. 体重正常　　　　C. 体重超重　　　　D. 肥胖

（3）参照表 6-16，营养师认为编制食谱时，该男士能量摄取量宜为_____kJ。

（4）如果蛋白质供能比为 12%、脂肪为 27%，则蛋白质供能为_____kJ、脂肪为_____kJ、碳水化合物供能为_____kJ。

（5）所需要的碳水化合物摄入量是_____g。

（6）在小米、猪肝、油菜、花生油、肥瘦猪肉、炸鸡翅、酸奶、薯片中，建议他多选择的食物有_____，少选择的食物有_____。

（7）在煎、炸、煮、炒、炖、蒸的烹饪方法中，建议他多选择的方法有_____，少选择的方法有_____。

表 6-16　成年人单位标准体重能量需要量（kcal/kg·d）

体型	体力活动量			
	极轻体力活动	轻体力活动	中等体力活动	重体力活动
消瘦	30	35	40	40～45
正常	20～25	30	35	40
肥胖	15～20	20～25	30	35

3. 某男士为一家公司部门经理，43 岁，拥有舒心的工作、优越的生活条件，以及静坐的工作方式，他的 BMI 为 29.4（身高 1.75m，体重 90kg），超过肥胖指标。他平时过多地摄入肉类食物，又喜欢吃油炸类食品，喝的饮料通常是可乐或全脂牛奶。他每天的娱乐就是坐在电脑前上网，缺少体育运动。公司组织体检，检查出他患有高血压、高脂血症，血糖偏高。医生告诫他：肥胖可以诱发糖尿病、高血压、脂肪肝、心脑血管疾病等，对健康造成很大威胁。请为他提出合理的饮食习惯与生活方式建议。

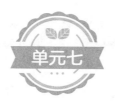

单元七

特殊营养食谱设计

项目一　特殊营养食谱食材的选择

营养热菜：米兰
煎猪排制作

特殊营养食谱是指设计富含某种营养素或减少某种营养含量的食谱。其设计要遵循《中国居民膳食指南》的要求，遵循保证营养充足与平衡、注重风俗习惯和口味、考虑季节和市场供应情况、兼顾经济条件等原则。特殊营养食谱设计要充分考虑就餐者对某种膳食营养素的特殊需求，既要考虑单独菜点的营养设计，更要注重每一餐、每一天乃至每一周的膳食营养设计。科学选择菜点食材（食品材料：主料、辅料及调味料）是设计营养菜点和特殊营养食谱的关键。

一、特殊营养菜点食材的选择

（一）主料的选择

主料是指制作菜点的主要食品材料，是菜点独特风味和营养的主要来源。要选择用餐者特殊营养素需要的原料，如适宜老年人的富含优质蛋白质、低脂的里脊肉，富含优质蛋白质、钙、多不饱和脂肪酸的海鱼类，富含维生素 C 的猕猴桃、柠檬，富含胡萝卜素的胡萝卜等；适宜缺铁性贫血患者的富含铁元素的动物肝脏、动物全血、畜肉类等。选择用餐者营养素需要的富含某种植物化学物的原料，如含有植物多糖的香菇、猴头菇、银耳、红薯等。药食两用原料，如大枣、枸杞、薏苡仁等，也可作为营养菜点的主料。

（二）辅料的选择

辅料是指制作菜点辅助主料的食品材料，是形成菜点独特风味和营养的重要来源。要选择能与主料营养成分互补的原料（如合理搭配荤素原料使营养素更全面）；强化主要营养成分的原料（如平桥豆腐，用虾皮做辅料，可强化钙）；弥补主料在加工烹调中易损失营养素的原料（如小米蒸肉，小米中富含的 B 族维生素能起到补充肉类营养的作用）；有利于主料营养素消化吸收的原料（如木瓜配红烧肉，木瓜中的木瓜蛋白酶能帮助肉中蛋白质的消化和吸收）；有利于主料营养素在体内利用转化的原料（如蒜苗配鳝丝，蒜苗提供的维生素 C 可促进鳝丝中胆固醇的转运）；能突出主料色、香、味、形的原料（如青椒、红椒、胡萝卜搭配鱼片）。

（三）调料的选择

调料是指制作菜点时调节味道、色泽的佐助食品材料。要选用适合于进餐者口味的调料（如儿童菜点宜选择相对清淡的调味品）；有利于辅料营养素消化吸收的调料（如炖骨头汤加点醋，帮助钙的溶出，并促进其吸收）；有利于主、辅料营养素利用转化的调料（如用含单不饱和脂肪酸较高的橄榄油制作肉类菜肴，能抑制高胆固醇血症的形成）；有利于主、辅料营养素保护的调料（如烹制蔬菜时适当加醋，可使其中的维生素 C 稳定性增加，以减少损失）；有利于弥补主、辅料性味的调料（如偏寒凉的蟹类原料适宜与呈温性的姜、香菜配合）；选择给菜点增香添色的调料（如卤汁中用点红曲米将使卤菜色泽诱人）；选择增加主、辅料营养素的强化调味品（如高铁酱油、强化维生素 A 的大豆油）。

在进行菜点设计时，要明确调料的使用量（一般需精确到 0.1g），以适合用餐者对菜点色香味等的需求且考虑健康因素，不要以"适量""少许"替代，以方便计算调料所含的营养素。

二、特殊营养食谱食材的选择

设计有特殊营养需求人群的食谱时，食材的选择与普通人群食材的选择有所不同，在遵循平衡膳食、均衡营养的前提下，需要对一餐或一天的所有食材进行整体考虑，选择某种（或几种）营养素含量特别高或特别低的食材，以对某种（或几种）营养素进行强化或减少，使其在总量上达到该特定人群的需求。对于已经出现因某种营养素长期严重缺乏或过剩而出现临床体征的人群（如因长期膳食缺乏铁、维生素 B_2、维生素 C 等而出现缺铁性贫血症状）或所患某种疾病需要对膳食营养进行严格控制的病人（如尿毒症患者需严格控制钠的摄入）而言，不仅在食材的选择上有别于常人，还需要选择营养强化食品或增加营养补充剂。另外，烹调方法上也会有别于常人，如为了保证尿毒症患者膳食严格低钠，不仅需选择钠含量较低的食品原料，还要严格限制精盐、酱油、咸菜及其他含盐的食材，使每日钠的摄入量不超过要求的量。

 项目二　矿物质营养食谱设计

一、高钙营养菜点与食谱设计

（一）钙的主要食物来源

常见食物中钙的含量见表 7 - 1。

表 7 - 1　常见食物中钙含量（mg/100g）

食物名称	含量	食物名称	含量	食物名称	含量	食物名称	含量
南豆腐	116	北豆腐	138	红胡萝卜缨	350	绿豆芽	9
豆腐脑	18	豆腐皮	116	苋菜	187	牛乳	104

续表

食物名称	含量	食物名称	含量	食物名称	含量	食物名称	含量
大白菜	69	香干	300	莼菜	42	酸奶	118
油菜心	92	豆浆	10	韭菜	42	水虾米	403
黄花菜	301	白菜心	96	莴苣	23	虾皮	991
空心菜	99	菠菜	66	菜花	23	鸡蛋黄	112
香菜	101	洋葱	24	酸菜	48	芝麻酱	1 170
黄豆	191	紫菜	264	海带（鲜）	46	泥鳅	299
素鸡	319	茄子	55	小白菜	96	鸡蛋	48

资料来源：杨月欣.中国食物成分表（第1册）.6版.北京：北京大学医学出版社，2018.

（二）高钙菜点设计

例1： 富钙"平桥豆腐羹"营养菜点设计。

1. 原料组配

主料：豆腐（南豆腐）60g，鸡蛋20g；

辅料：虾皮5g，火腿5g，香菇片5g，胡萝卜8g；

调料：精盐1g，味精1g，淀粉5g，白胡椒粉0.5g，麻油2g，香菜4g。

2. 营养菜点设计思路

（1）主料营养特点。选用南豆腐（食用石膏点卤）、鸡蛋作为主料。南豆腐含有丰富的优质蛋白质、多不饱和脂肪酸、钙、钾；鸡蛋除含有丰富的优质蛋白、脂肪外，还含有较多的卵磷脂，钙、磷、维生素A、维生素D及B族维生素也有一定含量，两种食物相配，氨基酸得到互补。

（2）辅料营养特点。选用虾皮、胡萝卜、香菇，虾皮是含钙量最高的食物之一，胡萝卜的胡萝卜素含量高，香菇富含B族维生素、铁、钾、维生素D，与主料相配，菜肴营养价值高，钙含量高，并因维生素D等维生素的存在使钙更易被人体吸收。

（3）调料营养特点。盐、味精作为本菜的主要调味品，可突出主配料的本味；白胡椒粉的胡辣味可减轻豆腐及鸡蛋少许的腥味，而富含必需脂肪酸的麻油及香菜，可以给菜肴带来独特的香味，并丰富了菜肴的营养价值。

（4）适宜人群。这道菜适应面广，男女老少皆宜，尤其对未成年人、老年人及孕妇、乳母等需要增加营养、对钙有较高需求的人群更为适宜。因豆腐、火腿含有较高的嘌呤，故血尿酸高、痛风患者不宜多食、常食。

3. 加工步骤

（1）初加工。南豆腐切成薄菱形小片（对角长约1.5cm），放入清水中浸泡去豆腥味；火腿、香菇、胡萝卜也切成薄菱形小片备用；香菜切成末备用。

（2）烹制。

1）锅里加水，烧开后放入火腿、香菇、胡萝卜。

2）烧开后加入豆腐片。

3）烧开后加入精盐、味精调味，加入水淀粉勾芡，打入蛋花。

（3）装盘。撒入白胡椒粉、香菜末、虾皮，淋入麻油即成。

4."平桥豆腐羹"营养分析

若参照预包装食品营养标签使用的营养素参考值（NRV）计算食物的INQ，则"平桥豆腐羹"的营养分析见表7-2。

表7-2　"平桥豆腐羹"营养分析

营养素	单位	摄入量（每份）	NRV	NRV%	INQ
能量	kcal	155.9	2 000	8	
蛋白质	g	8.8	60	15	1.88
脂肪	g	9.2	60	15	1.97
碳水化合物	g	9.5	300	3	0.41
钠	mg	258.4	2 000	13	1.63
维生素 A	μg RAE	103.9	800	13	1.67
维生素 B_1	mg	0.1	1.4	7	0.92
维生素 B_2	mg	0.1	1.4	7	0.92
维生素 C	mg	2.4	100	2	0.31
钙	mg	134.4	800	17	2.16
铁	mg	2.4	12	20	2.05
锌	mg	0.8	12	7	0.88

（1）从表7-2可见，"平桥豆腐羹"作为一款汤羹类菜肴，营养价值很高，尤其是蛋白质、脂肪、钙、铁及维生素A含量很高。

（2）若本菜由营养素需要与NRV一致的人食用，则该菜所含的钙的INQ值为：

"平桥豆腐羹"中钙的质量指数=（134.4/800）/（155.9/2 000）=2.16，远大于1，说明本菜提供钙的能力远大于其提供能量的能力，适合于补钙人群食用。

（三）高钙营养食谱设计

1.设计思路

根据需强化钙元素的特定人群的营养需要，以"平衡膳食、合理营养、促进健康"为设计理念，以食物成分表为依据，选择钙含量丰富的食物。同时，注意食物间的搭配及影响人体钙吸收的因素。

2.设计高钙食谱

下面列举轻体力劳动水平的成年男性一日的高钙食谱，见表7-3。

表 7 - 3　高钙食谱示例（轻体力劳动水平的成年男性一日食谱）

菜名	食物名称	数量（g）
早餐：		
面包	面包	100
牛奶	牛乳	200
煮鸡蛋	鸡蛋	60
午餐：		
炒青菜	小白菜	200
红烧豆腐	豆腐（南豆腐）	50
米饭	稻米	150
蒸鳊鱼	鳊鱼（鲂鱼，武昌鱼）	60
晚餐：		
米饭	稻米	200
苹果	苹果	250
丝瓜毛豆	丝瓜	160
	毛豆（青豆，菜用大豆）	75
盐水河虾	河虾	50
晚餐后点心：		
牛奶	牛乳	150
其他：		
烹调油	豆油	25
盐	精盐	3

3.高钙食谱营养计算与评价

高钙食谱的营养计算见表 7 - 4 至表 7 - 8。

表 7 - 4　营养素摄入量占推荐量的百分比

营养素	摄入量	单位	推荐量	上限	百分比
能量	2 353.6	kcal	2 250		105%
蛋白质	78.6	g	65		121%
脂肪	57	g	63		91%
碳水化合物	383.8	g	354		108%
钠（Na）	1 506	mg	1 500		100%
钙（Ca）	971.5	mg	800	2 000	121%

表7-5　蛋白质和脂肪来源

来源	蛋白质			脂肪	
	动物性	豆类	其他植物性	动物性	植物性
摄入量（g）	31.05	4.05	43.55	19.11	37.84
构成比	39%	5%	56%	34%	66%

表7-6　能量来源

类别	蛋白质	脂肪	碳水化合物
摄入能量（kcal）	314.6	512.6	1 526.4
比例	13%	22%	65%

表7-7　三餐供能比

类别	早餐	午餐	晚餐	其他
摄入能量（kcal）	497	637	995	225
比例	21%	27%	42%	10%

表7-8　膳食构成表

类别	谷类	豆类及其制品	蔬菜	水果	肉禽水产类	蛋类	奶类及其制品	其他
摄入量（g）	417	37	360	250	110	60	350	28

注：面包100g相当于面粉67g；南豆腐50g相当于黄豆9g；毛豆75g相当于黄豆28g。

高钙食谱营养评价：

（1）由表7-4可知，该食谱中热量占目标值的104.6%，合理。脂肪供量占目标值的91%，合理。蛋白质占目标值的120.9%，偏多。碳水化合物占目标值的108%，合理。根据表7-6所示，三大产能营养素的供能比例已经比较合理，为了更合理，对食谱进行优化，可适当减少非优质蛋白质具有一定含量的主食。

（2）由表7-5可知，优质蛋白（动物及大豆蛋白）占44%，大于成年人要求的1/3，符合要求；植物性油脂占66%，远大于动物性脂肪所占比例，符合要求。

（3）由表7-7可知，三餐餐次比不合理，中餐偏少，晚餐偏多，根据食谱，故可将晚上的主食减少，增加午餐的主食即可。

（4）表7-8反映的是各类食物摄入量的统计，与中国居民平衡膳食宝塔相比，谷类与鸡蛋偏多，其他比较合理。

知识链接 7-1

我国居民膳食钙缺乏的原因

（1）膳食中钙摄入量低于推荐摄入量。

（2）食物来源不理想。膳食钙主要来源于蔬菜和谷类等植物性食物，由于这类食物含有妨碍钙吸收的物质，故其利用率较低。

（3）奶制品摄入不足。

（4）肉食种类中海产品摄入少。

（5）食物加工精细。如碾磨过精的谷类食品；蔬菜丢弃外层叶片；水果削皮；过度淘洗等。

（6）其他因素。偏食、挑食、素食、节食、过量饮用酒和咖啡、抽烟、过量饮用碳酸饮料及日照减少等因素也会导致钙的缺乏。

二、高铁营养菜点与食谱设计

（一）铁的主要食物来源

常见食物中的铁含量见表7-9。

表7-9　常见食物中的铁含量（mg/100g）

食物名称	含量	食物名称	含量	食物名称	含量	食物名称	含量
面条（干）	9.6	猪肝	22.6	鸭肝	23.1	羊肝	7.5
猪肺	5.3	银耳	4.1	花生仁	6.9	核桃	6.8
蚌肉	50	鸭血	39.6	鸡血	25	刀豆	3.2
鸡	24.8	黑芝麻	22.7	白芝麻	14.1	鹌鹑蛋	3.2
鸡肝	12	土豆粉	10.7	猪血	8.7	虾酱	8.7
素鸡	5.3	油豆腐	5.2	小米	5.1	水芹菜	6.9
瘦猪肉	3.0	豆腐干	23.3	豆腐皮	30.8	虾皮	6.7
甘蓝	2.0	韭黄	1.7	酸菜	1.6	生菜	0.9
韭菜	1.6	南豆腐	1.5	芹菜	1.2	葡萄	0.4

资料来源：杨月欣.中国食物成分表（第一册）.6版.北京：北京大学医学出版社，2018.

（二）高铁菜点设计

例2：富铁"鸭血粉丝汤"营养菜点设计。

1.原料组配

主料：鸭血30g，红薯粉丝60g；

辅料：鸭肝15g，鸭肫5g，鸭肠5g，豆腐果5g；

调料：精盐1g，味精1g，白胡椒粉0.5g，醋2ml，鸭油1g（或香油、辣油），香菜5g。

2.营养菜点设计思路

（1）主料营养特点。选用鸭血和红薯粉丝作为主料，鸭血富含优质蛋白质、铁、钙等营养素，红薯粉丝主要含淀粉，煮后色泽透明、口感爽滑，深受国人喜欢。此两种原料荤素搭配，粉丝所含的淀粉提供人体能量，鸭血含优质蛋白质，易被人体吸收。

（2）辅料营养特点。鸭肝、鸭肫、鸭肠与鸭血富含优质蛋白质、铁、钙等营养素，鸭肝还富含维生素 A、维生素 B_2 及一定量的硒等营养素。

（3）调料营养特点。鸭油的多不饱和脂肪酸含量远高于家畜类原料，其含有的饱和脂肪酸、单不饱和脂肪酸、多不饱和脂肪酸的比例也比较好，鸭油还赋予成品浓郁的鸭风味。如果不喜欢太浓的鸭味，也可以换成香油或辣油。

（4）适宜人群。本品适应面较广，大多数人群都适宜，但因动物内脏含有较高的胆固醇，故肥胖的中老年人、高血脂等人群不宜常吃。

3. 加工步骤

（1）初加工。鸭血、鸭肝、鸭肫、鸭肠卤制成熟，分别切片、切段（鸭肫薄些，鸭肠稍短些），豆腐果切片。

（2）烹制。

1）烧一锅开水，放入鸭汤包（饭店用鸭、鸭架加料包制汤）；

2）把汤煮好，把鸭血、鸭肝、鸭肫、鸭肠、豆腐果放汤里小火煮透。

（3）装盘。把温水泡好的粉丝放入竹制漏勺里，在汤里烫两分钟，倒进碗里，再捞出主辅料放在粉丝上，放上香菜段，浇上鸭油即成。

4. "鸭血粉丝汤"营养分析

若参照预包装食品营养标签使用的营养素参考值（NRV）计算食物的 INQ，则"鸭血粉丝汤"营养分析见表 7-10。

表 7-10　"鸭血粉丝汤"营养分析

营养素	单位	摄入量（每份）	NRV	NRV%	INQ
能量	kcal	280.7	2 000	14	
脂肪	g	3.5	60	6	0.52
蛋白质	g	9.6	60	16	1.14
碳水化合物	g	52.8	300	18	1.25
钠	g	482.6	2 000	24	1.71
维生素 A	μg RAE	456.7	800	57	4.07
维生素 B_1	mg	0.1	1.4	7	0.51
维生素 B_2	mg	0.1	1.4	7	0.51
维生素 C	mg	1.9	100	2	0.14
钙	mg	33.5	800	4	0.30
铁	mg	19.7	12	164	9.36
锌	mg	1.4	12	12	0.86

（1）从表7－10可见，"鸭血粉丝汤"作为一款小吃，营养价值很高，尤其是蛋白质、碳水化合物、铁及维生素A含量很高。

（2）若本小吃由营养素需要与NRV一致的人食用，则该菜所含的铁的INQ值为：

"鸭血粉丝汤"中铁的质量指数＝（19.7/12）/（280.7/2 000）＝11.70，远大于1，说明本菜提供铁的能力远大于其提供能量的能力，并且绝大多数都来自动物性食物，主要为血红素铁，更宜被人体吸收，适合于补铁人群食用。

（3）本小吃搭配富含维生素C、B族维生素的蔬菜、水果食用，营养更为均衡，人体对铁的消化吸收率也会更高。

（三）高铁食谱设计

1. 设计思路

根据需强化铁元素的特定人群的营养需要，以"平衡膳食、合理营养、促进健康"为设计理念，以食物成分表为依据，选择铁含量丰富的食物。同时，注意食物间的搭配及影响铁吸收的因素。

2. 设计高铁食谱

轻体力劳动水平的成年男性一日的高铁食谱示例见表7－11。

表7－11　高铁食谱示例

菜名	食物名称	数量（g）
早餐：		
面包	面包	100
酸奶	酸奶	250
煮鸡蛋	鸡蛋	50
早餐后点心：		
苹果	苹果	200
午餐：		
红烧大排	猪大排	100
米饭	稻米	150
清炒白菜	小白菜	200
午餐后点心：		
酥梨	酥梨	100
晚餐		
菠菜猪肝汤	菠菜（赤根菜）	150
	猪肝	50
红烧豆腐	豆腐（南豆腐）	25
红烧牛肉	牛肉（里脊）	50
米饭	稻米	150

续表

菜名	食物名称	数量（g）
其他：		
盐	精盐	4
植物油	混合油	20

3. 高铁食谱营养计算与评价

高铁食谱的营养计算见表 7-12 至表 7-16。

表 7-12　营养素摄入量占推荐量的百分比

营养素	摄入量	单位	推荐量	上限	百分比
能量	2 274.1	kcal	2 250		101%
蛋白质	84.1	g	65		129%
脂肪	56.3	g	63		89%
碳水化合物	358.3	g	354		101%
铁（Fe）	33.9	mg	12	40	283%
钠（Na）	1 480	mg	1 500		99%

表 7-13　能量来源

类别	蛋白质	脂肪	碳水化合物
摄入能量（kcal）	336.6	507.1	1 430.5
比例	15%	22%	63%

表 7-14　蛋白质和脂肪来源

来源	蛋白质			脂肪	
	动物性	豆类	其他植物性	动物性	植物性
摄入量（g）	45.2	2.02	36.93	26.68	29.66
构成比	54%	2%	44%	47%	53%

表 7-15　三餐供能比

类别	早餐	午餐	晚餐	其他
摄入能量（kcal）	638	760	696	180
比例	28%	33%	31%	8%

表 7-16　膳食构成表

类别	谷类	豆类及其制品	蔬菜	水果	肉禽水产类	蛋类	奶类及其制品	其他
摄入量（g）	367	4.5	350	300	200	50	312.5	24

注：面包 100g 相当于面粉 67g；南豆腐 25g 相当于黄豆 4.5g；酸奶 250g 相当于鲜奶 312.5g。

高铁食谱营养评价：

（1）由表 7－12 可知，该食谱中热量占目标值的 101%，合理；脂肪供量占目标值的 89%，合理；碳水化合物占目标值的 101%，合理；蛋白质占目标值的 129%，偏多。根据表 7－13 所示，三大产能营养素的供能比例比较合理，但蛋白质供量比例为 15%，为合理比例的上限，可下降 2～3 个百分点。根据食谱情况，家畜类的原料较多，可适当减少猪大排、牛肉的量，添加适量鱼虾贝类，使膳食结构更合理。

（2）由表 7－14 可知，优质蛋白质（动物及大豆蛋白）占 56%，远大于成年人要求的 1/3，符合要求；植物性油脂占 53%，大于动物性脂肪所占比例，符合要求。

（3）根据表 7－15 可知，三餐的餐次比比较均衡，考虑到烹调油主要用于午餐和晚餐，故晚餐比例偏高，午餐比例偏低。根据食谱，可将晚上的主食米饭减少 20g～30g，增加到午餐中去。

（4）表 7－16 反映的是各类食物的摄入量的统计，与中国居民平衡膳食宝塔相比，肉禽水产类偏高，蛋类也可适当减少，其他比较合理。

📋 **知识链接 7-2**

缺铁性贫血判断要点

缺铁性贫血判断要点见表 7－17。

表 7－17　缺铁性贫血判断要点

营养评价	判断要点（必须包括一个或更多）
个人史	1. 吸收不良；2. 其他代谢疾病；3. 服用影响食欲或抑制铁吸收的药物
体检结果	1. 心慌、气促、头昏；2. 畏寒、抵抗力下降；3. 口唇、甲床、黏膜苍白；4. 易疲劳；5. 儿童发育迟缓、注意力不集中、认知能力障碍等
食物／营养史	报告或观察 1. 长期食物摄入不足，特别是动物性食品摄入不足；2. 喂养不当；3. 节食或限制食物类别；4. 食物选择不当／或不良的膳食行为
生化数据临床检验	血红蛋白浓度、血清铁、血清白蛋白、血清运铁蛋白、血清甲状腺素结合前白蛋白等指标下降 Hb：男性 <130g/L；女性 <120g/L

资料来源：杨月欣 . 公共营养师（国家职业资格三级）. 北京：中国劳动社会保障出版社，2009.

三、低钠营养食谱设计

（一）钠的主要食物来源

常见食物的钠含量见表 7－18。

表 7 - 18 常见食物中的钠含量（mg/100g）

食物名称	含量	食物名称	含量	食物名称	含量	食物名称	含量
方便面	1 144	馒头	165	油条	585	春卷	486
小香干	372	熏干	233	蛋糕	50～100	西瓜	3.2
炸素虾	1 440	素什锦	475	大白菜	89	菠菜	85
菜花	32	油菜心	56	洋葱	4.4	酸菜	43
盐水鸭	1 557	酱鸭	981	松花蛋	542	咸鸭蛋	2 706
虾皮	5 057	大黄鱼	120	带鱼	120	牛奶	37.2
醋	262	豆瓣酱	6 012	豆豉	264	大酱	3 606
花生酱	2 340	酱油	5 757	味精	21 053	盐	25 127

资料来源：杨月欣.中国食物成分表（第一册）.6版.北京：北京大学医学出版社，2018.

(二) 低钠食谱设计的主要内容

1.设计思路

食盐（氯化钠）是膳食钠的主要来源，每克食盐含钠约 393.2mg。中国居民膳食营养素参考摄入量推荐成人每天钠摄入量为 1 500mg，不包含食材中所含的钠，相当于食盐摄入量为 3.8g。

限盐（钠）饮食可以按照限钠量高低分为三档，即低盐饮食、无盐饮食和低钠饮食，具体要求如下：

（1）低盐饮食：食盐用量不超过 2g 或酱油少于 10ml，但不包括食物内自然存在的氯化钠。

（2）无盐饮食：全日钠摄入量为 1 000mg 左右，烹调中不得使用食盐和酱油，并禁止腌制品或含盐预包装食品，如咸菜、火腿、香肠、方便面、饼干等。

（3）低钠饮食：全日钠摄入量控制在 500mg 以内，不仅不可用盐和酱油，还要严格限制每百克含钠量在 100mg 以上的蔬菜，如油菜薹、芹菜、雍菜（空心菜）、篙子梗、茴香等。

无盐饮食、低钠饮食主要适用于患有肾脏病（急性、慢性肾炎）、肝硬化合并有腹水、重度高血压及水肿等的病人。

低钠食谱设计要根据需低钠饮食人群的营养需求，按照《中国居民膳食指南》的要求，减少食盐的使用量，少用或不用含盐调味品、腌渍食品及含盐预包装食品。

2.设计低钠食谱

下面以高血压患者为例，列举低钠食谱，见表 7 - 19。

3.低钠食谱营养计算与评价

低钠食谱的营养计算见表 7 - 20 至表 7 - 23。

表 7-19 低钠食谱（以轻体力劳动强度的成年男性为例，高血压患者）

菜名	食物名称	重量（g）
早餐：		
面包	面包	80
牛奶	牛乳	250
煮鸡蛋	鸡蛋	60
午餐：		
炒土豆丝	辣椒（青，尖）	40
	马铃薯（土豆，洋芋）	210
米饭	稻米	160
清蒸鲈鱼	鲈鱼（鲈花）	50
晚餐：		
豆角炒肉	猪里脊肉	30
	豆角	150
米饭	稻米	100
丝瓜毛豆	丝瓜	160
	毛豆（青豆，菜用大豆）	130
晚餐后点心：		
香蕉	香蕉（甘蕉）	200
其他：		
植物油	菜籽油＋橄榄油	25
盐	钾盐	2

表 7-20 营养素摄入量占推荐量的百分比

营养素	摄入量	单位	推荐量	上限	百分比
能量	2 194	kcal	2 250		98%
蛋白质	64.3	g	65		99%
脂肪	58.3	g	63		93%
碳水化合物	340.9	g	354		96%
钠（Na）	749.1	mg	1 500		50%

表 7-21 能量来源

类别	蛋白质	脂肪	碳水化合物
摄入能量（kcal）	336.0	501.4	1 630.1
比例	14%	20%	66%

表 7 - 22 三餐供能比

类别	早餐	午餐	晚餐	其他
摄入能量（kcal）	461	789	1 055	162
比例	19%	32%	43%	7%

表 7 - 23 膳食构成表

类别	谷类	豆类及其制品	蔬菜	水果	肉禽水产类	蛋类	奶类及其制品	其他
摄入量（g）	314	48.5	350	200	80	60	250	237

注：面包 80g 相当于面粉 54g；毛豆 130g 相当于黄豆 48.5g。

低钠食谱营养评价：

（1）由表 7 - 20 可知，该食谱中热量、蛋白质、脂肪、碳水化合物的供给量在合理的范围内；根据表 7 - 21 所示，三大产能营养素的供能比例也比较合理，其中脂肪的供给量比例为 20%，适合于高血压人群。

（2）由表 7 - 22 可知，三餐的餐次比不太合理，晚餐比例偏高，早餐、午餐比例偏低。根据食谱，可减少晚餐的毛豆用量，早餐增加主食的量，午餐增加豆腐等豆制品。

（3）由表 7 - 20 可知，钠的供给量占推荐量的 49.9%，适合于不需要严格控钠的一般高血压患者；使用钾盐，有利于降低血压；如果需要进一步限钠饮食，可改用原料焯水制熟后沾钾盐水食用或蘸醋食用。

（4）表 7 - 23 反映的是各类食物的摄入量的统计，与中国居民平衡膳食宝塔相比，鸡蛋偏多，对于高血压患者最好每天不要超过 30g，主要是要控制含胆固醇较高的蛋黄的摄入量；选用含脂量较低的里脊肉及水产鲈鱼，对高血压患者合适；选用多不饱和脂肪酸含量较高的菜籽油及单不饱和脂肪酸、多不饱和脂肪酸含量较高的橄榄油作为烹调油，对高血压患者也很适宜，可预防动脉粥样硬化。

📋 **知识链接 7-3**

减少膳食钠摄入的措施

人体钠来源主要为食盐，以及加工制备食物过程中加入的钠或含钠的复合物（如谷氨酸钠、小苏打等），还有酱油、盐渍或腌制肉或烟熏食品及酱咸菜类制品等。为防止高血压，WHO 建议每日钠的摄入量 2g ～ 3g，约相当于食盐 6g。

1. 每天食盐摄入量控制在 6g 以内，有高血压等的人群可降到 2g ～ 3g。

（1）用限盐勺或瓶盖限盐。

（2）每日食盐量加 5 倍的水溶解，烹调时用盐水调味。

（3）食盐拌上芝麻制成芝麻盐调味。

2. 了解调料的钠含量，提倡使用低钠的盐、酱油及味精。

3. 改变烹饪方法或菜肴味型以减少对食盐的需求。

（1）烹饪时后放盐，或用餐时撒盐，或用易于保持食物原味的烹调方法，如蒸、炖、煎、烤等。

（2）用酸、糖、葱、姜、蒜、五香粉、花椒、辣椒、芝麻酱、番茄酱等香辛调料提味。

（3）用青椒、番茄、洋葱、菌类、海带等本身的浓郁风味或鲜味提味。

（4）用当归、枸杞、川芎、红枣等中药材提味。

4. 喝清淡汤。

5. 限制含钠高的加工性食物的摄入。

6. 含钠较高的蔬菜宜焯或浸泡后烹调。

7. 多摄取含钾、钙和镁丰富的食物。

8. 尽量避免或减少在外用餐。

9. 从小养成吃少盐膳食。

10. 其他方法。如厨房贴"限盐警示牌"；公示限盐的好处；推出特色限盐菜等。

项目三 富含维生素营养食谱设计

一、富含维生素 A 营养食谱设计

（一）维生素 A 的主要食物来源

维生素 A 的主要食物来源见表 7-24。

表 7-24　常见食物中的维生素 A 含量（μg RAE/100g）

食物名称	含量	食物名称	含量	食物名称	含量	食物名称	含量
牛肝	20 220	猪肝	4 972	蒜苗（蒜薹）	47	小米	17
鸡肝	10 414	胡萝卜（红）	688	猪肉（瘦）	44	豆浆	15
鹅肝	6 100	生菜	298	白菜（大白菜）	42	草鱼	11
鸭肝	4 675	鸡蛋（红皮）	194	青鱼	42	芹菜	10
猪胆肝	3 582	青蒜	98	海带（干）	40	香蕉	10
鸡肝（肉鸡）	2 867	番茄	92	枣（鲜）	40	茄子	8
鸭蛋黄	1 980	青椒	57	牛乳	24	牛肉（瘦）	6
鹅蛋黄	1 977	白米虾（水虾米）	54	羊肉（肥，瘦）	22	核桃（干）	5
杧果	1 342	鸭	52	木耳（黑木耳）	17	香菇（干）	3
西蓝花	1 202	鸡	48	玉米（黄，苞谷）	17	桃	3

资料来源：杨月欣.中国食物成分表（第一册）.6 版.北京：北京大学医学出版社，2018.

（二）富含维生素 A 营养食谱设计的主要内容

1. 设计思路

根据需强化维生素 A 的特定人群（如有暗适应力低、夜盲症、干眼症、毛囊过度角化等体征的人）的营养需要，按照《中国居民膳食指南》的要求，以食物成分表为依据，选择维生素 A（或胡萝卜素）含量丰富的食物。

烹饪时，与适当的油脂一起烹调（荤素搭配），有利于维生素 A（或胡萝卜素）的吸收；与含铁量较多的食物一起食用，有利于胡萝卜素转化为维生素 A。

2. 设计富含维生素 A 的食谱

为轻体力劳动的成年男性设计的一日富含维生素 A 的食谱示例见表 7-25。

表 7-25　富含维生素 A 食谱示例（轻体力劳动的成年男性一日食谱）

菜名	食物名称	重量（g）
早餐：		
豆奶（粉）	豆奶粉	30
	白砂糖	15
煎荷包蛋	鸡蛋	60
酱黄瓜	拌黄瓜	50
烙饼	小麦粉（富强粉，特一粉）	50
午餐：		
蒸饭	粳米（标一）	120
炒苋菜（紫）	苋菜（紫）（红苋）	250
炒猪肝	猪肝	80
萝卜丝	白萝卜（圆）	80
晚餐：		
韭菜炒肉	猪肉（肥瘦）	50
	韭菜	250
蒸饭	粳米（标一）	90
清炒空心菜	雍菜（空心菜）	100
晚餐后水果：		
香蕉	香蕉（甘蕉）	200
其他：		
盐	精盐	2
植物油	混合油	18

3. 富含维生素 A 食谱营养计算与评价

富含维生素 A 食谱的营养计算见表 7-26 至表 7-29。

表 7 - 26 营养素摄入量占推荐量的百分比

营养素	摄入量	单位	推荐量	上限	百分比
能量	2 171	kcal	2 250		97%
蛋白质	89.7	g	65		138%
脂肪	52.4	g	63		83%
碳水化合物	335.7	g	354		95%
钠（Na）	1 600	mg	1 500		107%
维生素 A	2 574.8	µg RAE	800	3 000	322%

表 7 - 27 能量来源

类别	蛋白质	脂肪	碳水化合物
摄入能量（kcal）	358.6	471.9	1 340.4
比例	17%	22%	61%

表 7 - 28 三餐供能比

类别	早餐	午餐	晚餐	其他
摄入能量（kcal）	580	818	644	126
比例	26.9%	37.7%	29.7%	5.7%

表 7 - 29 膳食构成表

类别	谷类	豆类及其制品	蔬菜	水果	肉禽水产类	蛋类	奶类及其制品	其他
摄入量（g）	260	30	730	200	130	60	0	35

富含维生素 A 食谱营养评价：

（1）根据表 7 - 26 所示，维生素 A 实际摄入量占推荐量的 322%，因而该食谱提供充足的维生素 A。

（2）根据表 7 - 27 所示，产能营养素中蛋白质供能比例偏高，可下降 3 ～ 5 个百分点。

（3）蛋白质偏多，脂肪稍显不足，膳食构成与平衡膳食宝塔建议相比，肉类偏多，无鱼虾水产类，无奶类。

（4）根据表 7 - 28 所示，该食谱中能量供给充足、三餐供能比例合理。

（5）建议：猪肝减少 20 ～ 30g，减少猪肉（肥瘦）用量，换成鱼虾水产类原料；适当增加奶类及其制品的摄入；增加烹调油的用量，以增加油脂供能比例，并可促进人体对维生素 A 及胡萝卜素的吸收。

二、富含维生素 C 营养食谱设计

(一)维生素 C 的主要食物来源

维生素 C 的主要食物来源见表 7-30。

表 7-30 常见食物中维生素 C 含量（mg/100g）

食物名称	含量	食物名称	含量	食物名称	含量
枣（鲜）	243	茎用芥菜（青菜头）	76	西蓝花	51
枣（蜜枣，无核）	104	油菜薹	65	萝卜缨（小，红）	51
橘汁（VC 蜜橘）	187	西洋菜	52	芥蓝（甘蓝菜）	51
番石榴	68	辣椒（红小）	144	芫荽（香菜，香荽）	48
猕猴桃	62	辣椒（尖，青）	62	苋菜（青，绿苋菜）	47
余甘子（油甘子）	62	苦苦菜	62	白菜（大白菜）	47
草莓	47	菜花（花椰菜）	61	毛豆（青豆）	27
酸刺	74	枸杞菜	58	白菜薹（菜薹菜心）	44
桂圆（鲜）	43	汤菜	57	藕（莲藕）	44
荔枝（鲜）	41	红菜薹	57	荠菜（蓟菜）	43
红果	53	苦瓜	56	萝卜缨（青）	41
青椒	72	木瓜	43	苤蓝（玉蔓菁）	41
苜蓿	118	芦笋	45	胡萝卜缨	41
芥菜（大叶芥菜）	72	油菜心	54	香椿（香椿头）	40

资料来源：杨月欣.中国食物成分表（第一册）.6 版.北京：北京大学医学出版社，2018.

(二)富含维生素 C 营养食谱设计的主要内容

1. 设计思路

根据需强化维生素 C 的特定人群（如有牙龈肿胀出血、皮下出血、瘀斑、关节液渗出、关节疼痛等体征的人）的营养需要，按照《中国居民膳食指南》的要求，以食物成分表为依据，选择维生素 C 含量丰富的食物。

新鲜蔬菜初加工时要先洗后切，减少维生素 C 的流失；烹饪时，加热的时间要短或不加热，减少维生素 C 的破坏；适当地加醋烹调，酸性环境有利于保护维生素 C；现做现吃，不吃剩菜，因为菜肴隔顿吃及再加热，维生素 C 破坏殆尽。

2. 设计富含维生素 C 食谱

为轻体力劳动的成年男性设计的一日富含维生素 C 食谱示例见表 7-31。

表 7-31　富含维生素 C 食谱示例（轻体力劳动的成年男性一日食谱）

菜名	食物名称	重量（g）
早餐：		
豆腐脑	豆腐脑（带卤）	150
鸡蛋面	挂面	80
	小白菜	50
	鸡蛋	50
加餐：	酸奶	250
午餐：		
蒸饭	粳米（标一）	100
炒土豆丝	辣椒（青，尖）	40
	马铃薯（土豆）	100
清炖鸡块	鸡	50
肉丝炒银针粉（粤）	淀粉（小麦）	50
	胡萝卜	40
	猪肉（瘦）	35
	黄瓜（胡瓜）	100
加餐：	橙子	150
晚餐：		
蒸饭（粤）	粳米（标一）	70
萝卜丝	白萝卜（圆）	80
青椒鳝背	黄鳝（鳝鱼）	70
	甜椒（柿子椒）	100
清炒笋子	白笋	60
青菜	小白菜（青菜）	100
加餐：	鲜枣	80
其他		
盐	精盐	5
植物油	混合油	31

3. 富含维生素 C 食谱营养计算与分析

富含维生素 C 食谱的营养计算见表 7-32 至表 7-36。

表 7-32　营养素摄入量占推荐量的百分比

营养素	摄入量	单位	推荐量	上限	百分比
能量	2 226	kcal	2 250		99%
蛋白质	75.9	g	65		117%
脂肪	57.1	g	63		91%

续表

营养素	摄入量	单位	推荐量	上限	百分比
碳水化合物	352.3	g	354		100%
维生素 C	251.7	mg	100	1 000	252%

表 7-33 蛋白质和脂肪来源

来源	蛋白质			脂肪	
	动物性	豆类	其他植物性	动物性	植物性
摄入量（克）	35.3	2.8	38.8	16.4	34.65
构成比	46.5%	3.7%	49.8%	32%	68%

表 7-34 能量来源

类别	蛋白质	脂肪	碳水化合物
摄入能量（kcal）	303.6	513.9	1 408.5
比例	13.6%	23.1%	63.3%

表 7-35 三餐供能比

类别	早餐	午餐	晚餐	其他
摄入能量（kcal）	800	884	542	279
比例	35.9%	39.7%	24.3%	10%

表 7-36 膳食构成表

类别	谷类	豆类及其制品	蔬菜	水果	肉禽水产类	蛋类	奶类及其制品	其他
摄入量（g）	300	11	570	230	155	50	312.5	136

注：150g 豆腐脑相当于 11g 黄豆；酸奶 250g 相当于 312.5g 鲜奶。

富含维生素 C 食谱营养评价：

（1）根据表 7-32 所示，维生素 C 摄入量占推荐量的 251.7%，主要是因为选择了维生素 C 含量较高的青椒、橙子、鲜枣等果蔬，因而该食谱提供了充足的维生素 C。

（2）该食谱中能量供给充足，脂肪、碳水化合物供给合理，蛋白质稍偏多。

（3）根据表 7-33 所示，优质蛋白质占 50.2%，超过 1/3，符合要求；植物脂肪占 68%，远多于动物性脂肪，符合要求。

（4）根据表 7-34 所示，产能营养素供能比例较合理，结合表 7-32 中的数据，可减少蛋白质 1～2 个百分点，增加脂肪 1～2 个百分点。

（5）根据表 7-35 所示，三餐供能比例基本合理，早餐鸡蛋可减少到 25g。

（6）根据表 7-31 的食谱及表 7-36 分析所示，与中国居民平衡膳食宝塔相比较，豆制品还可适当增加，如增加豆腐或香干等。

项目四　低脂营养食谱设计

一、含脂肪较低的食物原料

食物原料中含脂肪较低的主要是水果、蔬菜、谷类、薯类、杂豆类；大豆制品在制作过程中去油皮后的制品含脂量也不高；动物性原料中，家畜的里脊肉、牛肉、兔肉，禽类中的鸡脯肉、鸭脯肉、鹌鹑、鸽子等肌肉部分，蛋类的蛋清部分，脱脂的奶类，水产鱼类中的黑鱼、鲤鱼、鳕鱼、章鱼、舌鳎鱼、罗非鱼、黄鳝、鲜贝、扇贝、牡蛎、海参、基围虾、江虾、龙虾等含脂肪量相对也较低，具体见表 7-37。

表 7-37　常见食物脂肪含量（g/100g）

食物名称	脂肪	食物名称	脂肪	食物名称	脂肪	食物名称	脂肪
菜籽油	99.9	鸭	19.7	海带（干）	0.1	生菜	0.3
豆油	99.9	鸡蛋（红皮）	11.1	芹菜（旱芹）	0.1	葡萄	0.2
猪肉（肥，瘦）	37	花生（生）	25.4	茄子	0.2	枣（鲜）	0.3
猪肝	3.5	核桃（干）	58.8	青椒（灯笼椒）	0.2	香蕉	0.2
牛肉（瘦）	2.3	玉米（黄）	3.8	辣椒（尖）	0.3	苹果	0.2
牛乳	3.2	小米	3.1	青蒜	0.3	桃	0.1
鸡	9.4	豆浆	0.7	蒜苗（蒜薹）	0.4	米饭（蒸）	0.2

资料来源：杨月欣.中国食物成分表（第一册）.6版.北京：北京大学医学出版社，2018.

二、低脂营养食谱设计的主要内容

（一）设计思路

低脂饮食是指选用含较少甘油三酯和胆固醇的食物作为饮食原料，并严格控制烹调油用量的膳食。

低脂饮食要根据特定人群（如肥胖人群、有心脑血管疾病、肝胆疾病、胰腺功能不全及腹泻等疾病的人群）的营养需要，按照《中国居民膳食指南》的要求，以食物成分表为依据，选择脂肪、胆固醇含量较低的食物。低脂肪食谱的设计提倡"多素、少荤、禁肥腻"的原则，多吃"食物"（食品原材料），少吃"食品"（加工品）。

烹调时，采用低油烹调法，如拌、炝、卤、氽、涮、蒸、煮、烤等不以油为传热介质的烹调方法，少用多油炒、煎、炸等烹调方法；烹调油多用植物性油脂，少用或不用动物性油脂。

（二）设计低脂营养食谱

为轻体力劳动的成年男性设计的一日低脂食谱示例见表 7 – 38。

表 7 – 38　低脂食谱示例（轻体力劳动的成年男性一日食谱）

菜名	食物名称	重量（g）
早餐：		
面包	面包	100
牛奶	牛乳	220
煮鸡蛋	鸡蛋	50
午餐：		
炝青菜	小白菜	150
拌豆腐	豆腐	80
红烧鲤鱼	鲤鱼	100
米饭	稻米	150
晚餐：		
菠菜汤	菠菜（赤根菜）	200
米饭	稻米	150
苹果	苹果	100
青椒炒肉片	青椒（灯笼椒）	100
	猪肉（瘦）	30
其他：		
盐	精盐	2
植物油	混合油（菜＋棕）	15

（三）低脂食谱营养计算与评价

低脂食谱的营养计算见表 7 – 39 至表 7 – 42。

表 7 – 39　营养素摄入量占推荐量的百分比

营养素	摄入量	单位	推荐量	上限	百分比
能量	2 062.7	kcal	2 250		92%
蛋白质	72.8	g	65		112%
脂肪	41.7	g	63		66%
碳水化合物	328	g	354		93%
钠（Na）	1 466.5	mg	1 500		98%

表 7-40　能量来源

类别	蛋白质	脂肪	碳水化合物
摄入能量（kcal）	291.2	465.5	1 306.0
比例	14%	23%	63%

表 7-41　三餐供能比

类别	早餐	午餐	晚餐	其他
摄入能量（kcal）	495	666	677	225
比例	24%	32%	33%	11%

表 7-42　膳食构成表

类别	谷类	豆类及其制品	蔬菜	水果	肉禽水产类	蛋类	奶类及其制品	其他
摄入量（g）	367	14	450	100	130	50	220	17

注：100g 面包相当于 67g 面粉；80g 南豆腐相当于 14g 黄豆。

低脂食谱营养评价：

（1）根据表 7-39 所示，脂肪的摄入量占推荐量的 66%，在基本正常的饮食情况下，已达到低脂饮食目的。如果需要进一步低脂饮食，可以不用油或少用油烹调，改用原料水煮后，沾清汤酱油或醋等食用。

（2）该食谱中能量、碳水化合物供给符合要求，蛋白质稍偏多，可把鸡蛋减少到 25g（半个鸡蛋）。

（3）根据表 7-40 所示，产能营养素供能比例基本合理，可把晚餐的米饭减少 20g，增加到午餐中或改为杂粮作为下午加餐。

（4）根据表 7-41 所示，三餐供能比例合理，脂肪供能比例还未低于 20%，可进一步降低。

（5）根据表 7-42 所示，膳食构成与平衡膳食宝塔建议量相比基本合理，食物在大类上没有缺项，但同类食物的品种上略显不足，可再丰富一些，如将 100g 鲤鱼换成 50g 鲤鱼、20g 小虾、30g 扇贝。

📑 知识链接 7-4

动物油与植物油的营养对比

动物油与植物油的营养对比见表 7-43。

表 7-43　动物油与植物油的营养对比

动物油	植物油
主要含饱和脂肪酸	主要含不饱和脂肪酸

续表

动物油	植物油
主要含维生素 A、维生素 D，与人的生长发育有密切关系	主要含维生素 E、维生素 K，与血液、生殖系统功能关系密切
含有一定的胆固醇，有重要的生理功能，但老年人不宜多食，血液中胆固醇含量过高，易患动脉硬化、高血压等疾病	含植物固醇，不含胆固醇，可阻止人体吸收胆固醇

对于中老年人以及有心血管病的人来说，要以植物油为主，少吃动物油，这样更有利于身体健康；对于正在生长发育的青少年来说，则不必过分限制动物油，适当食入动物的脂肪，对人体健康有益。

思考与训练

一、解释基本概念

特殊营养食谱　　主料　　辅料　　调味料　　营养素参考值（NRV）

二、简答题

1. 减少膳食钠摄入的措施有哪些？

2. 我国居民膳食钙缺乏的原因有哪些？

三、综合训练题

1. 富钙"核桃鲜奶饼"的原料组成如下：

主料：鲜牛奶 1 袋 250g；

辅料：奶粉 30g，鸡蛋清（6 个）190g，核桃仁 20g；

调料：白糖 45g，玉米淀粉 10g，色拉油 30g。

请说明该菜点的营养设计思路，评价"核桃鲜奶饼"中钙的营养质量（INQ 评价），写出加工步骤。

2. 分析富含优质蛋白质的"麻婆豆腐"中主辅料及调料的营养设计（搭配）思路。

3. 完成一道富含维生素 C 的菜点设计，并说明其营养设计思路。

4. 按下列步骤设计一道富含维生素 A 的菜点。

（1）原料组配。

（2）烹制工艺。

（3）营养设计思路。

（4）营养成分标示。

（5）营养质量评价（INQ 评价）。

5. 设计全日三餐含硒丰富的营养食谱，并进行营养评价。

综合实训

 实训一　针对个人的 24h 回顾法膳食营养调查

一、目的与要求

（1）掌握 24h 回顾法膳食调查方法。

（2）掌握膳食调查结果的计算和评价方法。

（3）掌握膳食调查报告的撰写方法。

二、仪器与材料

纸、笔、计算器、相关表格。

三、原理与步骤

（一）原理

24h 回顾法是通过询问被调查对象个体过去 24h（或几天）实际的膳食摄入情况，对其食物摄入量进行计算和评价的一种方法，是目前最常用的一种回顾调查方法。此方法适合于个体调查及特殊人群的调查，如散居的儿童、老年人和病人等。这些人在集体食堂或家庭中与其他人共同用餐时所摄入的食物量和种类与其他成员不同，因此不能用集体或全家的食物消耗来估计他们的消耗部分。本方法用于了解家庭中的每一个成员的膳食摄入情况，均能得到相对准确的数据。

（二）步骤

1. 设计表格，做好面访前准备

设计和熟悉 24h 回顾法膳食调查表格，具体见实训表 1-1 和实训表 1-2，并做好面访前的准备。

实训表 1-1　24h 膳食回顾法询问表

客户编码　　　　　　姓名：　　　　　　个人编码：　　　　　　当日人日数：

食物名称	原料名称	原料编码	原料重量（克）	进餐时间	进餐地点

注：进餐时间：早餐；上午小吃；午餐；下午小吃；晚餐；晚上小吃。

进餐地点：在家；单位/学校；饭馆/摊点；亲戚朋友家；幼儿园；节日/庆典；其他。

实训表 1-2　食物重量折算参照表（附表）

食物名称	量具描述	重量（生重）		备注
		克	两	
大米饭	1 小标准碗	75	1.5	碗直径 12cm
	1 大标准碗	150	3	碗直径 16cm
大米粥	1 小标准碗	30	0.6	
	1 大标准碗	60	1	
馒头	1 个	100	2	自制品需看大小折算
面条（湿切面）	1 小标准碗	100（湿面重）	2（湿面重）	每斤湿面折合面粉 400 克，150 克湿面折合面 120 克
	1 大标准碗	150（湿面熏）	3（湿面重）	
面条（干切面）	1 小标准碗	75	1.5	干面条按面粉重量计算
	1 大标准碗	100	2	
包子	1 个	50	1	小笼包：3～4 个/50 克
饺子	平均 6 个	50	1	面粉重量，不包括馅
馄饨	9～10 个	50	1	
油条	1 根	50	1	
油饼	1 个	70～80	1.4～1.6	
炸糕	1 个	50	1	江（糯）米粉 35 克，红小豆 15 克
豆包	1 个	50	1	面粉 35 克，红小豆 15 克
元宵	3 个	50	1	每个含糖 3 克
烧饼	1 个	50	1	
鸡腿	1 个	约 220	约 4.5	含骨头

续表

食物名称	量具描述	重量（生重）		备注
		克	两	
鸡翅	1个	约200	约4	含骨头
香肠（广式）	1根	约22	约0.5	
炒蔬菜	1标准盘（9寸盘）	约500	约10	指白菜、油菜、豆角、藕等生重
牛奶	1标准杯	约250	约5	不包括含乳饮料
酸奶	1标准杯	约250	约5	指固体类发酵奶，非酸奶饮料
奶粉	1标准勺	10	0.2	
鸡蛋	1个	60	1.2	
鸭蛋	1个	70	1.4	
鹌鹑蛋	5个	50	1	
豆腐脑、豆浆	1小标准碗	约250	约5	
	1大标准碗	约300	约6	
啤酒	1标准杯	250	5	
花生（带壳）	1小标准碗	约120	约2.4	
花生仁	1小标准碗	约200	约4	

2. 进行人员分工

每组推选一位同学作为被访问者，其他成员一人负责记录和询问（甲），一人负责保管实物或模型（乙）。

3. 进行面访

甲向调查对象说明膳食调查的目的和24h回顾法，然后，面对面进行24h膳食回顾调查。将询问所得数据记入实训表1-1。

4. 核算24h各类食物的摄入量，并进行评价

（1）将膳食调查的结果按中国居民平衡膳食宝塔结构的食物进行分类，并填入实训表1-3中。

实训表1-3　各类食物的摄入量

单位：g

营养素	谷类	蔬菜	水果	肉禽	蛋类	鱼虾	大豆	奶类	油脂
宝塔推荐									
实际摄入									
推荐	±10%	±20%	±20%	±20%	±20%	±20%	±20%	±20%	±20%

（2）将被调查者 24h 各类食物的消费量和相应的平衡膳食宝塔建议的量进行比较，不同能量膳食各类食物参考摄入量可参考实训表 1-4。一方面评价食物的种类是否齐全，是否做到了食物种类多样化；另一方面需要评价各类食物的消费量是否充足。

实训表 1-4　平衡膳食宝塔建议不同能量膳食各类食物参考摄入量（g/d·人）

能量水平 (kcal)		1 000	1 200	1 400	1 600	1 800	2 000	2 200	2 400	2 600	2 800	3 000
1	谷类	85	100	150	200	225	250	275	300	350	375	400
	- 全谷物和杂豆	适量			50～150					125～200		
	- 薯类（鲜重）	适量			50		75		100	125		
2	蔬菜	200	250	300	300	400	450	450	500	500	500	600
	- 深色蔬菜	占所有蔬菜的二分之一										
3	水果	150	150	150	200	200	300	300	350	350	400	400
4	畜禽肉类	15	25	40	40	50	50	75	75	75	100	100
	蛋类	20	25	25	40	40	50	50	50	50	50	50
	水产品	15	20	40	40	50	50	75	75	75	100	125
5	乳制品	500	500	350	300	300	300	300	300	300	300	300
6	大豆	5	15	15	15	15	15	25	25	25	25	25
	坚果	-	适量		10	10	10	10	10	10	10	10
7	烹调用油	15～20	20～25		25	25	25	30	30	30	35	35
8	烹调用盐	<2	<3	<4	<5	<5	<5	<5	<5	<5	<5	<5

　　从事轻体力劳动的成年男子如办公室职员，可参照中等能量（2 250kcal）膳食来安排自己的进食量；从事中等强度体力劳动者如钳工、卡车司机和农田劳动者，可参照中等能量（2 600kcal）膳食进行安排；不参加劳动的老年人可参照低能量（1 600kcal）膳食来安排；女性需要的能量往往比从事同等劳动的男性低。

　　（3）根据以上的分析，给予建议和评价。

5. 计算营养素摄入量

$$\text{食物中某营养素含量} = \text{食物量（g）}/100 \times \text{可食部分比例} \times \text{每百克食物中营养素含量}$$

将所摄入的所有食物中的营养素的量累加即可得到该营养素摄入总量，填入实训表 1-5 中。

实训表 1-5　营养素摄入量

类别	原料名称	重量(g)	能量(kcal)	蛋白质(g)	脂肪(g)	碳水化合物(g)	VA(ug RAE)	胡萝卜素(ug)	VB₁(mg)	VB₂(mg)	尼克酸(mg)	VC(mg)	钙(mg)	铁(mg)	碘(mg)	锌(mg)	硒(mg)
早餐																	
早餐合计																	
午餐																	
午餐合计																	
晚餐																	
晚餐合计																	
一日合计																	

6. 与《中国居民膳食营养素参考摄入量（2013 版）》比较评价

根据《中国居民膳食营养素参考摄入量（2013 版）》中的推荐摄入量（RNI）或平均摄入量（EAR）进行个体营养素摄入量是否充足的评价，相差在 10% 上下，可以认为符合要求。评价结果填入实训表 1-6 中。

（1）某个体某种营养素摄入量低于 EAR 时，我们认为该个体该种营养素处于缺乏状态，应该补充。

（2）某个体某种营养素摄入量达到或超过 RNI 时，我们认为该个体该种营养素摄入量是充足的。

（3）某个体某种营养素摄入量在 EAR 和 RNI 之间时，为安全起见，建议进行补充。

实训表 1-6　营养素摄入量评价表

营养素	摄入量	平均需要量（EAR）	推荐摄入量（RNI）	摄入占 RNI 的比例（%）
能量（kcal）				
蛋白质（g）				
脂肪（g）				
碳水化合物（g）				
维生素 A（ug RAE）				
胡萝卜素（ug）				
VB_1（mg）				
VB_2（mg）				
尼克酸（mg）				
维生素 C（mg）				
钙（mg）				
铁（mg）				
碘（mg）				
锌（mg）				
硒（mg）				

7. 能量、蛋白质和脂肪的食物来源评价

（1）能量的食物来源。

1）将食物分为谷类、豆类、薯类、其他植物性食物、动物性食物、纯热能食物六大类。

2）按照六类食物分别计算各类食物提供的能量摄入量及能量总和，记入实训表 1-7。

实训表 1－7　能量、蛋白质、脂肪的食物来源

	食物种类	来源于该食物能量（kcal）	占总摄入量（%）
能量的食物来源	谷类 豆类 薯类 其他植物性食物 动物性食物 纯热能食物		
能量的营养素来源	蛋白质 脂肪 碳水化合物		
蛋白质的食物来源	谷类 豆类 动物性食物 其他食物		
脂肪的食物来源	动物性食物 植物性食物		

3）将各类食物提供的能量占总能量的百分比记入实训表 1－7。

（2）能量的营养素来源。

根据蛋白质、脂肪、碳水化合物的能量折算系数，分别计算出蛋白质、脂肪、碳水化合物三种营养素提供的能量及占总能量的比例，记入实训表 1－7。

蛋白质供能比 = 蛋白质摄入量 ×4÷ 能量摄入量 ×100

碳水化合物供能比 = 碳水化合物摄入量 ×4÷ 能量摄入量 ×100

脂肪供能比 = 脂肪摄入量 ×9÷ 能量摄入量 ×100

评价依据

人体的能量来源于蛋白质、脂肪和碳水化合物，三大营养素占总能量的比例应当适宜，一般来讲蛋白质占 10%～15%，脂肪占 20%～30%，碳水化合物占 50%～65%。

（3）蛋白质的食物来源。

1）将食物分为谷类、豆类、动物性食物和其他食物四大类。

2）按照四类食物分别计算各类食物提供的蛋白质摄入量及蛋白质总和，结果记入实训表 1－7。

3）计算各类食物提供的蛋白质占总蛋白质的百分比，尤其是动物性及豆类蛋白质占总蛋白质的比例。

评价依据

要求动物性蛋白质和豆类蛋白质所含有的必需氨基酸种类齐全、比例适当，人体利用率高，即优质蛋白质占总蛋白质的 1/3 以上。

（4）脂肪的食物来源。

1）将食物分为动物性食物和植物性食物两大类。

2）分别计算动物性食物和植物性食物提供的脂肪摄入量和脂肪总量，结果记入实训表 1-7。

3）计算各类食物提供的脂肪占总脂肪的百分比，结果记入实训表 1-7。

评价依据

从热能、蛋白质的食物来源分布可以看出调查对象的基本食物结构。一般认为，脂肪提供的能量占总能量 20%～30%，在此范围内，饱和脂肪酸提供的能量占总能量的 7%，单不饱和脂肪酸提供的能量占总能量的 10% 以内，剩余的能量由多不饱和脂肪酸提供为宜。一般动植物性脂肪比例为 1:2 较为适宜。

8. 完成 24h 回顾法膳食调查总结

将上述营养素计算与评价的结果记入实训表 1-8，并针对膳食分析中出现的问题，提出合理的解决意见。

实训表 1-8　个人 24 小时营养调查结果、评价与建议

被调查者姓名：　　　　　性别：　　　　　年龄：

膳食调查结果
一天 24 小时摄入的营养素含量如下：
能量　　千焦　　　　蛋白质　　克　　　　脂肪　　克
维生素　视黄醇当量　　　　钙　　mg　　　　铁　　mg　　　锌　　mg
评价意见：
建议：   由于计算的是一天的膳食结果，不具有代表性，以上建议仅供参考。 日期：　　　　　调查人员：

实训二　普通人群个体计算法营养配餐

手动食谱编制常用计算法与食物交换份法，计算法通过严密的计算求得人体的营养需要并配备膳食。计算法是食谱编制的基础方法，配餐虽准确，但不适宜编制长期食谱。食物交换份法相对容易掌握，且适宜编制较长时间食谱。所以，手工编制食谱时，这两种方法是必不可少的。

一、目的与要求

（1）目的：正确运用已学的普通人群食谱设计原则，结合我国现行《中国居民膳食指南》、平衡膳食宝塔、《中国居民膳食营养素参考摄入量》和食物成分表，掌握人体能量与营养素需要量的确定方法；掌握计算法营养配餐方法；掌握食谱的评价与调整方法。

（2）要求：针对普通人群健康个体，根据当地常规食物供应和饮食习惯，进行个性化食谱设计，并以组为单位为某人编制一周的食谱。

二、仪器与材料

食物成分表；计算器（或安装有 Excel 软件的电脑）；食物交换份法的相关表格；营养评价相关表格；纸；笔。

三、步骤

（一）食谱设计前的准备工作及实验分组

1. 食谱设计的原则

（1）根据某特定人群的生理特点和营养需要。

（2）选择适宜的食物种类，组成平衡膳食。

（3）设计时应考虑各种营养素之间的比例与数量。

（4）设计时应考虑饮食者的习惯和口味，做到品种多样化，每周更换一次食谱。

2. 实验分组及准备

一般 3～4 人一组，每组确定一名配餐对象。实验前，以小组为单位分头准备，调查该对象一周膳食结构和膳食营养素搭配情况；调查当地当前市场提供的食物品种。

（二）调查询问配餐对象的有关情况

调查询问配餐对象的有关情况，记入实训表 2-1。

实训表 2-1　配餐对象情况记录表

姓名_____　性别_____　职业_____　年龄（_____岁、_____月、_____日）
身高（立高)(_____cm)　腰围（_____cm)　臀围（_____cm)
体质指数_____　腰臀比_____　标准体重（_____kg)与实际体重差值（%)_____
营养状况初步评价_____

（三）计算能量及三大供能营养素的摄入量

查阅《中国居民膳食营养素推荐摄入量》，根据该对象的生理情况查得其能量及三大供能营养素的推荐摄入量或范围。根据其营养状况，在推荐范围内确定脂肪的供能比例。然后分别计算脂肪和碳水化合物的需要量，一并记入实训表 2 – 2。

$$碳水化合物（g）=［总能量（kcal）×（1–脂肪\%）–蛋白质（g）×4］/4$$

$$脂肪（g）=（总能量（kcal）×脂肪\%）/9$$

实训表 2 – 2　配餐对象营养需要

营养素	能量（kcal）	蛋白质（g）	脂肪（%）	碳水化合物（g）
推荐摄入量				

（四）计算三餐三大营养素的需要量

计算三餐三大营养素的需要量，记入实训表 2 – 3。

实训表 2 – 3　三餐三大营养素需要量

项目	早餐	中餐	晚餐
蛋白质（g）			
脂肪（g）			
碳水化合物（g）			

餐次营养素需要量＝营养素一天需要量 × 该餐次比例，一般推荐的餐次比例为早、中、晚各为 30%、40%、30%。

（五）根据三餐中的碳水化合物，确定三餐主食品种和数量

主食的品种确定应该兼顾南北方饮食习惯，主食数量确定依据以下公式：

$$主食量＝碳水化合物（g）/该品种主食中碳水化合物含量$$

如主食品种不止一种，应先确定它们的比例，然后计算，方法同上。

（六）根据三餐提供的蛋白质，确定副食品种和数量（此步骤先确定肉、禽、蛋、奶、鱼类及豆制品）

因为主食中也包含了蛋白质，所以应从总蛋白质需要中减去这部分。

$$副食提供的蛋白质＝餐次总蛋白质–餐次主食中的蛋白质$$

副食品应该丰富，至少应该包含动物性食品和豆制品，以确保调配出的膳食营养合理并美味可口、荤素平衡。一般动物性食品与豆制品提供的蛋白质分别占 2/3 和 1/3。豆制品和动物性食品的量可以通过如下公式计算：

$$动物性食品的量（g）=（副食提供的蛋白质×2/3）/该动物性食品蛋白质含量$$

$$豆制品的量（g）=（副食提供的蛋白质×1/3）/该豆制品的蛋白质含量$$

如动物性食品和豆制品的品种均不止一种，可以先确定比例，再进行计算。

（七）配备蔬菜

蔬菜品种的确定，应该根据副食的品种来定，应便于和副食搭配成菜，在色、香、味、形、质、营养等诸方面与副食形成互补，或至少不会产生冲突。蔬菜的量依据中国居民平衡膳食宝塔确定。

（八）确定调味品的量

1. 油脂

在主食和已经确定的副食和蔬菜中均含有脂肪，因此，在确定烹调油的量时应从总的脂肪需要当中减去该部分。

$$\text{烹调油的量} = \frac{\text{该餐次脂肪}}{\text{需要量}} - \left(\frac{\text{该餐次主食的}}{\text{脂肪}} + \frac{\text{副食中的}}{\text{脂肪}} + \frac{\text{蔬菜中的}}{\text{脂肪}}\right)$$

2. 盐和糖

一般健康成人每日盐的摄入量应不超过 6g。每日精制糖不超过 10g 为宜。

3. 其他

如需使用其他调味品，应考虑配餐对象的生理特点，以不影响配餐对象身体健康为宜。

（九）组合菜肴，确定烹调方法，并进行营养评价与调整

1. 营养素评价

依据询问法膳食调查与评价的原理，对已经确定的膳食内容进行营养分析与评价，如不合理，则对食物品种进行调整，直至合理为止。

2. 其他评价

需结合经济因素、口味、饮食习惯及不同烹调方法等因素进行调整。

（十）列出食谱

菜肴搭配和烹调方法的确定，应符合平衡膳食、合理营养、科学烹调的要求。列出的食谱记入实训表 2-4。

实训表 2-4　食谱

餐次	主食或菜肴名	主辅料品种	主辅料量 (g)	主要调料	调料量 (g)	备注
早餐进餐时间						

续表

餐次	主食或菜肴名	主辅料品种	主辅料量（g）	主要调料	调料量（g）	备注
中餐进餐时间						
晚餐进餐时间						

（十一）提供原料单（供采购或加工用）

一日原料单应根据一日食谱开出，一段时间（每周或每月）的每日原料单汇总形成采购原料单。对谷类、调味品、包装食品可按月采购；对于副食如动物食品、水产、蔬菜、水果等易腐食品，可短期采购。具体见实训表2-5。

实训表2-5   一日原料单

原料名称	采购单位	数量	规格	其他

四、结果与分析

提交一周某人膳食食谱并加以营养学解释。

五、实验报告

略。

六、注意事项

（1）计算结果小数点后保留一位有效数字。

（2）文字评价，注明用餐单位、年龄段人群、测定项目的数据等。

实训三　食物交换份法食谱编制

一、目的与要求

（1）目的：能正确运用食物交换份法营养配餐的基本原则，掌握同类食物间的交换份确定方法，了解食物交换份法编制食谱的注意事项。

（2）要求：针对普通人群个体或集体，利用食物交换份法，根据当地常规食物供应和饮食习惯进行食谱设计，为某人或集体编制一周三餐的食谱。

二、仪器与材料

食物交换份法相关表格；营养评价相关表格；纸；笔。

三、步骤

（一）食谱设计前的准备工作及实验分组

1. 食谱设计的原则

熟悉食物交换份法，熟悉食物分类，准备食物分类表、各类食物交换份表、不同能量水平食物交换份分配表等。食物分类方法如下：（相关表格见后续步骤）

第一类：谷类及薯类，主要提供碳水化合物、蛋白质、膳食纤维、B族维生素。谷类包括米、面、杂粮；薯类包括马铃薯、甘薯、木薯等。

第二类：动物性食物，包括肉、禽、鱼、蛋等，主要提供蛋白质、脂肪、矿物质、维生素A和B族维生素。

第三类：豆类、乳类及其制品，包括大豆及其他干豆类，鲜奶、奶粉及其他奶制品，主要提供蛋白质、脂肪、膳食纤维、矿物质和B族维生素。

第四类：蔬菜类，包括鲜豆、根茎、叶菜、茄果等，主要提供膳食纤维、矿物质、维生素C和胡萝卜素。

第五类：水果类，包括各类鲜果和干果制品，主要提供膳食纤维、矿物质、维生素C和胡萝卜素。

第六类：纯能量食物，包括动植物油、淀粉、食用糖和酒类，主要提供能量。植物油还可提供维生素E和必需脂肪酸。

2. 实验分组及准备

一般 3 ～ 4 人一组，每组确定一名配餐对象。实验前，以小组为单位分头准备，调查该对象一周膳食结构和膳食营养素搭配情况；调查当地当前市场提供的食物品种。

（二）确定配餐对象能量需要量

调查询问配餐对象的有关情况，记入实训表 3 - 1。查阅《中国居民膳食营养推荐摄入量》，根据该对象的生理情况查得其能量需要量。

实训表 3 - 1　配餐对象情况记录表

姓名_____　性别_____　职业_____　年龄（_____岁）
身高（立高）(_____cm) 腰围 (_____cm) 臀围 (_____cm)
体质指数_____　腰臀比_____　标准体重 (_____kg) 与实际体重差值 (%)_____
营养状况初步评价_____　能量需要量_____kcal

（三）确定配餐对象一天所需要的食物交换份份数

食物交换份份数 = 能量需要量 /90

（四）确定各类食物的交换份数量

可依据配餐对象的能量需要量，查询实训表 3 - 2 得出各类食物的交换份数量。将确定的各类食物份数记入实训表 3 - 3。

实训表 3 - 2　不同能量食物交换份分配表

总热卡量（kcal）	总份数	谷薯类	蔬菜类	鱼肉蛋类	乳类	豆类	水果	坚果	植物油
1 200	13	6	0.5	1.5	3	0.5	0.5	0.5	2
1 400	15.5	7.5	0.5	2	2	0.5	0.5	0.5	2
1 600	17.5	7.5	1	2.5	2	0.5	1	1	2
1 800	20	9.5	1	2.5	2	0.5	1	1	2.5
2 000	22	11	1	2.5	2	0.5	1.5	1	2.5
2 200	24.5	12	1	3.5	2	1	1.5	1	2.5
2 400	26.5	13.5	1	3.5	2	1	1.5	1	3
2 600	29	16	1	3.5	2	1	1.5	1	3
2 800	31	17	1	4	2	1	2	1	3
3 000	33	18.5	1.5	4.5	2	1	2	1	3.5

实训表 3－3　配餐对象一日食物需要量

项目	谷薯类（份）		蔬菜（份）		肉类（份）		豆乳类（份）		水果（份）		油脂（份）	
份数												
食物品种及数量（g）	品种	量	品种	量	品种	量	品种	量	品种	量	品种	量

（五）选择食物

根据上面步骤确定的食物份数，从食物交换份表中选择相应的食物，标明重量，填入实训表 3－4 中。各类食物交换份重量参见食物交换份法部分各类食物交换份表。

（六）组合菜肴

确定烹调方法，并进行营养评价与调整。

（1）营养素评价。依据询问法膳食调查与评价的原理，对已经确定的膳食内容进行营养分析与评价，如不合理则对食物品种进行调整，直至合理为止。

（2）其他评价。结合经济因素、口味、饮食习惯及不同的烹调方法等因素进行调整。

（七）写出食谱

菜肴搭配和烹调方法的确定，应符合平衡膳食、合理营养、科学烹调的要求。将设计的食谱填入实训表 3－4 中。

实训表 3－4　食谱

餐次	第一天			第二天		
	名称	主辅料品种	主辅料量（g）	名称	主辅料品种	主辅料量（g）
早餐进餐时间						

续表

餐次	第一天			第二天		
	名称	主辅料品种	主辅料量（g）	名称	主辅料品种	主辅料量（g）
中餐进餐时间						
晚餐进餐时间						

（八）提供原料单（供采购或加工用）

一日原料单应根据一日食谱开出，一段时间（每周或每月）的每日原料单汇总形成采购原料单，谷类、调味品、包装食品可按月采购；副食如动物食品、水产、蔬菜、水果等易腐食品，可短期采购。具体见实训表 2-5。

（九）根据食谱，利用食物交换，调配出多日食谱

只有同一类的食物才可以交换，食物种类越接近，交换后营养差异越小。比如蔬菜类的青菜和油菜，同属绿叶蔬菜，营养非常相似，可以遵循同质量交换。而青菜和胡萝卜，虽然都属于蔬菜类，但一个属于绿叶菜、一个属于根菜，营养差别很大，如要交换，则要把握好质量的换算关系。

四、结果与分析

提交一周某人膳食食谱并加以营养学解释。

五、实验报告

略。

六、注意事项

（1）同类食品才可以交换。

（2）食物种类越接近，交换份质量越接近，营养差别越小。

 实训四　营养膳食配备

一、目的与要求

（1）目的：根据食谱配备营养餐，让学生掌握食物分量的控制、品种的搭配、口味烹调方法的选择，熟悉各类型原料科学烹调。

（2）要求：准确称量；合理搭配；掌握科学初加工与烹调。

二、仪器与材料

天平（或电子秤）；烹调加工场所；食物原料（根据实训 3 开出的原料单提前采购）。

三、步骤

（一）合理初加工

1. 蔬菜类原料初加工要求

（1）选择整理，清除杂物（细草、虫卵）、烂叶等。

（2）有些蔬菜还要去掉老叶、老茎、老根等。

（3）洗涤处理。一般用冷水洗涤即可；有虫或怀疑寄生虫污染的原料要用盐水浸泡；生食原料要消毒，放入 0.03% 高锰酸钾水溶液中泡 5 分钟左右，然后冲洗干净即可。

（4）刮去外皮、硬根、老皮，刮削去粗纤维的外皮。刮削处理后，一般用清水洗净即可。但这些原料有些含有鞣质（单宁）、铁质（如木薯、马铃薯、茄子等），去皮后容易因氧化作用而变色，出现红色或紫色的现象。所以，这类原料去皮后应立即洗涤，一时不用，可用清水浸泡，以防止变色。

2. 家禽类初加工要求

可食用的内脏、血液、脂肪部分应保留。尽量注意卫生，勿使内脏破裂污染禽肉部分。鸡鸭的内脏，除嗉囊、气管、食道及胆囊外，均可食用。

3. 家畜类的初加工

肮脏、多脂、有腥味部分应充分加以洗涤。

4. 水产品的初加工

充分刮去鳞甲，去除内脏，对有血毒鱼类应该充分放血。

5. 干货原料涨发

注意选用适当的涨发方法，不要添加有害的添加剂，勿影响烹饪原料的营养或感官品质。

（二）原料的组配

首先要明确主食，然后要合理搭配副食。

（1）营养合理。主辅料之间营养上应该互有补充，如腐竹牛肉包，动物与植物蛋白互补；或一方能促进另一方吸收或利用，如脂肪食物配脂溶性维生素丰富的食物。应该尽量减少同类食物组配，如肉配肉、鱼配肉等。也不要出现相互影响的情况，如豆腐烧菠菜，菠菜如果不经过焯水处理，则其中的草酸会影响豆腐中钙的吸收。

（2）主料、辅料搭配要适当，突出主料。

（3）原料的质感要协调。主料和辅料多采用性质基本相似的原料，即脆配脆、软配软、嫩配嫩，但并非绝对化。

（4）颜色搭配的原则。菜肴颜色是构成菜肴感官品质的重要因素，其搭配方法既可以采用顺色搭配，也可采用跳色搭配。前者讲究的是色调一致，后者突出的是色彩艳丽。无论采用哪种方法，都应该依主料的色彩而定，突出主料的颜色。

（5）香味配合的原则。香味相似的原料不宜相互搭配，有些菜肴应该突出主料的味道，有些菜肴主料本身味道较淡应以辅料的味道为其提鲜增香。

（三）烹调方法的确定

搭配好食物原料之后，就可以确定烹调方法。确定烹调方法一般依据以下原则：

（1）应该适应烹饪原料的特点，有利于烹饪原料营养价值的保持或改善。如主食适宜蒸煮，蔬菜适合旺火速炒等。

（2）有利于对不良化学物质的防控。煎炸烧烤过程中都容易产生有害的化学成分，不利于人体健康，应尽量避免这类烹调方法，或适当控制温度或热源。

（四）刀工处理

依据烹调方法，需把原料加工成适当的形状。烹调时间短，则料形要小；烹调时间长，料形要大；主辅料之间在形状上最好要协调，如条配条、片配片。所有原料要临近烹调前再切配，以减少营养损失。

（五）烹饪制熟

在烹饪过程中注意营养素的保护。

1. 上浆挂糊

上浆指在原料中加少许水淀粉或鸡蛋清抓匀，以保留其水分使其滑嫩。挂糊是先用水或蛋清调面粉糊，然后挂在原料表面。

原料先用淀粉和鸡蛋上浆挂糊，不但可减少原料中的水分和营养素的流失，而且不会因高温使蛋白质变性、维生素被大量分解破坏。

2. 加醋

由于多数维生素具有怕碱不怕酸的特性，因此，在菜肴中尽可能放点醋，即使是烹调动物性原料，醋也能使原料中的钙被溶解得多一些，从而促进钙的吸收。

3. 先洗后切

各种菜肴原料，尤其是蔬菜，应先清洗再切配，这样能减少水溶性原料的损失，而且应该现切现烹，这样能使营养素少受氧化。

4. 明火急炒

缩短菜肴成熟时间，从而降低营养素的损失率。

5. 勾芡

勾芡能使汤料混为一体，使浸出的一些成分连同菜肴一同摄入。勾芡是在菜肴烹制成熟出锅前，往汤汁中加入少许水淀粉，加热使之黏稠，与菜肴翻匀即可。

6. 慎用碱

碱能破坏蛋白质、维生素等多种营养素。因此，在焯菜、制面食、致嫩或欲致原料酥烂时，最好避免用纯碱（苏打）。

四、结果与分析

提交成菜并讨论。

五、实验报告

略。

六、注意事项

（1）注意用刀、用火、用气安全。
（2）注意生熟分开，注意卫生。

 实训五　富含钙营养食谱设计及膳食制作

一、目的和要求

（1）目的：通过实验，让学生掌握富含钙膳食的配备方法。

（2）要求：运用食物交换份法设计食谱。

二、仪器与材料

食物成分表，电子天平、刀、菜板、炉灶等烹调设备，锅铲等烹调用具，餐具容器，食物原料。

三、原理与步骤

（一）原理

机体缺钙，轻者可产生缺钙症状，严重者会导致骨质疏松，影响人体健康。生长发育期人群缺钙甚至会影响身体骨骼系统发育。通过膳食途径向机体提供钙，是安全、有效、简便、低成本的补钙途径。配备富含钙营养的膳食，可以通过诸多途径进行。一般的原理如下：

（1）选择含钙高的食物。

（2）选择富含促进钙吸收因素的食物。

（3）合理搭配食物，充分考虑膳食成分对钙吸收的影响。

（二）步骤

1. 实验分组及准备

一般 3～4 人一组，每组确定一名配餐对象。

2. 确定配餐对象能量需要量

调查询问配餐对象的有关情况，记入实训表 5-1。查阅《中国居民膳食营养素参考摄入量》，根据该对象的生理情况查得其能量需要量。

实训表 5-1　配餐对象情况记录表

姓名_____　性别_____　职业_____　年龄（_____岁）
身高（立高）（_____cm）　腰围（_____cm）　臀围（_____cm）
体质指数_____　腰臀比_____　标准体重（_____kg）　与实际体重差值（%）_____
营养状况初步评价_____

3. 确定配餐对象一天所需要的食物交换份份数

参见实训3　食物交换份法食谱编制。

4. 确定各类食物的交换份数量

参见实训3　食物交换份法食谱编制。

5. 食物选择

应该配备富含钙、乳糖、蛋白质、维生素 A、维生素 D 等的食物。按照确定的食物份数，从"食物交换份表"中挑选适当的食物重量，填入实训表 5-2 中。

实训表 5－2　配餐对象一日食物需要量

项目	谷薯类（份）		蔬菜（份）		肉类（份）		豆乳类（份）		水果（份）		油脂（份）	
份数												
食物品种及数量（g）	品种	量	品种	量	品种	量	品种	量	品种	量	品种	量

（1）含钙丰富的食物包括乳类及其制品、豆类及其制品、虾皮、海带、紫菜、发菜、黑木耳、绿叶蔬菜等。

（2）含蛋白质丰富的食物，可以选择肉、禽、鱼类食物。其中的优质蛋白和氨基酸能促进钙的吸收。

（3）富含维生素 A、维生素 D 的食物，可以选择动物的肝脏、奶类、蛋黄等。此类维生素能促进钙的吸收和利用。

（4）注意减少食物中影响钙吸收的因素。膳食纤维会阻碍钙的吸收，含膳食纤维丰富的食物会降低钙的吸收率。咖啡因、鞣酸和茶叶中的单宁成分会减少钙的吸收，进餐时应避免饮用咖啡、茶叶等饮料。抗酸剂、补铁剂、锌制剂均能通过竞争性抑制影响钙的吸收，应避免此类药物与补钙膳食同时服用。粮谷类及部分蔬菜中的植酸盐、草酸盐能与钙形成难溶性盐，影响钙的吸收，在烹调时应予以去除。

6. 食品原料的采购

按照实训表 5－2 所填入的食物，到市场进行采购，采购量应略大于需要量，以弥补初加工中的损失。

原料初加工、原料称量、配菜、烹调方法的确定、刀工处理及烹饪制熟步骤见实训 4。

四、结果与分析

提交成菜并讨论。

五、实训报告

略。

六、注意事项

（1）注意用刀、用火、用气安全。

（2）注意生熟分开，注意卫生。

参考文献

[1] 中国营养学会. 中国居民膳食营养素参考摄入量（2013 版）. 北京：科学出版社，2014.

[2] 中国营养学会. 中国居民膳食指南（科普版）. 北京：人民卫生出版社，2016.

[3] 何志谦. 人类营养学. 北京：人民卫生出版社，2008.

[4] 赵爱萍. 食物营养加工特性与人体膳食健康. 北京：中国农业科学技术出版社，2019.

[5] 张泽生. 食品营养学. 北京：中国轻工业出版社，2020.

[6] 王尔茂，马丽萍. 食品营养与健康. 3 版. 北京：科学出版社，2020.

[7] 邓泽元. 食品营养学. 4 版. 北京：中国农业出版社，2016.

[8] 高永清，吴小南. 营养与食品卫生学. 2 版. 北京：科学出版社，2017.

[9] 中国营养学会. 中国居民膳食指南. 北京：人民卫生出版社，2022.

[10] 周才琼，周玉林. 食品营养学. 3 版. 北京：中国质检出版社，中国标准出版社，2017.

[11] 孙远明，柳春红. 食品营养学. 3 版. 中国农业大学出版社，2019.

[12] 韩梅，乔晋萍. 医学营养学基础. 北京：中国医药科技出版社，2011.

[13] 葛可佑. 中国营养师培训教材. 北京：人民卫生出版社，2005.

[14] 徐桂华，孙桂菊. 营养与食疗学. 北京：人民卫生出版社，2020.

[15] 杨月欣. 公共营养师（国家职业资格三级）. 北京：中国劳动社会保障出版社，2009.

[16] 蔡东联，糜漫天. 营养师必读. 4 版. 北京：科学出版社，2019.

[17] 杨月欣. 营养配餐和膳食评价实用指导. 北京：人民卫生出版社，2008.

[18] 王其梅，王瑞. 营养配餐与设计. 3 版. 北京：中国轻工业出版社，2020.

[19] 孙长颢. 营养与食品卫生学. 8 版. 北京：人民卫生出版社，2017.

[20] 杨月欣. 中国食物成分表（第一册）. 6 版. 北京：北京大学医学出版社，2018.

［21］顾景范，杜寿玢，郭长江．现代临床营养学．6版．北京：科学出版社，2009．

［22］邓红．营养配膳与制作．北京：科学出版社，2009．

［23］汪之顼，张曼，等．一种新的即时性图像法膳食调查技术和效果评价．营养学报，2014，36（3）．

附 录

表 1　中国居民膳食能量需要量（EER）

年龄（岁）/生理阶段	能量（MJ/d）						能量（kcal/d）					
	轻体力活动水平		中体力活动水平		重体力活动水平		轻体力活动水平		中体力活动水平		重体力活动水平	
	男	女	男	女	男	女	男	女	男	女	男	女
0 ~	—	—	0.38MJ/(kg·d)	0.38MJ/(kg·d)	—	—	—	—	90kcal/(kg·d)	90kcal/(kg·d)	—	—
0.5 ~	—	—	0.33MJ/(kg·d)	0.33MJ/(kg·d)	—	—	—	—	80kcal/(kg·d)	80kcal/(kg·d)	—	—
1 ~	—	—	3.77	3.35	—	—	—	—	900	800	—	—
2 ~	—	—	4.60	4.18	—	—	—	—	1 100	1 000	—	—
3 ~	—	—	5.23	5.02	—	—	—	—	1 250	1 200	—	—
4 ~	—	—	5.44	5.23	—	—	—	—	1 300	1 250	—	—
5 ~	—	—	5.86	5.44	—	—	—	—	1 400	1 300	—	—
6 ~	5.86	5.23	6.69	6.07	7.53	6.90	1 400	1 250	1 600	1 450	1 800	1 650
7 ~	6.28	5.65	7.11	6.49	7.95	7.32	1 500	1 350	1 700	1 550	1 900	1 750
8 ~	6.9	6.07	7.74	7.11	8.79	7.95	1 650	1 450	1 850	1 700	2 100	1 900
9 ~	7.32	6.49	8.37	7.53	9.41	8.37	1 750	1 550	2 000	1 800	2 250	2 000
10 ~	7.53	6.90	8.58	7.95	9.62	9.00	1 800	1 650	2 050	1 900	2 300	2 150
11 ~	8.58	7.53	9.83	8.58	10.88	9.62	2 050	1 800	2 350	2 050	2 600	2 300

续表

年龄（岁）/生理阶段	能量（MJ/d）						能量（kcal/d）					
	轻体力活动水平		中体力活动水平		重体力活动水平		轻体力活动水平		中体力活动水平		重体力活动水平	
	男	女	男	女	男	女	男	女	男	女	男	女
14～	10.46	8.37	11.92	9.62	13.39	10.67	2 500	2 000	2 850	2 300	3 200	2 550
18～	9.41	7.53	10.88	8.79	12.55	10.04	2 250	1 800	2 600	2 100	3 000	2 400
50～	8.79	7.32	10.25	8.58	11.72	9.83	2 100	1 750	2 450	2 050	2 800	2 350
65～	8.58	7.11	9.83	8.16	—	—	2 050	1 700	2 350	1 950	—	—
80～	7.95	6.28	9.20	7.32	—	—	1 900	1 500	2 200	1 750	—	—
孕妇（早）	—	+0	—	+0	—	+0	—	+0	—	+0	—	+0
孕妇（中）	—	+1.25	—	+1.25	—	+1.25	—	+300	—	+300	—	+300
孕妇（晚）	—	+1.90	—	+1.90	—	+1.90	—	+450	—	+450	—	+450
乳母	—	+2.10	—	+2.10	—	+2.10	—	+500	—	+500	—	+500

注：未制定参考值者用"—"表示；1kcal=4.184kJ。

表2　中国居民膳食蛋白质、碳水化合物、脂肪和脂肪酸的参考摄入量（DRIs）

年龄（岁）/生理阶段	蛋白质*				总碳水化合物 EAR（g/d）	亚油酸 AI（%E）	α-亚麻酸 AI（%E）	EPA+DHA AI（mg）
	EAR（g/d）		RNI（g/d）					
	男	女	男	女				
0～	—	—	9（AI）	9（AI）	—	7.3（150mg[a]）	0.87	100[b]
0.5～	15	15	20	20	—	6.0	0.66	100[b]
1～	20	20	25	25	120	4.0	0.60	100[b]
4～	25	25	30	30	120	4.0	0.60	—
7～	30	30	40	40	120	4.0	0.60	—
11～	50	45	60	55	150	4.0	0.60	—
14～	60	50	75	60	150	4.0	0.60	—
18～	60	50	65	55	120	4.0	0.60	—
50～	60	50	65	55	120	4.0	0.60	—
65～	60	50	65	55	120	4.0	0.60	—
80～	60	50	65	55	120	4.0	0.60	—

续表

年龄（岁）/生理阶段	蛋白质*				总碳水化合物 EAR（g/d）	亚油酸 AI（%E）	α- 亚麻酸 AI（%E）	EPA+DHA AI（mg）
	EAR（g/d）		RNI（g/d）					
	男	女	男	女				
孕妇（早）	—	+0	—	+0	130	4.0	0.60	250（200[b]）
孕妇（中）	—	+10	—	+15	130	4.0	0.60	250（200[b]）
孕妇（晚）	—	+25	—	+30	130	4.0	0.60	250（200[b]）
乳母	—	+20	—	+25	160	4.0	0.60	250（200[b]）

注：1.* 蛋白质部分年龄段参考摄入量；2.[a] 为花生四烯酸，[b] 为 DHA；3. 未制定参考值者用 "—" 表示；4.%E 为占能量的百分比。

表 3　中国居民膳食宏量营养素的可接受范围（AMDR）

年龄（岁）/生理阶段	总碳水化合物（%E）	糖*（%E）	总脂肪（%E）	饱和脂肪酸（%E）	n-6 多不饱和脂肪酸（%E）	n-3 多不饱和脂肪酸（%E）	EPA+DHA（g/d）
0 ～	60（AI）	—	48（AI）	—	—	—	—
0.5 ～	85（AI）	—	40（AI）	—	—	—	—
1 ～	50 ～ 65	—	35（AI）	—	—	—	—
4 ～	50 ～ 65	≤ 10	20 ～ 30	<8	—	—	—
7 ～	50 ～ 65	≤ 10	20 ～ 30	<8	—	—	—
11 ～	50 ～ 65	≤ 10	20 ～ 30	<8	—	—	—
14 ～	50 ～ 65	≤ 10	20 ～ 30	<8	—	—	—
18 ～	50 ～ 65	≤ 10	20 ～ 30	<10	2.5 ～ 9	0.5 ～ 2.0	0.25 ～ 2.0
50 ～	50 ～ 65	≤ 10	20 ～ 30	<10	2.5 ～ 9	0.5 ～ 2.0	0.25 ～ 2.0
65 ～	50 ～ 65	≤ 10	20 ～ 30	<10	2.5 ～ 9	0.5 ～ 2.0	—
80 ～	50 ～ 65	≤ 10	20 ～ 30	<10	2.5 ～ 9	0.5 ～ 2.0	—
孕妇（早）	50 ～ 65	≤ 10	20 ～ 30	<10	2.5 ～ 9	0.5 ～ 2.0	—
孕妇（中）	50 ～ 65	≤ 10	20 ～ 30	<10	2.5 ～ 9	0.5 ～ 2.0	—
孕妇（晚）	50 ～ 65	≤ 10	20 ～ 30	<10	2.5 ～ 9	0.5 ～ 2.0	—
乳母	50 ～ 65	≤ 10	20 ～ 30	<10	2.5 ～ 9	0.5 ～ 2.0	—

注：1.* 外加的糖；2. 未制定参考值者用 "—" 表示；3. %E 为占能量的百分比。

表 4　中国居民膳食维生素的推荐摄入量（RNI）或适宜摄入量（AI）

年龄（岁）/生理阶段	VA µgRAE/d 男	VA µgRAE/d 女	VD µg/d	VE (AI) mg αTE/d	VK (AI) µg/d	VB₁ mg/d 男	VB₁ mg/d 女	VB₂ mg/d 男	VB₂ mg/d 女	VB₆ mg/d	VB₁₂ µg/d	泛酸 (AI) mg/d	叶酸 µgDFE/d	烟酸 mgNE/d 男	烟酸 mgNE/d 女	胆碱 (AI) mg/d 男	胆碱 (AI) mg/d 女	生物素 (AI) mg/d	VC mg/d
0~	300 (AI)		10 (AI)	3	2	0.1 (AI)		0.4 (AI)		0.2 (AI)	0.3 (AI)	1.7	65 (AI)	2 (AI)		120		5	40 (AI)
0.5~	350 (AI)		10 (AI)	4	10	0.3 (AI)		0.5 (AI)		0.4 (AI)	0.6 (AI)	1.9	100 (AI)	3 (AI)		150		9	40 (AI)
1~	310		10	6	30	0.6		0.6		0.6	1.0	2.1	160	6		200		17	40
4~	360		10	7	40	0.8		0.7		0.7	1.2	2.5	190	8		250		20	50
7~	500		10	9	50	1.0		1.0		1.0	1.6	3.5	250	11	10	300		25	65
11~	670	630	10	13	70	1.3	1.1	1.3	1.1	1.3	2.1	4.5	350	14	12	500	400	35	90
14~	820	620	10	14	75	1.6	1.3	1.5	1.2	1.4	2.4	5.0	400	16	13	500	400	40	100
18~	800	700	10	14	80	1.4	1.2	1.4	1.2	1.4	2.4	5.0	400	15	12	500	400	40	100
50~	800	700	10	14	80	1.4	1.2	1.4	1.2	1.6	2.4	5.0	400	14	12	500	400	40	100
65~	800	700	15	14	80	1.4	1.2	1.4	1.2	1.6	2.4	5.0	400	14	11	500	400	40	100
80~	800	700	15	14	80	1.4	1.2	1.4	1.2	1.6	2.4	5.0	400	13	10	500	400	40	100
孕妇（早）	—	+0	+0	+0	+0	—	+0	—	+0	+0.8	+0.5	+1.0	+200	—	+0	—	+20	+0	+0
孕妇（中）	—	+70	+0	+0	+0	—	+0.2	—	+0.2	+0.8	+0.5	+1.0	+200	—	+0	—	+20	+0	+15
孕妇（晚）	—	+70	+0	+0	+0	—	+0.3	—	+0.3	+0.8	+0.5	+1.0	+200	—	+0	—	+20	+0	+15
乳母	—	+600	+0	+3	+5	—	+0.3	—	+0.3	+0.3	+0.8	+2.0	+150	—	+3	—	+120	+10	+50

表 5 中国居民膳食矿物质的推荐摄入量（RNI）或适宜摄入量（AI）

年龄（岁）/生理阶段	钙 mg/d	磷 mg/d	钾（AI）mg/d	镁 mg/d	钠（AI）mg/d	氯（AI）mg/d	铁 mg/d		锌 mg/d		碘 μg/d	硒 μg/d	铜 mg/d	钼 μg/d	氟（AI）mg/d	锰（AI）mg/d	铬（AI）μg/d
							男	女	男	女							
0～	200 (AI)	100 (AI)	350	20 (AI)	170	260	0.3 (AI)		2.0 (AI)		85 (AI)	15 (AI)	0.3 (AI)	2 (AI)	0.01	0.01	0.2
0.5～	250 (AI)	180 (AI)	550	65 (AI)	350	550	10		3.5		115 (AI)	20 (AI)	0.3 (AI)	3 (AI)	0.23	0.7	4.0
1～	600	300	900	140	700	1 100	9		4.0		90	25	0.3	40	0.6	1.5	15
4～	800	350	1 200	160	900	1 400	10		5.5		90	30	0.4	50	0.7	2.0	20
7～	1 000	470	1 500	220	1 200	1 900	13		7.0		90	40	0.5	65	1.0	3.0	25
11～	1 200	640	1 900	300	1 400	2 200	15	18	10	9.0	110	55	0.7	90	1.3	4.0	30
14～	1 000	710	2 200	320	1 600	2 500	16	18	12	8.5	120	60	0.8	100	1.5	4.5	35
18～	800	720	2 000	330	1 500	2 300	12	20	12.5	7.5	120	60	0.8	100	1.5	4.5	30
50～	1 000	720	2 000	330	1 400	2 200	12	12	12.5	7.5	120	60	0.8	100	1.5	4.5	30
65～	1 000	700	2 000	320	1 400	2 200	12	12	12.5	7.5	120	60	0.8	100	1.5	4.5	30
80～	1 000	670	2 000	310	1 300	2 000	12	12	12.5	7.5	120	60	0.8	100	1.5	4.5	30
孕妇（早）	+0	+0	+0	+40	+0	+0	—	+0	—	+2	+110	+5	+0.1	+10	+0	+0.4	+1.0
孕妇（中）	+200	+0	+0	+40	+0	+0	—	+4	—	+2	+110	+5	+0.1	+10	+0	+0.4	+4.0
孕妇（晚）	+200	+0	+0	+40	+0	+0	—	+9	—	+2	+110	+5	+0.1	+10	+0	+0.4	+6.0
乳母	+200	+0	+400	+0	+0	+0	—	+4	—	+4.5	+120	+18	+0.6	+3	+0	+0.3	+7.0

注：未制定参考者用"—"表示。

表6　中国居民膳食微量营养素平均需要量（EAR）

年龄（岁）/生理阶段	VA μg RAE/d 男	VA μg RAE/d 女	VD μg/d	VB₁ mg/d 男	VB₁ mg/d 女	VB₂ mg/d 男	VB₂ mg/d 女	VB₆ mg/d	VB₁₂ μg/d	叶酸 μg DFE/d	烟酸 mgNE/d 男	烟酸 mgNE/d 女	VC mg/d	Ca mg/d	P mg/d	Mg mg/d	Fe mg/d 男	Fe mg/d 女	Zn mg/d 男	Zn mg/d 女	I μg/d	Se μg/d	Cu mg/d	Mo μg/d
0 ～	—	—	—	—	—	—	—	—	—	—	—	—	—	—	—	—	—	—	—	—	—	—	—	—
0.5 ～	—	—	—	—	—	—	—	—	—	—	—	—	—	—	—	—	7		3.0		—	—	—	—
1 ～	220		8	0.5		0.5		0.5	0.8	130	5	5	35	500	250	110	6		3.0		65	20	0.25	35
4 ～	260		8	0.6		0.6		0.6	1.0	150	7	6	40	650	290	130	7		4.5		65	25	0.3	40
7 ～	360		8	0.8		0.8		0.8	1.3	210	9	8	55	800	400	180	10		6.0		65	35	0.4	55
11 ～	480	450	8	1.1	1.0	1.1	0.9	1.1	1.8	290	11	10	75	1 000	540	250	11	14	8.0	7.5	75	45	0.55	75
14 ～	590	440	8	1.3	1.1	1.3	1.0	1.2	2.0	320	14	11	85	800	590	270	12	14	9.5	7.0	85	50	0.6	85
18 ～	560	480	8	1.2	1.0	1.2	1.0	1.2	2.0	320	12	10	85	650	600	280	9	15	10.5	6.0	85	50	0.6	85
50 ～	560	480	8	1.2	1.0	1.2	1.0	1.3	2.0	320	12	10	85	800	600	280	9	9	10.5	6.0	85	50	0.6	85
65 ～	560	480	8	1.2	1.0	1.2	1.0	1.3	2.0	320	11	9	85	800	590	270	9	9	10.5	6.0	85	50	0.6	85
80 ～	560	480	8	1.2	1.0	1.2	1.0	1.3	2.0	320	11	8	85	800	560	260	9	9	10.5	6.0	85	50	0.6	85
孕妇（早）	—	+0	+0	—	+0	—	+0	+0.7	+0.4	+200	—	+0	+0	+0	+0	+30	—	+0	—	+1.7	+75	+4	+0.1	+7
孕妇（中）	—	+50	+0	—	+0.1	—	+0.1	+0.7	+0.4	+200	—	+0	+10	+160	+0	+30	—	+4	—	+1.7	+75	+4	+0.1	+7
孕妇（晚）	—	+50	+0	—	+0.2	—	+0.2	+0.7	+0.4	+200	—	+0	+10	+160	+0	+30	—	+7	—	+1.7	+75	+4	+0.1	+7
乳母	—	+400	+0	—	+0.2	—	+0.2	+0.2	+0.6	+130	—	+0	+40	+160	+0	+0	—	+3	—	+3.8	+85	+15	+0.5	+3

注：未制定参考者用"—"表示。

表 7　中国居民膳食微量营养素的可耐受最高摄入量（UL）

年龄（岁）/生理阶段	VA μgRAE/d	VD μg/d	VE mg α-TE/d	VB₆ mg/d	叶酸 μg/d	烟酸 mgNE/d	烟酰胺 mg/d	胆碱 mg/d	VC mg/d	Ca mg/d	P mg/d	Fe mg/d	Zn mg/d	I μg/d	Se μg/d	Cu mg/d	Mo μg/d	F mg/d	M nmg/d
0 ~	600	20	—	—	—	—	—	—	—	1 000	—	—	—	—	55	—	—	—	—
0.5 ~	600	20	—	—	—	—	—	—	—	1 500	—	—	—	—	80	—	—	—	—
1 ~	700	20	150	20	300	10	100	1 000	400	1 500	—	20	8	200	100	2	200	0.8	—
4 ~	900	30	200	25	400	15	130	1 000	600	2 000	—	30	12	300	150	3	300	1.1	3.5
7 ~	1 500	45	350	35	600	20	180	1 500	1 000	2 000	—	35	19	400	200	4	450	1.7	5.0
11 ~	2 100	50	500	45	800	25	240	2 000	1 400	2 000	—	40	28	500	300	6	650	2.5	8
14 ~	2 700	50	600	55	900	30	280	2 500	1 800	2 000	—	40	35	600	350	7	800	3.1	10
18 ~	3 000	50	700	60	1 000	35	310	3 000	2 000	2 000	3 500	40	40	600	400	8	900	3.5	11
50 ~	3 000	50	700	60	1 000	35	310	3 000	2 000	2 000	3 500	40	40	600	400	8	900	3.5	11
65 ~	3 000	50	700	60	1 000	35	300	3 000	2 000	2 000	3 000	40	40	600	400	8	900	3.5	11
80 ~	3 000	50	700	60	1 000	30	280	3 000	2 000	2 000	3 000	40	40	600	400	8	900	3.5	11
孕妇（早）	3 000	50	700	60	1 000	35	310	3 000	2 000	2 000	3 500	40	40	600	400	8	900	3.5	11
孕妇（中）	3 000	50	700	60	1 000	35	310	3 000	2 000	2 000	3 500	40	40	600	400	8	900	3.5	11
孕妇（晚）	3 000	50	700	60	1 000	35	310	3 000	2 000	2 000	3 500	40	40	600	400	8	900	3.5	11
乳母	3 000	50	700	60	1 000	35	310	3 000	2 000	2 000	3 500	40	40	600	400	8	900	3.5	11

注：1. 未制定参考值者用"—"表示；2. 有些营养素未制定可耐受最高摄入量，主要是因为研究资料不充分，并不表示过量摄入没有健康风险。

表 8　中国居民膳食营养素建议摄入量（PI-NCD）

人群	钾/（mg/d）	钠/（mg/d）	维生素 C/（mg/d）
0 岁～	—	—	—
0.5 岁～	—	—	—
1 岁～	—	—	—
4 岁～	2 100	1 200	—
7 岁～	2 800	1 500	—
11 岁～	3 400	1 900	—
14 岁～	3 900	2 200	—
18 岁～	3 600	2 000	200
50 岁～	3 600	1 900	200
65 岁～	3 600	1 800	200
80 岁～	3 600	1 700	200
孕妇（早）	3 600	2 000	200
孕妇（中）	3 600	2 000	200
孕妇（晚）	3 600	2 000	200
乳母	3 600	2 000	200

注：未制定参考值者用"—"表示。

附录2 各类食物营养成分简表

表 9 各类食物营养成分简表

一、谷类及谷类制品

食物名称	食部	能量		水分	蛋白质	脂肪	膳食纤维	碳水化合物	视黄醇	硫胺素	核黄素	抗坏血酸	钙	铁	锌
	g	kJ	kcal	g	g	g	g	g	μg RAE	mg	mg	mg	mg	mg	mg
粳米(标一)	100	1 435	384	13.7	7.7	0.6	0.6	77.4	—	0.16	0.08	—	11	1.1	1.45
米饭(蒸)	100	477	114	71.1	2.5	0.2	0.4	26	—	0.02	0.03	—	6	0.2	0.47
米粥	100	195	47	88.6	1.1	0.3	0.1	10	—	…	0.03	—	7	0.1	0.20
籼米(标准)	100	1 452	347	12.6	7.9	0.6	0.8	78.3	—	0.09	0.04	—	12	1.6	1.47
苦荞麦粉	100	1 272	304	19.3	9.7	2.7	5.8	66	—	0.32	0.21	—	39	4.4	2.02
糯米(粳)	100	1 435	343	13.8	7.9	0.8	0.7	76.7	—	0.20	0.05	—	21	1.9	1.77
荞麦	100	1 356	324	13.0	9.3	2.3	6.5	73	3	0.28	0.16	—	47	6.2	3.62
方便面	100	1 975	472	3.6	9.5	21.1	0.7	61.6	—	0.12	0.06	—	25	4.1	1.06
富强粉	100	1 488	355	11.6	10.3	1.2	0.3	76.2	0	0.39	0.08	0	5	2.8	1.58
小麦粉(标准粉)	100	1 439	344	12.7	11.2	1.5	2.1	73.6	—	0.28	0.08	—	31	3.5	1.64
挂面(标准粉)	100	1 439	334	12.4	10.1	0.7	1.6	76	—	0.19	0.04	—	14	3.5	1.22
烙饼(标准粉)	100	1 067	225	36.4	7.5	2.3	1.9	52.9	—	0.02	0.04	—	20	2.4	0.94
馒头(蒸,富强粉)	100	870	208	47.3	6.2	1.2	1.0	44.2	—	0.02	0.02	—	58	1.7	0.40
油条	100	1 615	386	21.8	6.9	17.6	0.9	51	—	0.01	0.07	—	6	1.0	0.75
小米	100	1 498	358	11.6	9.0	3.1	1.6	75.1	17	0.33	0.10	—	41	5.1	1.87
小米粥	100	192	46	89.3	1.4	0.7	…	8.4	—	0.02	0.07	—	10	1.0	0.41
燕麦片	100	1 536	367	9.2	15.0	6.7	5.3	66.9	—	0.30	0.13	—	186	7.0	2.59

注:营养成分以每百克可食部计

续表

食物名称	食部	能量		水分	蛋白质	脂肪	膳食纤维	碳水化合物	视黄醇	硫胺素	核黄素	抗坏血酸	钙	铁	锌
	g	kJ	kcal	g	g	g	g	g	µg RAE	mg	mg	mg	mg	mg	mg
荞麦面	100	1 354	324	11.0	12.2	7.2	15.3	67.8	3	0.39	0.04	—	27	13.6	2.21
玉米（黄）	100	1 402	335	13.2	8.7	3.8	6.4	73	17	0.21	0.13	—	14	2.4	1.70
玉米（鲜）	46	444	106	71.3	4.0	1.2	2.9	22.8	—	0.16	0.11	16	—	1.1	0.90
玉米糁（黄）	100	1 452	347	12.8	7.9	3.0	3.6	75.6	—	0.10	0.08	—	49	2.4	1.16
二、干豆类及豆制品															
蚕豆（去皮）	100	1 431	342	11.3	25.4	1.6	2.5	58.9	50	0.20	0.20	—	54	2.5	3.32
豆腐	100	339	81	82.8	8.1	3.7	0.4	4.2	—	0.04	0.03	—	164	1.9	1.11
豆腐（南）	100	238	57	87.9	6.2	2.5	0.2	2.6	—	0.02	0.04	—	116	1.5	0.59
腐竹	100	1 929	459	7.9	44.6	21.7	1.0	22.3	—	0.13	0.07	—	77	16.5	3.69
腐乳（红）	100	632	151	61.2	12.0	8.1	0.6	8.2	15	0.02	0.21	—	87	11.5	1.67
千张	100	1 088	260	52.0	24.5	16.0	1.0	5.5	5	0.04	0.05	—	313	6.4	2.52
香干	100	615	147	69.2	15.8	7.8	0.8	4.1	7	0.04	0.03	—	299	5.7	1.59
豆浆	100	54	13	96.4	1.8	0.7	1.1	1.1	15	0.02	0.02	—	10	0.5	0.24
黄豆	100	1 502	359	10.2	35.1	16.0	15.5	34.1	37	0.41	0.20	—	191	8.2	3.34
黄豆粉	100	1 749	418	6.7	32.8	18.3	7.0	37.5	63	0.31	0.22	—	207	8.1	3.89
绿豆	100	1 322	316	12.3	21.6	0.8	6.4	62	22	0.25	0.11	—	81	6.5	2.18
豌豆	100	1 310	313	10.4	20.3	1.1	10.4	65.8	42	0.49	0.14	—	97	4.9	2.35
三、鲜豆类															
蚕豆	31	435	104	70.2	8.8	0.4	3.1	19.5	52	0.37	0.10	16	16	3.5	1.37
黄豆芽	100	184	44	88.8	4.5	1.6	1.5	4.5	5	0.04	0.07	8	21	0.9	0.54

续表

食物名称	食部	能量		水分	蛋白质	脂肪	膳食纤维	碳水化合物	视黄醇	硫胺素	核黄素	抗坏血酸	钙	铁	锌
	g	kJ	kcal	g	g	g	g	g	μg RAE	mg	mg	mg	mg	mg	mg
毛豆	53	515	123	69.6	13.1	5.0	4.0	10.5	22	0.15	0.07	27	135	3.5	1.73
绿豆芽	100	75	18	94.6	2.1	0.1	0.8	2.9	3	0.05	0.06	6	9	0.6	0.35
豆角	96	126	30	90.0	2.5	0.2	2.1	6.7	33	0.05	0.07	18	29	1.5	0.54
四、根茎类															
百合（干）	100	1 431	342	10.3	6.7	0.5	1.7	79.5	—	0.05	0.09	—	32	5.9	1.31
荸荠	78	247	59	83.6	1.2	0.2	1.1	14.2	3	0.02	0.02	7	4	0.6	0.34
甘薯（红心）	90	414	99	73.4	1.1	0.2	1.6	24.7	125	0.04	0.04	26	23	0.5	0.15
胡萝卜（橙）	96	155	37	89.2	1.0	0.2	1.1	8.8	688	0.04	0.03	13	32	1.0	0.23
茭笋	77	106	25	91.1	1.7	0.2	2.0	6.2	—	0.05	004	12	2	0.5	0.29
白萝卜	95	84	20	93.4	0.9	0.1	1.0	5	3	0.02	0.03	21	36	0.5	0.30
马铃薯	94	318	76	79.8	2.0	0.2	0.7	17.2	5	0.08	0.04	27	8	0.8	0.37
藕	88	293	70	80.5	1.9	0.2	1.2	16.4	3	0.09	0.03	44	39	1.4	0.23
山药	83	234	56	84.8	1.9	0.2	0.8	12.4	7	0.05	0.02	5	16	0.3	0.27
芋头	84	331	79	78.6	2.2	0.2	1.0	18.1	27	0.06	0.05	6	36	1.0	0.49
春笋	66	84	20	91.4	2.4	0.1	2.8	5.1	5	0.05	0.04	5	8	2.4	0.43
五、茎、叶、苔、花类蔬菜															
菠菜（赤根菜）	89	100	24	91.2	2.6	0.3	1.7	4.5	487	0.20	0.18	82	411	25.9	3.91
菜花	82	100	24	92.4	2.1	0.2	1.2	4.6	5	0.03	0.08	61	23	1.1	0.38
大葱	82	126	30	91.0	1.7	0.3	1.3	6.5	10	0.01	0.12	8	24	…	0.13
大蒜	85	527	126	66.6	4.5	0.2	1.1	27.6	5	0.04	0.06	7	39	1.2	0.88
青蒜	84	126	30	90.4	2.4	0.3	1.7	6.2	98	0.06	0.04	16	24	0.8	0.23

续表

食物名称	食部	能量		水分	蛋白质	脂肪	膳食纤维	碳水化合物	视黄醇	硫胺素	核黄素	抗坏血酸	钙	铁	锌
	g	kJ	kcal	g	g	g	g	g	μg RAE	mg	mg	mg	mg	mg	mg
蒜苗	82	155	37	88.9	2.1	0.4	1.8	8	47	0.11	0.08	35	29	1.4	0.46
茭白	74	96	23	92.2	1.2	0.2	1.9	5.9	5						
韭菜	90	109	26	91.8	2.4	0.4	1.4	4.6	235	0.02	0.09	24	42	1.6	0.43
芦笋	90	75	18	93.0	1.4	0.1	1.9	4.9	17	0.04	0.05	45	10	1.4	0.41
芹菜茎	67	84	20	93.1	1.2	0.2	1.2	4.5	57	0.02	0.06	8	80	1.2	0.24
茼蒿	82	88	21	93.0	1.9	0.3	1.2	3.9	252	0.04	0.09	18	73	2.5	0.35
西兰花	83	138	33	90.3	4.1	0.6	1.6	4.3	1 202	0.09	0.13	51	67	1.0	0.78
苋菜（青）	74	105	25	90.2	2.8	0.3	2.2	5	352	0.03	0.12	47	187	5.4	0.80
雪里蕻（叶用芥菜）	94	100	24	91.5	2.0	0.4	1.6	4.7	52	—	—	—	—	—	—
葱头	90	163	39	89.2	1.1	0.2	0.9	9	3	0.20	0.14	5	351	6.2	1.13
油菜	87	96	23	92.9	1.8	0.5	1.1	3.8	103	0.08	0.07	65	156	2.8	0.72
圆白菜	86	92	22	93.2	1.5	0.2	1.0	4.6	12	0.03	0.03	40	49	0.6	0.25

六、瓜菜类

食物名称	食部	能量		水分	蛋白质	脂肪	膳食纤维	碳水化合物	视黄醇	硫胺素	核黄素	抗坏血酸	钙	铁	锌
	g	kJ	kcal	g	g	g	g	g	μg RAE	mg	mg	mg	mg	mg	mg
冬瓜	80	46	11	96.6	0.4	0.2	0.7	2.6	13	0.01	0.01	18	19	0.2	0.07
黄瓜	92	63	15	95.8	0.8	0.2	0.5	2.9	15	0.02	0.03	9	24	0.5	0.18
苦瓜	81	79	19	93.4	1.0	0.1	1.4	4.9	17	0.03	0.03	56	14	0.7	0.36
南瓜	85	92	22	93.5	0.7	0.1	0.8	5.3	148	0.03	0.04	8	16	0.4	0.14
西瓜	56	105	25	93.3	0.6	0.1	0.3	5.8	75	0.02	0.03	6	8	0.3	0.10
西葫芦	73	75	18	94.9	0.8	0.2	0.6	3.8	5	0.01	0.03	6	15	0.3	0.12
葫子（茄科）	85	113	27	92.2	0.7	0.1	0.9	6.8	163	0.01	0.06	29	49	..	0.56
辣椒（尖，青）	84	96	23	91.9	1.4	0.3	2.1	5.8	57	0.03	0.04	62	15	0.7	0.22

续表

食物名称	食部	能量		水分	蛋白质	脂肪	膳食纤维	碳水化合物	视黄醇	硫胺素	核黄素	抗坏血酸	钙	铁	锌
	g	kJ	kcal	g	g	g	g	g	μg RAE	mg	mg	mg	mg	mg	mg
茄子	93	88	21	93.4	1.1	0.2	1.3	4.9	8	0.02	0.04	5	24	0.5	0.23
番茄	97	79	19	94.4	0.9	0.2	0.5	4	92	0.03	0.03	19	10	0.4	0.13
七、菌藻类															
海带	100	50	12	94.4	1.2	0.1	0.5	2.1	—	0.02	0.15	…	46	0.9	0.16
金针菇	100	109	26	90.2	2.4	0.4	2.7	6	5	0.15	0.19	2	—	1.4	0.39
木耳	100	858	205	15.5	12.1	1.5	29.2	64.9	17	0.17	0.44	—	247	97.4	3.18
平菇	93	84	20	92.5	1.9	0.3	2.3	4.6	2	0.06	0.16	4	5	1.0	0.61
香菇（干）	95	883	211	12.3	20.0	1.2	31.6	61.7	3	0.19	1.26	5	83	10.5	8.57
银耳	96	837	200	14.6	10.0	1.4	30.4	67.3	8	0.05	0.25	—	36	4.1	3.03
紫菜	100	866	207	12.7	26.7	1.1	21.6	44.1	228	0.27	1.02	2	264	54.9	2.47
八、水果类															
菠萝	68	172	41	88.4	0.5	0.1	1.3	10.8	33	0.04	0.02	18	12	0.6	0.14
草莓	97	126	30	91.3	1.0	0.2	1.1	7.1	5	0.02	0.03	47	18	1.8	0.14
橙	74	197	47	87.4	0.8	0.2	0.6	11.1	27	0.05	0.04	33	20	0.4	0.14
柑橘	77	213	51	86.9	0.7	0.2	0.4	11.9	148	0.08	0.04	28	35	0.2	0.08
甘蔗汁	100	268	64	83.1	0.4	0.1	0.6	16	2	0.01	0.02	2	14	0.4	1.00
梨	75	134	32	90.0	0.4	0.1	2.0	9.3	—	0.01	0.04	1	11	—	…
荔枝	73	293	70	81.9	0.9	0.2	0.5	16.6	2	0.10	0.04	41	2	0.4	0.17
桂圆	50	293	70	81.4	1.2	0.1	0.4	16.6	3	0.01	0.14	43	6	0.2	0.40
杧果	60	134	32	90.6	0.6	0.2	1.3	8.3	1 342	0.01	0.04	23	微量	0.2	0.09

续表

食物名称	食部	能量		水分	蛋白质	脂肪	膳食纤维	碳水化合物	视黄醇	硫胺素	核黄素	抗坏血酸	钙	铁	锌
	g	kJ	kcal	g	g	g	g	g	μg RAE	mg	mg	mg	mg	mg	mg
中华猕猴桃	83	234	56	83.4	0.8	0.6	2.6	14.5	22	0.05	0.02	62	27	1.2	0.57
蜜橘	76	176	42	88.2	0.8	0.4	1.4	10.3	277	0.05	0.04	19	19	0.2	0.10
柠檬汁	100	109	26	93.1	0.9	0.2	0.3	5.5	—	0.01	0.02	11	24	0.1	0.09
苹果	76	218	52	85.9	0.2	0.2	1.2	13.5	3	0.06	0.02	4	4	0.6	0.19
葡萄	86	180	43	88.7	0.5	0.2	0.4	10.3	8	0.04	0.02	25	5	0.4	0.18
柿	87	297	71	80.6	0.4	0.1	1.4	18.5	20	0.02	0.02	30	9	0.2	0.08
酸枣	52	1 163	278	18.3	3.5	1.5	10.6	73.3	—	0.01	0.02	900	435	6.6	0.68
桃	86	201	48	86.4	0.9	0.1	1.3	12.2	3	0.01	0.03	7	6	0.8	0.34
香蕉	59	381	91	75.8	1.4	0.2	1.2	22	10	0.02	0.04	8	7	0.4	0.18
鸭梨	82	180	43	88.3	0.2	0.2	1.1	11.1	2	0.03	0.03	4	4	0.9	0.10
柚	69	172	41	89.0	0.8	0.2	0.4	9.5	2	—	0.03	23	4	0.3	0.40
枣	87	510	122	67.2	1.1	0.3	1.9	30.5	40	0.06	0.09	243	22	1.2	1.52
枣（干）	80	1 105	264	26.9	3.2	0.5	6.2	67.8	2	0.04	0.16	14	64	2.3	0.65
九、坚果类															
核桃	43	1 368	327	49.8	12.8	29.9	4.3	6.1	—	0.07	0.14	10	—	—	—
花生（炒）	71	2 464	589	4.1	21.9	48.0	6.3	23.6	10	0.13	0.12	…	47	1.5	2.03
栗子	80	774	185	52.0	4.2	0.7	1.7	42.2	32	0.14	0.17	24	17	1.1	0.57
南瓜子（炒）	68	2 402	574	4.1	36.0	46.1	4.1	7.9	—	0.08	0.16	—	37	6.5	7.12
松子仁	100	2 920	698	0.8	13.4	70.6	10.0	12.2	2	0.19	0.25	—	78	4.3	4.61
葵花子（炒）	52	2 577	616	2.0	22.6	52.8	4.8	17.3	5	0.43	0.26	…	72	6.1	5.91

续表

十、畜肉及其肉制品

食物名称	食部	能量		水分	蛋白质	脂肪	膳食纤维	碳水化合物	视黄醇	硫胺素	核黄素	抗坏血酸	钙	铁	锌
	g	kJ	kcal	g	g	g	g	g	μg RAE	mg	mg	mg	mg	mg	mg
驴肉（瘦）	100	485	116	73.8	21.5	3.2	—	0.4	72	0.03	0.16	—	2	4.3	4.26
马肉	100	510	122	74.1	20.1	4.6	—	0.1	28	0.06	0.25	—	5	5.1	12.26
羊肚	100	364	87	81.7	12.2	3.4	—	1.8	23	0.03	0.17	—	38	1.4	2.61
羊肝	100	561	134	69.7	17.9	3.6	—	7.4	20 972	0.21	1.75	—	8	7.5	3.45
羊肉（肥瘦）	90	848	203	65.7	19.0	14.1	—	0.0	22	0.05	0.14	—	6	2.3	3.22
羊肉（瘦）	90	494	118	74.2	20.5	3.9	—	0.2	11	0.15	0.16	—	9	3.9	6.06
羊肉串（烤）	100	863	206	58.7	26.0	10.3	—	2.4	52	0.04	0.15	—	4	8.5	2.28
羊肉串（炸）	100	908	217	57.4	18.3	11.5	—	10.0	40	0.04	0.41	—	38	4.2	3.84
羊肾	90	429	102	77.2	17.2	3.3	—	1.0	99	0.44	1.26	—	2	7.2	1.86
羊心	100	473	113	77.7	13.8	5.5	—	2.0	16	0.28	0.40	—	10	4.0	2.09
咖喱牛肉干	100	1 364	325	13.3	45.9	2.7	…	29.5	86	0.01	0.27	0	65	18.3	7.60
牛肚	100	301	72	83.4	14.5	1.6	—	0.0	2	0.03	0.13	—	40	1.8	2.31
牛肝	100	582	139	68.7	19.8	3.9	—	6.2	20 220	0.16	130	9	4	6.6	5.01
牛肉（肥瘦）	100	807	193	67.4	18.1	13.4	—	0.0	9	0.03	0.11	—	8	3.2	3.67
牛肉（瘦）	100	444	106	75.2	20.2	2.3	—	1.2	6	0.07	0.13	—	9	2.8	3.71
腊肉（培根）	100	757	181	63.1	22.3	9.0	—	2.6	…	0.90	0.11	—	2	2.4	2.26
香肠	100	2 125	508	19.2	24.1	40.7	—	11.2	…	0.48	0.11	—	14	5.8	7.61
猪肝	99	540	129	70.7	19.3	3.5	—	5.0	4 972	0.21	2.08	20	6	22.6	5.78
猪肉（肥瘦）	100	1 654	395	46.8	13.2	37.0	—	6.8	114	0.22	0.16	—	6	1.6	2.06
猪肉（瘦）	100	598	143	71.0	20.3	6.2	—	1.5	44	0.54	0.10	—	6	3.0	2.99

续表

食物名称	食部 g	能量 kJ	能量 kcal	水分 g	蛋白质 g	脂肪 g	膳食纤维 g	碳水化合物 g	视黄醇 μg RAE	硫胺素 mg	核黄素 mg	抗坏血酸 mg	钙 mg	铁 mg	锌 mg
猪小排	72	1 163	278	58.1	16.7	23.1	—	0.7	5	0.30	0.16	—	14	1.4	3.36
猪血	100	230	55	85.8	12.2	0.3	—	0.9	—	0.03	0.04	—	4	8.7	0.28
十一、禽肉及其肉制品															
鹅	63	1 049	251	61.4	17.9	19.9	—	0.0	42	0.07	0.23	—	4	3.8	1.36
鸽	42	841	201	66.6	16.5	14.2	—	1.7	53	0.06	0.20	—	30	3.8	0.82
鸡肝	100	506	121	74.4	16.6	4.8	—	2.8	10 414	0.33	1.10	—	7	12.0	2.40
鸡胸脯肉	100	556	133	72.0	19.4	5.0	—	2.5	16	0.07	0.13	—	3	0.6	0.51
肯德基（炸鸡）	70	1 167	279	49.4	20.3	17.3	—	10.5	23	0.03	0.17	—	109	2.2	1.66
土鸡	58	519	124	73.5	20.8	4.5	—	0.0	64	0.09	0.08	—	9	2.1	1.06
鸭肝	100	536	128	76.3	14.5	7.5	—	0.5	1 040	0.26	1.05	18	18	23.1	3.08
北京烤鸭	80	1 824	436	38.2	16.6	38.4	—	6.0	36	0.04	0.32	—	35	2.4	1.25
十二、乳及乳制品															
黄油	100	3 712	888	0.5	1.4	98.0	—	0.0	—	—	0.02	—	35	0.8	0.11
奶酪	100	1 372	328	43.5	25.7	23.5	—	3.5	152	0.06	0.91	—	799	2.4	6.97
奶油	100	3 012	720	18.0	2.5	78.6	—	0.7	1 042	…	0.05	—	1	0.7	0.12
全脂牛乳粉	100	2 000	478	2.3	20.1	21.2	—	51.7	141	0.11	0.73	4	676	1.2	3.14
牛乳	100	226	54	89.8	3.0	3.2	—	3.4	24	0.03	0.14	1	104	0.3	0.42
酸奶	100	301	72	84.7	2.5	2.7	—	9.3	26	0.03	0.15	1	118	0.4	0.53
全脂羊乳粉	100	2 084	498	1.4	18.8	25.2	—	49.0	—	0.06	1.60	—	—	—	—

续表

食物名称	食部	能量		水分	蛋白质	脂肪	膳食纤维	碳水化合物	视黄醇	硫胺素	核黄素	抗坏血酸	钙	铁	锌
	g	kJ	kcal	g	g	g	g	g	µg RAE	mg	mg	mg	mg	mg	mg
十三、蛋及蛋制品															
白皮鸡蛋	87	577	138	75.8	12.7	9.0	—	1.5	310	0.09	0.31	—	48	2.0	1.00
红皮鸡蛋	88	653	156	73.8	12.8	11.1	—	1.3	194	0.13	0.32	—	444	2.3	1.01
鸡蛋白	100	251	60	84.4	11.6	0.1	—	3.1	微量	0.04	0.31	—	9	1.6	0.02
鸡蛋黄	100	1 372	328	51.5	15.2	28.2	—	3.4	438	0.33	0.29	—	112	6.5	3.79
松花蛋（鸭）	90	715	171	68.4	14.2	10.7	—	4.5	215	0.06	0.18	—	63	3.3	1.48
鸭蛋	87	753	180	70.3	12.6	13.0	—	3.1	261	0.17	0.35	—	62	2.9	1.67
鸭蛋（咸）	88	795	190	61.3	12.7	12.7	—	6.3	134	0.16	0.33	—	118	3.6	1.74
十四、鱼类															
鳊鱼	59	565	135	73.1	18.3	6.3	—	1.2	28	0.02	0.07	—	89	0.7	0.89
草鱼	58	472	113	77.3	16.6	5.2	—	0.0	11	0.04	0.11	—	38	0.8	0.87
带鱼	76	531	127	73.3	17.7	4.9	—	3.1	29	0.02	0.06	—	28	1.2	0.70
鲑鱼（大麻哈鱼）	72	581	149	74.1	17.2	7.8	—	0.0	45	0.07	0.18	—	13	0.3	1.11
鲫鱼	54	452	108	75.4	17.1	2.7	—	3.8	17	0.04	0.09	—	79	1.3	1.94
鲢鱼	61	433	104	77.4	17.8	3.6	—	0.0	20	0.03	0.07	—	53	1.4	1.17
鲈鱼	58	439	105	76.5	18.6	3.4	—	0.0	19	0.03	0.17	—	138	2.0	2.83
泥鳅	60	402	96	76.6	17.9	2.0	—	1.7	14	0.10	0.33	—	299	2.9	2.76
青鱼	63	485	120	73.9	20.1	4.2	—	0.2	42	0.03	0.07	—	31	0.9	0.96
黄鳝	67	372	89	78.0	18.0	1.4	—	1.2	50	0.06	0.98	—	42	2.5	1.97
小黄鱼	63	414	99	77.9	17.9	3.0	—	0.1	…	0.04	0.04	—	78	0.9	0.94
银鱼	100	497	119	76.2	17.2	4.0	—	0.0	—	0.03	0.05	—	46	0.9	0.16

续表

食物名称	食部	能量		水分	蛋白质	脂肪	膳食纤维	碳水化合物	视黄醇	硫胺素	核黄素	抗坏血酸	钙	铁	锌
	g	kJ	kcal	g	g	g	g	g	μg RAE	mg	mg	mg	mg	mg	mg
鱼籽酱（大麻哈鱼）	100	1 054	252	49.4	10.9	16.8	—	14.4	111	0.33	0.19	—	23	2.8	2.69
十五、虾、蟹及软体动物类															
毛蛤蜊	25	406	97	75.6	15.0	1.0	—	7.1	微量	0.01	0.14	—	137	15.3	2.29
海参	93	1 096	262	18.9	50.2	4.8	—	4.5	39	0.04	0.10	—	—	9.0	2.24
香海螺	59	682	163	61.6	22.7	3.5	—	10.1	微量	—	0.24	—	91	3.2	2.89
海蜇皮	100	137	33	76.5	3.7	0.3	—	3.8	—	0.03	0.05	—	150	4.8	0.55
牡蛎	100	305	73	82.0	5.3	2.1	—	8.2	27	0.01	0.13	—	131	7.1	9.39
鲜贝	100	322	77	80.3	15.7	0.5	—	2.5	—	微量	0.21	—	28	0.7	2.08
鱿鱼（水浸）	98	314	81	75.0	17.0	0.0	—	0.0	16	…	0.03	—	43	0.5	1.36
章鱼（八爪鱼）	78	565	135	65.4	18.9	0.4	—	14.0	…	0.04	0.06	—	21	0.6	0.68
基围虾	60	423	101	75.2	18.2	1.4	—	3.9	微量	0.03	0.06	—	36	2.9	1.55
河虾	86	368	88	78.1	16.4	2.4	—	0.0	48	0.04	0.03	—	325	4.0	2.24
河蟹	42	431	103	75.8	17.5	2.6	—	2.3	389	0.06	0.28	—	126	2.9	3.68
龙虾	46	377	90	77.6	18.9	1.1	—	1.0	—	微量	0.03	—	21	1.3	2.79
虾皮	100	640	153	42.4	30.7	2.2	—	2.5	19	0.02	0.14	—	991	6.7	1.93
十六、油脂类															
牛油	100	3 494	835	6.2	—	92.0	—	1.8	54	—	—	—	9	3.0	0.79
猪油（炼）	100	3 753	897	5.3	…	99.6	—	0.2	27	0.02	0.03	—	—	—	—
菜籽油	100	6 761	899	0.1	…	99.9	—	0.0	—	…	…	—	9	3.7	0.54
豆油	100	3 761	899	0.1	…	99.9	—	0.0	—	…	微量	—	13	2.0	1.09
花生油	100	3 761	899	微量	…	99.9	—	0.0	—	…	微量	—	12	2.9	0.48

续表

食物名称	食部	能量		水分	蛋白质	脂肪	膳食纤维	碳水化合物	视黄醇	硫胺素	核黄素	抗坏血酸	钙	铁	锌
	g	kJ	kcal	g	g	g	g	g	μg RAE	mg	mg	mg	mg	mg	mg
葵花籽油	100	3 761	899	0.1	…	99.9	—	0.0	—	…	…	—	2	1.0	0.11
色拉油	100	3 757	898	0.2	…	99.8	—	0.0	—	…	…	—	18	1.7	0.23
玉米油	100	3 745	895	0.2	…	99.2	—	0.5	—	…	…	—	1	1.4	0.26
棕榈油	100	3 766	900	…	—	100.0	—	0.0	18	—	—	—	…	3.1	0.08

十七、糕点及小吃类

食物名称	食部	能量		水分	蛋白质	脂肪	膳食纤维	碳水化合物	视黄醇	硫胺素	核黄素	抗坏血酸	钙	铁	锌
	g	kJ	kcal	g	g	g	g	g	μg RAE	mg	mg	mg	mg	mg	mg
饼干	100	1 812	433	5.7	9.0	12.7	1.1	71.7	37	0.08	0.04	3	73	1.9	0.91
曲奇饼	100	2 284	546	1.9	6.5	31.6	0.2	59.1	…	0.06	0.06	—	45	1.9	0.31
绿豆糕	100	1 460	349	11.5	12.8	1.0	1.2	73.4	47	0.23	0.02	0	24	7.3	1.04
蛋糕	100	1 452	347	18.6	8.6	5.1	0.4	67.1	86	0.09	0.09	1	39	2.5	1.01
奶油蛋糕	100	1 582	378	21.9	7.2	13.9	0.6	56.5	175	0.13	0.11	—	38	2.3	1.88
香油炒面	100	1 703	407	1.9	12.4	4.8	1.5	80.1	17	0.25	0.09	0	16	2.9	1.38
月饼（豆沙）	100	1 695	405	11.7	8.2	13.6	3.1	65.6	7	0.05	0.05	0	64	3.1	0.64
月饼（五仁）	100	1 741	416	11.3	8.0	16.0	3.9	64	7	—	0.08	0	54	2.8	0.61
黄油面包	100	1 377	329	27.3	7.9	8.7	0.9	55.6	—	0.03	0.02	0	35	1.5	0.50
面包	100	1 305	312	27.4	8.3	5.1	0.5	58.6	—	0.03	0.06	1	49	2.0	0.75
烧麦	100	996	238	51.0	9.2	11.0	2.3	27.9	—	0.07	0.07	0	10	2.1	1.09
麻花	100	2 192	524	6.0	8.3	31.5	1.5	53.4	—	0.05	0.01	0	26	—	3.06
烧饼	100	1 364	326	27.3	11.5	9.9	2.5	50.1	—	0.03	0.01	0	40	6.9	1.39

十八、茶及饮料类

食物名称	食部	能量		水分	蛋白质	脂肪	膳食纤维	碳水化合物	视黄醇	硫胺素	核黄素	抗坏血酸	钙	铁	锌
	g	kJ	kcal	g	g	g	g	g	μg RAE	mg	mg	mg	mg	mg	mg
红茶	100	1 230	294	7.3	26.7	1.1	14.8	59.2	645	…	0.17	8	378	28.1	3.97
绿茶	100	1 238	296	7.5	34.2	2.3	15.6	50.3	967	0.02	0.35	19	325	14.4	4.34

续表

食物名称	食部	能量		水分	蛋白质	脂肪	膳食纤维	碳水化合物	视黄醇	硫胺素	核黄素	抗坏血酸	钙	铁	锌
	g	kJ	kcal	g	g	g	g	g	μg RAE	mg	mg	mg	mg	mg	mg
可可粉	100	1 339	330	7.5	24.6	8.4	14.3	49.8	22	0.05	0.16	—	74	1.0	1.12
橘子汁	100	498	119	70.1	…	0.1	—	29.6	2	—	…	2	4	0.1	0.03
浓缩橘汁	100	983	235	41.3	0.8	0.3	—	57.3	122	0.04	0.02	80	21	0.7	0.13
冰激凌	100	527	126	74.4	2.4	5.3	—	17.3	48	0.01	0.03	—	126	0.5	0.37

十九、糖及糖果类

食物名称	食部	能量		水分	蛋白质	脂肪	膳食纤维	碳水化合物	视黄醇	硫胺素	核黄素	抗坏血酸	钙	铁	锌
	g	kJ	kcal	g	g	g	g	g	μg RAE	mg	mg	mg	mg	mg	mg
蜂蜜	100	1 343	321	22.0	0.4	1.9	—	75.6	—	…	0.05	3	4	1.0	0.37
巧克力	100	2 452	586	1.0	4.3	40.1	1.5	53.4	—	0.06	0.08	—	111	1.7	1.02
白砂糖	100	1 674	400	微量	…	…	—	99.9	…	…	…	…	20	0.6	0.06
冰糖	100	1 661	397	0.6	…	…	…	99.3	—	0.01	微量	0	6	0.8	0.21
红糖	100	1 628	389	1.9	0.7	…	—	96.6	—	0.01	—	—	157	2.2	0.35

二十、淀粉制品及调味品类

食物名称	食部	能量		水分	蛋白质	脂肪	膳食纤维	碳水化合物	视黄醇	硫胺素	核黄素	抗坏血酸	钙	铁	锌
	g	kJ	kcal	g	g	g	g	g	μg RAE	mg	mg	mg	mg	mg	mg
淀粉（玉米）	100	1 443	345	13.5	1.2	0.1	0.1	85	—	0.03	0.04	—	18	4.0	0.09
藕粉	100	1 556	372	6.4	0.2	…	0.1	93	—	…	0.01	—	8	17.9	0.15
粉皮	100	255	61	84.3	0.2	0.3	0.6	15	—	0.03	0.01	—	5	0.5	0.27
粉丝	100	14.2	335	15.0	0.8	0.2	1.1	83.7	—	0.03	0.02	—	31	6.4	0.27
芝麻酱	100	2 586	618	0.3	19.2	52.7	5.9	22.7	17	0.16	0.22	—	1 170	50.3	4.01
米醋	100	130	31	90.6	2.1	0.3	—	4.9	—	.02	0.07	—	42	9.7	2.39
香醋	10	285	68	79.9	3.8	0.1	—	13	—	—	0.04	—	105	5.2	0.30
酱油（浓）	100	264	63	67.3	5.6	0.2	0.2	10.1	—	0.01	0.05	—	30	3.0	1.12
味精	100	678	162	0.2	40.1	0.2	0.0	0.0	—	—	—	—	—	—	—
精盐	100	0	0	0.1	0.0	0.0	0.0	0.0	—	—	—	—	22	1.0	0.24

续表

二十一、杂类食物

食物名称	食部	能量		水分	蛋白质	脂肪	膳食纤维	碳水化合物	视黄醇	硫胺素	核黄素	抗坏血酸	钙	铁	锌
	g	kJ	kcal	g	g	g	g	g	μg RAE	mg	mg	mg	mg	mg	mg
陈皮	100	1 163	278	8.3	8.0	1.4	20.7	79	68	…	0.44	7	82	9.3	1.00
枸杞子	98	1 079	258	1.67	13.9	1.5	16.9	64.1	1 625	0.35	0.46	48	60	5.4	1.48
蚕蛹	100	962	230	57.5	21.5	13.0	—	6.7	…	0.07	2.23	—	81	2.6	6.17
甲鱼	70	494	118	75.0	17.8	4.3	—	2.1	139	0.07	0.14	—	70	2.8	2.31
蛇	78	381	91	76.4	20.3	0.7	—	1.6	4	0.12	0.12	4	18	2.5	3.80

表中符号的说明:"…"表示"未检出";"—"表示未测定;"微量"表示测出的营养素含量甚少;"0"表示该食物中不含这种营养素。

图书在版编目（CIP）数据

食品营养与配餐 / 林玉桓主编. -- 3 版. -- 北京：
中国人民大学出版社，2023.3
　新编 21 世纪高等职业教育精品教材. 旅游大类
　ISBN 978-7-300-31398-6

　Ⅰ. ①食… Ⅱ. ①林… Ⅲ. ①食品营养－高等职业教
育－教材②膳食营养－高等职业教育－教材 Ⅳ. ① R151.3

　中国国家版本馆 CIP 数据核字（2023）第 016784 号

"十三五"江苏省高等学校重点教材（编号 2016-1-061）
新编 21 世纪高等职业教育精品教材·旅游大类

食品营养与配餐（第三版）
主　编　林玉桓
副主编　史守纪　高敏国　谢　亮
参　编　赵佳佳　孙艺飞　朱翠玲　贾亚娟
主　审　王立梅　李　晶
Shipin Yingyang yu Peican

出版发行	中国人民大学出版社		
社　　址	北京中关村大街 31 号	邮政编码	100080
电　　话	010 - 62511242（总编室）	010 - 62511770（质管部）	
	010 - 82501766（邮购部）	010 - 62514148（门市部）	
	010 - 62515195（发行公司）	010 - 62515275（盗版举报）	
网　　址	http://www.crup.com.cn		
经　　销	新华书店		
印　　刷	唐山玺诚印务有限公司	版　　次	2016 年 2 月第 1 版
开　　本	787 mm × 1092 mm　1/16		2023 年 3 月第 3 版
印　　张	18.5	印　　次	2024 年 1 月第 2 次印刷
字　　数	401 000	定　　价	48.00 元